全国高等职业教育预防医学专业规划教材

职业卫生与职业医学

（供预防医学、公共卫生管理及相关专业使用）

主　编　张玉领　张学艳

中国协和医科大学出版社

北　京

内容提要

　　本教材是"全国高等职业教育预防医学专业规划教材"之一，系根据本套教材的编写指导思想和原则要求，结合专业培养目标和本课程要求的教学目标编写而成。内容涵盖了职业性有害因素与职业损伤、工作过程对机体的影响、生产性毒物与职业中毒等。此外，本教材还增加了教学课件、思维导图、能力测试等数字资源，丰富了教材内容，增强了线上和线下教学的联动性，以提升学生学习的主动性和积极性。

　　本教材主要供预防医学、公共卫生管理及相关专业使用。

图书在版编目（CIP）数据

　　职业卫生与职业医学 / 张玉领，张学艳主编. -- 北京：中国协和医科大学出版社，2024.8
（全国高等职业教育预防医学专业规划教材）
　　ISBN 978-7-5679-2375-1

　　Ⅰ. ①职…　Ⅱ. ①张… ②张…　Ⅲ. ①劳动卫生－高等职业教育－教材 ②职业病－高等职业教育－教材　Ⅳ. ①R13

主　　编	张玉领　张学艳	
策划编辑	沈紫薇	
责任编辑	沈紫薇	
封面设计	邱晓俐	
责任校对	张　麓	
责任印制	黄艳霞	
出版发行	中国协和医科大学出版社	
	（北京市东城区东单三条9号　邮编100730　电话010-65260431）	
网　　址	www.pumcp.com	
印　　刷	涿州汇美亿浓印刷有限公司	
开　　本	889mm×1194mm　　1/16	
印　　张	17	
字　　数	480千字	
版　　次	2024年8月第1版	
印　　次	2024年8月第1次印刷	
定　　价	64.00元	

全国高等职业教育预防医学专业规划教材建设指导委员会

编者名单

主　编　张玉领　张学艳

副主编　李秀婷　堵庆苏　陈晓敏

编　者（按姓氏笔画排序）

孙子君（肇庆医学院）

李秀婷（江苏卫生健康职业学院）

余萱蔚（广州卫生职业技术学院）

张玉领（江苏护理职业学院）

张学艳（江苏医药职业学院）

陈晓敏（淮安市疾病预防控制中心）

徐志勇（淮安市疾病预防控制中心）

堵庆苏（江苏护理职业学院）

出版说明

随着我国公共卫生事业的发展和社会对公共卫生服务需求的增加，预防医学在保障人民健康、提高生活质量方面的作用日益突出。高等职业教育作为培养高素质预防医学人才的摇篮，承担着重要的使命与责任。在国家教育改革的引领下，高等职业教育逐渐向现代化、职业化和信息化发展，对教材编写提出了更高要求。

本套教材是以实践科学发展观为指导思想，以服务教学、指导教学、规范教学、适应我国医学教育改革为宗旨，立足高等职业教育教学实际，以胜任能力培养为目标，使课程设置与理论实践紧密衔接，突出教材内容的实用性、先进性、科学性和通用性。本套教材为新形态教材，具体体现为：体现教育改革精神与职业教育特色；注重产教融合，突出实践教学；以实际操作技能为导向，融入新技术、新方法；融合思政，强化价值引领；以学生为中心，丰富模块设计；纸质教材与数字教材融合；教材编写在贯彻职业教育理念的同时，亦充分体现现代化的教育思想和方法，以全面提升学生的创新精神、人文素养、胜任能力等综合素质，培养适应医疗卫生体制改革的复合型和应用型人才。

同时，本套教材的编写遵循教材编写的基本规律，秉持"三基、五性、三特定"的原则，注重基础理论、基本知识和基本技能的培养，内容深度和广度适应全国高等职业教育的需求。教材编写以预防医学专业的培养目标为导向，着重培养学生的职业技能，满足职业岗位需求、学生学习需求和社会需求。教材内容涵盖了预防医学领域工作岗位所需的知识、技能和素质，帮助学生全面理解工作岗位，培养科学的临床思维和学习方法，以满足社会对学生知识和技能的要求，强调培养学生的创新能力、信息获取技能和终身学习能力，确保教材的启发性。在编写过程中，我们充分考虑到高等职业教育的多样性，确保教材既能适应不同院校的需求，又能满足学生毕业时的知识和技能要求。

本套教材涵盖流行病学、传染病学、卫生统计学等10门课程，定位清晰、特色鲜明，具有以下特点。

一、体现教育改革精神与职业教育特色

本套教材强调实际操作和技能培训，注重培养学生的职业素养和实际工作能力。内容贴近职业实践，力求使学生能够顺利进入职业领域，成为胜任基层医疗机构或预防医学相关岗位的高级技术型专业人才。编写过程中，我们注重教材内容与实际工作岗位匹配，确保教材内容符合基层实际工作的需求。

二、注重产教融合，突出实践教学

高等职业教育强调产教深度融合，创新培养模式，这是职业教育的重要发展方向。本套教材的建设始终把提高人才培养质量放在首位，密切联系实际，突出实践教学，将专业内容设置与行业需求对接；推动教学与行业技术发展同步，使课程内容与职业标准对接；完善职业教育教学过程机制，使教学过程与实际工作过程对接。

三、以学生为中心，丰富模块设计

考虑到职业教育学生的年龄和学习特点，本套教材的模块设置丰富多样，包括案例导入、思维导图、执考知识点总结、习题等模块。这种结构不仅有助于学生理解和记忆知识点，还能提高学生的学习兴趣和效果。每个模块设计精细，既有理论讲解，又有实践应用，旨在全面提升学生的综合素质。

四、贴合公共卫生执业助理医师资格考试

为了帮助学生更好地应对公共卫生执业助理医师资格考试，本套教材对比了2019版和2024版考纲，将最新考纲的变化细致拆解到各章中，方便学生掌握最新的考试要求。这一设计使教材更具针对性和实用性，帮助学生高效备考，提升考试通过率。

五、纸数融合，丰富学习体验

本套教材采用纸数融合的形式出版，即在纸质教材内容之上，配套提供数字化资源。通过思维导图、课件等多种媒体形式强化内容呈现，丰富教学资源。读者可以直接扫描书中二维码，阅读与教材内容相关联的课程资源，从而丰富学习体验，使学习更加便捷。这种创新的学习方式，不仅提高了教学效果，也提升了学生的学习积极性和主动性。

希望本套教材的出版，能够推动高质量预防医学专业人才的培养，促进我国预防医学学科或领域的教材建设与教育发展，为我国公共卫生事业的发展和人民健康的保障作出积极贡献。

前言

"职业卫生与职业医学"是高职高专预防医学专业的必修核心课程。主要培养学生认识职业性有害因素对健康的影响，通过改善劳动条件，消除职业性有害因素，创造安全、卫生、满意和高效的作业环境，提高劳动者的职业生活质量。同时，培养学生树立现代预防医学的观念，具备预防医学专业良好的职业能力和职业素质。

本教材为"全国高等职业教育预防医学专业规划教材"之一，系根据本系列教材的编写思想和原则要求，围绕职业病防治岗位工作需要，紧扣公共卫生执业助理医师资格考试大纲，坚持"三基、五性、三特定"的原则编写而成。在公共卫生执业助理医师岗位能力的调研分析基础上，参照相关职业病诊断标准，选取职业生产中最为常见的、最有代表性的职业健康危害作为切入点，融入岗位相关知识、技能、素质的相关要求，既体现职业性，也体现开放性。从识别职业性有害因素，掌握职业病的特点与表现，对职业性有害因素进行识别与评价，最终对职业性健康危害进行预防与控制。

本教材结合职业卫生与职业医学最新的学术观点和发展动态，重点介绍了职业工作过程对机体的影响，生产性毒物、生产性粉尘、物理因素、职业性致癌因素、生物因素对健康的危害，妇女职业卫生，农村职业卫生，职业性有害因素的识别与评价，职业性健康危害的预防与控制等。每章均明确三维学习目标，即素质目标、知识目标和能力目标，便于学生以目标导向进行学习。以典型的职业卫生案例引入每一章的知识学习，同时将拓展知识、专业案例和课程思政案例等以知识拓展的形式融入教材，拓展学习内容。本教材主要供预防医学、公共卫生管理及相关专业使用。

在本教材的编写过程中，得到了诸多单位和个人的支持与帮助，在此一并致谢，并由衷感谢各位编者在编写过程中的辛勤付出和不懈努力，以及编者所在学校的鼎力支持。本教材在编写过程中参考、借鉴了大量国家标准和研究文献，尽管力臻完善，教材中难免存在不足或疏漏之处，敬请读者批评指正，以便再版时进一步修订与完善。

编　者

2024年4月

目录

第一章 绪 论

学 习 目 标

素质目标： 树立"预防为主"的职业健康观，不断提升职业病防治理念，做好职业病的健康宣教，开展职业病危险因素监测，不断提高职业工人健康水平。

知识目标： 掌握职业卫生与职业医学的研究对象和内容，职业性有害因素的种类及其对健康的危害，职业病的特点、分类、诊断和处理原则；熟悉职业性有害因素作用的条件，个体危险因素和高危人群的筛查以及三级预防的基本原则；了解职业卫生与职业医学的概念和主要工作。

能力目标： 明确职业性有害因素对健康的危害，能够利用职业卫生与职业医学的方法防治职业病，保障职业工人的健康。

案例导入

【案例】

福建省仙游县外来农民工尘肺职业病事件

2003年，贵州籍的农民到福建省仙游县某村办企业从事石英粉（砂）加工作业。89名从仙游县务工返乡的贵州籍农民工中有46人确诊患有矽肺病。经调查，仅仙游县东湖村石英粉（砂）的加工作坊就多达63户，这些作坊设备简陋、工艺落后，其中61户均为干式生产。63户加工作坊均为无名称、无工商登记、无职业健康档案的非法生产经营实体；劳动用工管理极不规范，没有与外来农民工签订劳动合同；粉尘防护用品不符合规范要求，且务工人员没有经过任何规范的职业卫生培训。2003年8月，国务院办公厅发布了《关于福建省仙游县外来农民工患职业病事件的通报》（国办发〔2003〕73号），对仙游县东湖村石英加工作坊在职业病防治和劳动者权益保护方面存在的问题进行了通报。

【问题】

1. 农民工或职业工人怀疑得了职业病该怎么办？
2. 职业病的诊断依据有哪些？

核心知识拆解

不同人群在生活和生产活动中会接触不同的环境条件，其中职业人群在劳动过程中接触环境因素所致的健康问题有其本身的特殊性。劳动是人类创造物质财富的唯一途径，是社会经济发展的根本保证，但劳动环境中存在的多种有害因素会对劳动者的健康产生不良影响，严重影响劳动者的健康和生命质量。我国现有职业病患者近70万人，每年新增各类职业病患者2万人左右，潜在的职业病人数可能超过100万。在传统的职业性危害尚未得到完全控制的当今社会，随着新材料、新技术的变革以及新的劳动岗位的产生，新的职业危害也相继出现。同时，分散性家居装修、家政服务、加油加气站等行业也隐藏着较大的职业危害风险。职业性有害因素引发的健康问题不仅损害劳动者的健康，还容易引发劳资纠纷和群体性事件，影响社会和谐稳定和经济的可持续发展。据相关报告，我国每年因职业性损害造成的直接和间接经济损失高达3000亿元。从世界范围来看，职业活动相关的健康损失及其带来的劳动生产力损失的价值达世界各国国民生产总值的4%～5%。

第一节　概　　述

职业是人类生存、社会发展和追求美好生活的必然需要。职业与健康本质上是相辅相成、相互促进的，在工作环境中，良好的劳动条件能够促进健康，而不良的劳动条件可能导致劳动者的健康损害，甚至疾病和死亡。

一、职业卫生和职业医学的基本概念

1. 概念　职业卫生与职业医学（occupational health and occupational medicine）是预防医学专业的主干课程之一，旨在研究工作条件对健康的影响以及改善工作条件，防治职业病，创造安全、卫生、舒适和高效的工作环境，提高职业生活质量。

2. 工作条件　包括生产工艺过程、劳动过程和生产环境三个方面。

3. 研究对象与研究内容　职业卫生与职业医学主要研究劳动条件与劳动者健康之间的关系，是预防医学和临床医学的重要组成部分。职业卫生以职业人群为主要研究对象，主要研究劳动条件对职业人群健康的影响，主要任务是识别、评价、预测、控制和研究不良劳动条件，为保护职业人群健康、提高作业能力、改善劳动条件所应采取的措施提供科学依据。职业医学以职业人群的个体为研究对象，通过临床检查和诊断，对受到职业危害因素损害或存在潜在健康危险的个体进行检测、诊断、治疗和康复处理，及时发现和处理劳动者发生的职业病、职业相关疾病和早期健康损害。

二、职业卫生和职业医学的发展史

自人类开始生产劳动以来，就出现了因接触职业性有害因素而发生的健康损害和疾病，而且职业性损害的发生常与社会经济的发展密切相关。

1. 国外职业卫生发展史　公元14—16世纪，意大利出现文艺复兴，科技迅速兴起。公元16世纪，德国的阿格里科拉（Agricola）出版了《论金属》一书，对采矿和冶金进行了完整和系统的论述。随着采矿业和冶炼业的发展，出现金属中毒的病例。同一时期，意大利的拉马兹尼（Ramazzini，1633—1714年）于1700年出版了《论手工业者疾病》，对50多种职业病进行了描述，该书也成为职业病的经典著作，因此Ramazzini也被誉为职业医学之父。18世纪，第一次工业革命促进了工业的快速发展，但由于当时劳动条件恶劣，职业病及传染病流行，经常发生意外工伤事故。19世纪，第二次工业革命推动了大规模的采矿和冶炼的发展，随着合成染料的发明与使用，出现了苯胺中毒等。20世纪，随着工业的快速发展，合成了许多有机化合物，出现了多种急、慢性化学中毒和职业肿瘤等问题。自19世纪末职业性危害开始受到社会的广泛关注，许多国家建立了职业卫生与劳动保险的法规，开展了防治职业病的服务与研究，保障职业工人身体健康。汉密尔顿（Hamilton）是第一位从事职业医学的美国医生，他于1925年编著了《美国的工业中毒》。随着以原子能、高分子化合物和计算机为标志的第三次工业革命的兴起，新的职业卫生问题不断出现。当前，虽然一些发达国家的职业卫生水平得到了显著提高，一些传统的职业病得到有效控制，但新的职业病也在不断涌现。

2. 我国职业卫生发展史 北宋时期（公元10～12世纪）的孔平仲在《谈苑》中就已经述及多种职业性有害因素引起的健康损害。在李时珍的《本草纲目》中也明确提到铅矿作业工人的职业性铅中毒。宋应星在《天工开物》中也述及煤矿井下简易通风方法，并指出烧砒（三氧化二砷）工人应站在上风向操作，并应保持十余丈的距离，以免发生中毒。从1954年起，我国开始建立劳动卫生与职业病的防治机构。中国医学科学院吴执中教授是我国职业医学的先驱者和奠基人，他在实践的基础上主编了《职业病》一书，为我国的职业医学发展作出了巨大贡献。20世纪80年代初，我国在各省市、自治区、省辖市及部分工业部门所属机构先后建立了防治一体的劳动卫生职业病防治机构200多个，另外在全国2000多个防疫站都设有劳动卫生科。自2001年以来，国家对卫生防疫机构进行调整，职业病防治工作隶属于疾病预防控制中心，职业病的防治逐步完善和规范。

知识拓展

我国有对职业损伤最早的记录和描述

北宋时期（公元10～12世纪），孔平仲在《谈苑》中就写道"贾谷山采石人，石末伤肺，肺焦多死"，不仅指出采石职业，还指出石末为职业性有害因素，能够损害肺脏，症状是"肺焦"，直至死亡。书中还写道"后苑银作镀金，为水银所熏，头手俱颤。卖饼家窥炉，目皆早昏"，书中对汞中毒的典型症状和红外辐射对眼的损害进行了详细描述，这些是人类历史上最早的对职业损伤的描述。

三、我国职业卫生面临的问题与挑战

中华人民共和国成立以来，尽管我国的职业卫生防治整体水平得到明显提高，但随着改革开放和社会市场经济的快速发展，中小企业数量剧增，劳动用工形式逐步多样化，同时国外制造产业向我国大规模转移，我国的职业卫生状况依然严峻，突出表现为患者总量大，发病率较高，经济损失大和社会影响广泛等。导致职业病危害严重的主要原因是个别用人单位漠视《中华人民共和国职业病防治法》的规定，没有切实履行法定的职业病防治责任，没有采取有效的职业卫生防护措施，国家明令禁止或淘汰的落后工艺、技术和材料在有些地方仍然继续使用；一些未经职业卫生审查的建设项目违法立项建设。因此强化预防、控制和消除职业病的危害刻不容缓。

（一）传统的职业病依然存在

2021年全国共报告各类职业病新发病例15 407例，其中职业性尘肺病及其他呼吸系统疾病11 877例（其中职业性尘肺病11 809例），职业性耳鼻喉口腔疾病2123例，职业性传染病339例，职业性化学中毒567例，物理因素所致职业病283例，职业性皮肤病83例，职业性肿瘤79例，职业性眼病43例（含5例放射性白内障），职业性放射性疾病5例，其他职业病8例。

尘肺一直是我国影响最广、危害最严重、发病人数最多的一类职业病。近年来，尘肺病发病工龄有缩短趋势，部分患者病程进展快，群发、突发严重，新发病例呈上升趋势。提示粉尘理化成分、接触浓度或接触时间可能发生了变化，导致尘肺病的防治面临新的挑战。自20世纪80年代，苯中毒的病例呈逐年上升趋势，尤其是1990年，含苯加工业发展迅速，苯中毒引起的再生障碍性贫血和白血病病例明显增多。2000年以来，接触苯的作业环境有所改善，但苯所导致的白血病和慢性中毒病例仍有发生。同时苯所致的群体事件或恶性白血病也引起了社会广泛关注，如河北省高碑店市一些乡镇发生了外地农民工苯中毒的严重事件，导致5人死亡，12人患病；浙江省温岭市制鞋企业发生苯中毒致4人死亡，24人入院治疗。

（二）新兴职业性有害因素不断涌现

近年来，我国经济呈现工业化、信息化、城镇化、市场化、国际化发展趋势，煤炭、钢铁、水泥、平板玻璃等传统产业依然存在，新型农林牧副渔、空间探索、海洋战略及极地科考、纳米技术，以及信息产业等也得到很大发展，同时，我国提倡"大众创业，万众创新"，鼓励微小企业发展。新产业的繁荣发展也带来了新的职业卫生问题。

1. 肌肉骨骼损伤与精神心理因素对职业人群的健康影响　随着生产自动化程度的日益提高、高新技术的广泛应用，生产效率不断提高，重复、紧张、快节奏、单调、高脑力低体力劳动逐渐成为现代工业生产的主要生产方式。骨骼损伤与精神心理问题对职业人群的危害日益突出。有研究报道，我国机械工人的职业性慢性肌肉骨骼疾病发生率达到64%；焊接工人的颈肩痛、腰背痛、下肢膝关节痛发生率分别为33.27%、41.55%、23.89%。同时，就业状态不稳定，竞争激烈，职业心理负荷过重和人际冲突等使职业工人容易产生职业紧张，引起不良的心理行为和精神紧张效应，从而诱发紧张相关疾病、职业紧张综合征，甚至"过劳死"。目前我国管理的重型精神病患者近400万人，其中职业紧张是诱发精神疾病的因素之一。

2. 新材料、新物质引起的健康损害　随着科学技术的迅猛发展，对新型技术和材料需求不断增加，由于新材料、新物质的理化性质发生改变，给职业环境和生活环境带来了潜在风险，为职业卫生带来了新的研究方向。当前，我国生产和使用的化学物质不少于10万种，其中10%～15%的化学品是有毒有害的，这就意味着在生产过程中会接触到1万种以上有毒有害化学物质。2015年全球估计有200万工人从事纳米技术产业，纳米技术及产品实现的价值约为9000亿美元。我国纳米材料生产量位于世界前列，随着纳米材料和技术的广泛应用，人们将有更多机会接触到纳米产品，而纳米材料的健康风险需要评估，目前尚未形成针对纳米材料的职业场所卫生标准及相应的防护技术。越来越多的流行病学研究证实，纳米颗粒暴露可能与呼吸系统、心血管系统等疾病的发生、发展关系密切，需要对此开展研究。

3. 信息服务类、视频作业所致的心理问题和视力损伤等　21世纪，越来越多人从事以计算机和通信设备为主体的信息技术行业，在发达国家中50%以上的从业人员从事以信息为主的工作。随着我国科学技术的发展，从事信息产业的工作人员将会越来越多。大数据信息产业劳动者长期在微小气候环境中从事着复杂的脑力劳动，如程序编制和调试人员的高难度、高效率、超时工作及昼夜颠倒、人际关系紧张等常常会引起神经系统、消化系统等健康问题。同时，视频作业及长时间静坐等对视力及肌肉骨骼也会产生不良影响。

第二节　职业性有害因素与职业损伤

一、职业性有害因素

职业性有害因素是指职业活动（生产过程、劳动过程和生产环境）中产生和/或存在的，在一定条件下可能危害劳动者健康，导致职业病损的因素。

（一）职业性有害因素的来源

职业性有害因素根据其来源分为以下三类。

1. 生产过程中产生的有害因素 由生产工艺的需要决定，随着生产技术、机器设备、使用的原材料或辅料、工具或器械、工作程序等变化而变化，主要包括以下三类。

（1）化学因素：包括生产性毒物和生产性粉尘两类。生产性毒物来源于原料、中间产品、辅助材料、副产品和废弃物等，主要包括：①金属和类金属，如铅、汞、镉等。②有机溶剂，如苯、甲苯、二甲苯、三氯乙烯、四氯化碳等。③刺激性气体，如氯气、氨气、光气、氮氧化物等。④窒息性气体，如CO、CO_2、CH_4等。⑤苯的氨基和硝基化合物，如苯胺、联苯胺、三硝基甲苯等。⑥高分子化合物生产过程中产生的毒物，如氯乙烯、二甲基甲酰胺等。⑦农药，如有机磷农药、拟除虫菊酯类农药等。生产性粉尘来源广泛，包括游离二氧化硅粉尘、煤尘、石棉尘等无机粉尘和棉尘、麻尘等有机粉尘。

（2）物理因素：①异常气象条件，如高温、低温、高湿。②异常气压，如高气压（减压病）、低气压（高山病）等。③噪声、振动等。④非电离辐射，如紫外辐射、红外辐射、微波、高频电磁场、激光等。⑤电离辐射，如X线辐射、γ射线辐射等。

（3）生物因素：在农业、畜牧业、皮革、毛纺等作业过程中可能接触到病原微生物、寄生虫、病毒、真菌等，如森林脑炎病毒、布鲁氏菌、炭疽杆菌、曲霉菌和青霉菌等。

2. 劳动过程产生的有害因素 劳动过程是劳动者借助劳动资料作用于劳动对象，生产出有使用价值的产品的活动过程，其基本要素包括劳动者、劳动对象和劳动资料，而劳动过程就是这三种因素结合的过程。劳动过程中的有害因素主要包括劳动组织不合理、职业紧张因素和工效学因素三类。

（1）劳动组织不合理：主要指在劳动强度、作息时间等方面安排不合理，从而影响劳动者身体、心理健康。主要包括：①劳动组织和制度不合理、劳动作息制度不合理，如加班作业、轮班作业等。②劳动强度过大，如安排的作业与工人生理状况不相适应等。

（2）职业紧张因素：职业紧张是在某种职业条件下，工作需求超过个体应对能力而产生的生理和心理压力。随着经济的快速发展和现代技术的应用，竞争日趋激烈，工作节奏明显加快，职业紧张已经成为职业人群重要的健康问题之一。主要包括：①工作任务超负荷，工作任务冲突（同时接受多项任务），工作进度不合理（流水作业），工作属性与自身的劳动能力不适应等。②人际关系和组织关系不协调，如上下级之间或员工之间关系不和谐、工作变动（失业、解雇）、福利待遇不符合期望等。

知识拓展

职业紧张的表现有哪些？

职业紧张有多种表现形式，可以表现为心理反应异常，如工作满意度降低、抑郁、焦虑、易疲倦、易怒、感情淡漠、注意力不集中、记忆力下降以及个体应对能力降低等；也可以表现为生理反应异常，如躯体不适、血压升高、心率加快、血流加速等。在行为方式上表现为逃避工作、怠工、酗酒、食欲缺乏、敌对行为等个体表现，以及旷工、缺勤、事故倾向、工作效率低下等组织表现。职业紧张的直接后果是精疲力竭，精疲力竭有三维模式，一是情绪耗竭，表现为疲乏不堪、精力丧失、体力衰竭和疲劳等。二是人格解体，自我意识障碍，体验情感的能力丧失，表现为对他人的消极、对立的情绪反应。三是职业效能下降，职业活动的能力与效率降低，职业动机和热情下降，职业退缩以及应付能力降低等。

（3）工效学因素：工效学主要研究劳动者、机器设备和工作环境三者之间彼此协调配合的关系。劳动工具与机器设备的设计与选用、劳动组织、仪器操作等均应符合以人为中心的原则，尽可能适应人体解剖和生理特点。劳动过程中的工效学有害因素包括：①静态作业，又称静力作业，主要依靠肌肉等长性收缩来维持体位，或保持某种姿势，使躯体和四肢关节保持不动所进行的作业。由于参与作业的肌群长时间处于收缩状态，压迫小血管，使血流发生障碍，容易造成局部肌群缺氧，代谢副产物乳酸堆积从而引起疼痛和疲劳。②强迫体位，导致扁平足、下肢静脉曲张、脊柱变形等。③运动器官过度紧张，容易引起肩周炎、滑囊炎、肌肉痉挛等。④视觉器官过度紧张，可能引起视力障碍。

3. 生产环境产生的有害因素　生产环境包括自然环境和根据生产的需要而建立起来的车间内的环境。

（1）厂房建筑或布局不合理：厂房建筑不符合卫生学要求，或者工作岗位布局不合理也会影响职业工人的健康，如将有毒有害的工作岗位与无毒无害工作岗位安排在同一车间；或工作场所缺乏降噪、除尘、排毒等防护设施，使不同的职业性有害因素相互影响。

（2）自然环境中的有害因素：车间环境还受室外自然环境的影响，如自然通风不良，缺乏人工照明的车间受到室外光线变化的影响，夏季高温季节的太阳辐射，冬季的霜冻低温等都会影响室内的工作环境。

（3）不合理生产过程所致的环境污染：如在生产过程中由于管道设备老化导致苯、氯气等泄漏引起的作业环境污染。

实际生产工作场所中，往往同时存在多种来源的职业性有害因素，这些职业性有害因素往往通过联合作用影响职业工人的健康。除职业性有害因素外，不良的健康状况、社会心理因素、行为方式和生活习惯等非职业性有害因素对劳动者的健康危害也不容忽视，这些社会环境、家庭环境等因素也可以导致劳动者处于不良的机体状态，从而影响劳动者的健康及其职业生活质量。

（二）职业性有害因素的致病特点

当职业性有害因素、劳动者个体与职业性有害因素的作用条件产生联系，构成了引起职业性损害的条件时，才会造成职业性损害。

职业性有害因素的性质和数量是产生职业性危害的基本条件。劳动者接触职业性有害因素的作用条件包括接触机会、接触方式、接触时间、接触强度（浓度），后两种因素是决定人体接受危害剂量（强度）的主要因素。由于劳动者的年龄、性别、遗传因素、营养与健康状况、行为生活方式等存在差异，个体对职业性有害因素的易感性也不同，个体对职业性有害因素的易感性增加是产生职业性损害的重要条件。

二、职业性有害因素对健康的影响

职业性有害因素对劳动者健康的损害包括职业病（occupational disease）、职业性多发病（work-related disease）和职业伤害（occupational injury）三类。

（一）职业病

1. 概念　职业病是指职业性有害因素作用于人体的强度与时间超过机体的代偿能力，造成机体功能性或器质性改变，并出现相应的临床症状，影响劳动者作业能力的一类特定疾病。职业病分为广义职业病和法定职业病，广义的职业病泛指跟工作相关的所有疾病。法定职业病指企业、事业单位和个体经济组织的劳动者在职业活动中，因接触粉尘、放射性物质和其他有毒、有害物质等因素而引起的疾病，特指政府立法明文规定的职业病。如卫生部于1957年首次颁布了我国《职业病范围与职业病患者处理办法的规定》，公布了职业病名单，其后，根据职业性有害因素的变化，动态调整了法定职业病的分类名单。

2. 职业病的特点　职业病涉及的领域广，病因复杂，疾病表现形式多种多样，但均具有以下共同特点。

（1）病因的特异性：接触的职业性有害因素明确，在停止接触或在控制了相应的有害因素接触水平或限制作用条件后，发病可减少甚至可以完全消除。

（2）病因的可检测性：职业病的病因大多数是可以识别和定量检测的，且有害因素的接触水平和接触时间与发病率或机体受损程度有明显的联系，即存在明确的剂量-反应（效应）关系。

（3）患者的聚集性：在同时接触职业性有害因素的人群中，常有一定比例的接触者发病，很少出现仅有个别人发病的现象。即使在不同时间、不同地点、不同行业的接触人群，只要接触的是同一种职业性有害因素，也会发生同一种职业病。

（4）发病的可预防性：一般情况下，多数职业病只要早发现，早诊断，及时给予治疗和处理，一般预后较好。

（5）缺乏特效治疗：对于大多数职业病，目前尚缺乏特效治疗药物，如矽肺患者的肺组织纤维化目前仍不可逆转，因此应加强预防，保护职业工人健康。

3. 职业病的分类　我国根据具体情况对法定职业病目录进行了增减并进行动态调整。按照《职业病范围和职业病患者处理办法的规定》（以下简称《规定》），卫生部曾于1987年2月颁布了14种职业病；1987年11月，卫生部、劳动人事部、财政部和全国总工会联合颁布修订和增补的《规定》将职业病名单扩大为9类104种；2002年根据《中华人民共和国职业病防治法》的规定，颁布了新《职业病目录》，共有10类115种职业病；2013年12月23日，国家卫生计生委、人力资源和社会保障部、安全监管总局、全国总工会4部门联合印发《职业病分类和目录》。将职业病分为职业性尘肺病及其他呼吸系统疾病、职业性皮肤病、职业性眼病、职业性耳鼻喉口腔疾病、职业性化学中毒、物理因素所致职业病、职业性放射性疾病、职业性传染病、职业性肿瘤、其他职业病10类132种（表1-1）。

表1-1　我国法定职业病分类和目录

分类		职业病
职业性尘肺病及其他呼吸系统疾病	尘肺病	矽肺，煤工尘肺，石墨尘肺，碳黑尘肺，石棉肺，滑石尘肺，水泥尘肺，云母尘肺，陶工尘肺，铝尘肺，电焊工尘肺，铸工尘肺，根据《尘肺病诊断标准》和《尘肺病理诊断标准》可以诊断的其他尘肺
	其他呼吸系统疾病	过敏性肺炎，棉尘病，哮喘，金属及其化合物粉尘肺沉着病（锡、铁、锑、钡及其化合物等），刺激性化学物所致慢性阻塞性肺疾病，硬金属肺病
职业性皮肤病		接触性皮炎，光接触性皮炎，电光性皮炎，黑变病，痤疮，溃疡，化学性皮肤灼伤，白斑，根据《职业性皮肤病的诊断总则》可以诊断的其他职业性皮肤病
职业性眼病		化学性眼部灼伤，电光性眼炎，白内障（含放射性白内障、三硝基甲苯白内障）
职业性耳鼻喉口腔疾病		噪声聋，铬鼻病，牙酸蚀病，爆震聋
职业性化学中毒		铅及其化合物中毒（不包括四乙基铅），汞及其化合物中毒，锰及其化合物中毒，镉及其化合物中毒，铍病，铊及其化合物中毒，钡及其化合物中毒，钒及其化合物中毒，磷及其化合物中毒，砷及其化合物中毒，铀及其化合物中毒，砷化氢中毒，氯气中毒，二氧化硫中毒，光气中毒，氨中毒，偏二甲基肼中毒，氮氧化合物中毒，一氧化碳中毒，二硫化碳中毒，硫化氢中毒、磷化氢、磷化锌、磷化铝中毒，氟及其无机化合物中毒，氰及腈类化合物中毒，四乙基铅中毒，有机锡中毒，羰基镍中毒，苯中毒，甲苯中毒，二甲苯中毒，正己烷中毒，汽油中毒，一甲胺中毒，有机氟聚合物单体及其热裂解物中毒，二氯乙烷中毒，四氯化碳中毒，氯乙烯中毒，三氯乙烯中毒，氯丙烯中毒，氯丁二烯中毒，苯的氨基及硝基化合物（不包括三硝基甲苯）中毒，三硝基甲苯中毒，甲醇中毒，酚中毒，五氯酚（钠）中毒，甲醛中毒，硫酸二甲酯中毒，丙烯酰胺中毒，二甲基甲酰胺中毒，有机磷中毒，氨基甲酸酯类中毒，杀虫脒中毒，溴甲烷中毒，拟除虫菊酯类中毒，铟及其化合物中毒，溴丙烷中毒，碘甲烷中毒，氯乙酸中毒，环氧乙烷中毒，上述条目未提及的与职业性有害因素接触之间存在直接因果联系的其他化学中毒
物理因素所致职业病		中暑，减压病，高原病，航空病，手臂振动病，激光所致眼（角膜、晶状体、视网膜）损伤，冻伤

续 表

分类	职业病
职业性放射性疾病	外照射急性放射病，外照射亚急性放射病，外照射慢性放射病，内照射放射病，放射性皮肤疾病，放射性肿瘤（含矿工高氡暴露所致肺癌），放射性骨损伤，放射性甲状腺疾病，放射性性腺疾病，放射复合伤，根据《职业性放射性疾病诊断标准（总则）》可以诊断的其他放射性损伤
职业性传染病	炭疽，森林脑炎，布鲁氏菌病，艾滋病（限于医疗卫生人员及人民警察），莱姆病
职业性肿瘤	石棉所致肺癌、间皮瘤，联苯胺所致膀胱癌，苯所致白血病，氯甲醚、双氯甲醚所致肺癌，砷及其化合物所致肺癌、皮肤癌，氯乙烯所致肝血管肉瘤，焦炉逸散物所致肺癌，六价铬化合物所致肺癌，毛沸石所致肺癌、胸膜间皮瘤，煤焦油、煤焦油沥青、石油沥青所致皮肤癌，β-萘胺所致膀胱癌
其他职业病	金属烟热，滑囊炎（限于井下工人），股静脉血栓综合征、股动脉闭塞症或淋巴管闭塞症（限于刮研作业人员）

4. 职业病的诊断 职业病的诊断应遵循科学性、政策性及公开、公平、公正、及时、方便的原则，依据职业病诊断标准，排除非职业性疾病。职业病诊断应当由省级以上卫生行政部门批准的医疗卫生机构承担，并且应当组织3名以上取得职业病诊断资格的执业医师，按照《职业病诊断与鉴定管理办法》进行集体诊断。

（1）职业接触史：职业接触史是职业病诊断的重要前提。在职业病诊断时应全面、系统地了解病人从事职业的全过程，如过去和现在所从事的职业、工种、工作时间、劳动强度等情况。

（2）工作场所职业性有害因素调查与评价：工作场所职业性有害因素调查与评价主要是调查了解生产环境中存在的职业性有害因素的种类和特点，收集历年来环境监测的资料等。

（3）临床表现：由于职业性有害因素的多样性，职业病的临床表现也复杂多样，同一种职业性有害因素在不同致病条件下可出现性质和程度截然不同的临床表现；不同职业性有害因素也可能引起相同的症状和体征；非职业性因素与职业性有害因素也可导致相同或相似的临床症状和体征。在职业病的诊断时应注意分析其临床表现与所接触职业性有害因素的毒作用性质是否相符，职业病的严重程度是否与其接触强度相符，尤其应注意患者各种症状体征出现的时间与接触职业性有害因素的关系。

（4）实验室检查：对职业病的诊断具有重要意义。生物标志物（biomarker）是职业病诊断的重要检测指标，主要包括接触生物标志物、效应生物标志物和易感性生物标志物三大类，如铅作业工人的尿铅、血铅等可作为铅的接触生物标志物，铅中毒者尿中 δ-氨基-γ-酮戊酸（δ-ALA）和有机磷农药中毒者血液胆碱酯酶活性等可作为效应生物标志物。

5. 职业病的处理 根据《中华人民共和国职业病防治法》有关规定，职业病的诊治、处理、管理等与一般疾病不同。一旦确诊为职业病，用人单位应当保障职业病患者依法享受国家规定的职业病待遇，安排职业病患者进行治疗、康复和定期检查，对不适宜继续从事原工作的职业病患者，应当调离原岗位，并妥善安置。对从事接触职业病危害的作业的劳动者，应当给予适当岗位津贴。

知识拓展

职业病调查处理与患者的权益保障

《中华人民共和国职业病防治法》规定，发生或者可能发生急性职业病危害事故时，用人单位应当立即采取应急救援和控制措施，并及时报告所在地卫生行政部门和有关部门。卫生行政部门接到报告后，应当及时会同有关部门组织调查处理；必要时，可以采取临时控制措施。卫生行政部门应当组织做好医疗救治工作。对遭受或者可能遭受急性职业病危害的劳动者，用人单位应当及时组织救治，进行健康检查和医学观察，所需费用由用人单位承担。

用人单位和医疗卫生机构发现职业病患者或者疑似职业病患者时，应当及时向所在地卫生行政部门报告。确诊为职业病的，用人单位还应当向所在地劳动保障行政部门报告。接到报告的部门应当依法作出处理。

用人单位应当保障职业病患者依法享受国家规定的职业病待遇。用人单位应当按照国家有关规定，安排职业病患者进行治疗、康复和定期检查。用人单位对不适宜继续从事原工作的职业病患者，应当调离原岗位，并妥善安置。用人单位对从事接触职业危害作业的劳动者，应当给予适当岗位津贴。

（二）职业性多发病

1. 概念 职业性多发病是指发生发展受职业性有害因素影响，且在职业人群中发病率较高的一类疾病。职业性多发病往往与多因素相关，职业性有害因素只是其中影响因素之一，不是导致发病的唯一因素，也见于非职业人群中。

2. 特点 临床表现与常见病、多发病，特别是心身疾病基本一样，其发病与职业性有害因素有关，但职业性有害因素不是其唯一的病因，因而也常常容易忽视职业性有害因素的不良作用。职业性多发病不属于法定职业病，但与工作过程中的职业性有害因素有关，同时职业性多发病的范围比法定职业病更为广泛，故在临床实践中应给予更多关注，对相关的职业人群做好职业健康教育与健康促进等基本职业卫生服务。

3. 常见的职业性多发病

（1）非特异性呼吸系统疾病：包括慢性支气管炎、肺气肿和支气管哮喘等，发病与多种因素有关，其中吸烟、环境空气污染、呼吸道反复感染常是主要病因。因生产环境中的化学、生物有害因素主要由呼吸道进入，而许多物理因素又可影响呼吸系统的功能，因此，在许多行业急性和慢性呼吸系统疾病高发，如慢性阻塞性肺疾病、肺癌、下呼吸道感染等，这些仍是降低居民预期寿命的主要原因。

（2）心脑血管疾病：心脑血管疾病是导致我国预期寿命下降的主要疾病之一，生产环境中的各种有害因素能影响血压、心率和血脂等发生一系列变化，进而加快了心脑血管疾病的发生和死亡。越来越多的研究表明，不合理的轮班作业导致了冠状动脉性心脏病（冠心病）发病率的显著上升。

（3）骨骼及软组织损伤：由于负重、不良体位及不良气象条件引起的腰背痛、肩颈痛、腰肌劳损、韧带损伤、腰椎间盘突出等骨骼及软组织损伤等，在建筑、煤矿、搬运工人中较为常见。

（4）生殖系统功能紊乱：经常接触铅、汞、砷等职业性有害因素的女性，发生月经紊乱、早产及流产等生殖功能紊乱概率明显增加。

（5）消化系统疾病：高温作业工人由于出汗过多，电解质丢失，容易出现消化不良和胃肠溃疡等消化道疾病。重体力劳动者和精神高度紧张的脑力劳动者，吸烟或酗酒者，易发生消化道溃疡。

（6）行为和身心疾病：主要表现为精神焦虑、忧郁、神经衰弱综合征，常常由于工作繁重、各种类型的职业紧张、夜班工作、过量饮酒、吸烟等因素引起。有时由于对某一职业性有害因素产生恐惧心理，出现心理效应和器官功能失调。几乎所有的职业性有害因素均可引起神经衰弱综合征。

（三）职业伤害

职业伤害是指劳动者在职业活动中，由于外部的物理因素（如重力等）直接作用而引起组织器官的突发性意外伤害，也称为职业性外伤或工伤。导致职业伤害的首要原因是生产设备本身的设计缺陷及缺乏配套的防护设备。另外，劳动组织不合理、安全生产管理不善、安全管理制度执行不力、安全教育不够、缺乏或未使用个人防护用品是职业伤害的主要危险因素。操作人员自身的健康状况、心理素质或应变能力、对有特定要求的工作岗位的适应能力，以及生产车间的布局、照明、小气候和存在其他职业性有害因素等也可引发伤害。职业伤害可以致伤、致残，导致劳动能力丧失，因而做好职业伤害的预防已经成为职业卫生服务的重要内容。

知识拓展

健康工人效应

健康工人效应（health worker effect）指职业病研究中观察到工人总死亡率较一般人群低的现象，是一种典型的易感性偏倚。当研究某种职业毒物对机体的危害时，常以接触毒物作业的工人为暴露组，以不接触毒物的工人或一般人群为非暴露组，在分析结果中会发现接触毒物工人的死亡率或某些疾病的发病率反而低于不接触毒物的工人，因而得出该毒物对人体无害甚至有保护作用的结论。这是由于有严重疾病或缺陷的人不能从事某些职业所致，如不考虑这一效应，将工人死亡率与一般人群死亡率相比是不合适的。

（四）职业性有害因素对健康作用的影响因素

1. 有害因素的性质 职业性有害因素在作业环境中的理化特性决定了职业人群是否发生职业健康损害以及损害的严重程度。如在铬盐中，六价铬的致癌性最强；不同结构的石英中其致肺纤维化和矽肺能力的大小依次为结晶型＞隐晶型＞无定型；呈气态的化学物在空气中容易扩散，扩散的程度除了取决于化学物的初始浓度，也受气态化学物的比重和环境中气流（风速）等因素的影响，如苯蒸气比重比空气重，容易下沉，处于较低位置的工人易发生中毒，CO比重接近于空气的比重，可在空间快速扩散，只要达到一定的浓度，即可发生中毒。

2. 有害因素的浓度和强度 除了生物因素，物理和化学因素对人的损害都与进入机体有害物质的量或强度有关，故在大多数职业病诊断时，必须要对职业性有害因素的作用浓度或强度进行估计。《工作场所有害因素职业接触限值 第1部分：化学有害因素》（GBZ 2.1—2019）就是对化学物质在空气中一般不引起健康损害的限量做了规定。有些有害物质在体内能够发生物质蓄积或功能蓄积，长期低剂量接触也能引起职业性损害的发生。

3. 个体的健康状况 尽管职业性有害因素导致机体损害的剂量-效应关系是普遍存在的，但是劳动者的个体差异使在同一作业环境中不同个体表现出的损害程度也有较大差异。在同一作业环境，空气中化学物浓度基本相似条件下，一部分职业工人容易发生中毒，而另一些工人可能不发生中毒，中毒工人也有症状的轻重或出现先后之分。这种个体差异以前往往笼统地归因于个人体质的不同，随着研究的逐步深入，个体的遗传特性可能是主要原因，如对苯胺类化学物易感者，往往有葡萄糖-6-磷酸脱氢酶的先天性遗传缺陷；血清α-抗胰蛋白酶缺陷的个体，在接触刺激性气体时，容易发生中毒且易引起肺水肿等严重病变。

三、职业性损害的三级预防

职业接触者、职业性有害因素和职业性有害因素作用条件是职业病发生的三个因素，只有这三个因素同时存在才可能导致职业病发生。三个因素之间的因果联系决定了职业病的可预防性，疾病的三级预防是职业病防治的重要举措。

（一）第一级预防

针对病因采取预防措施，从根本上消除或控制职业性有害因素对工人的损害，如通过改进生产工艺和生产设施设备，合理利用防护设施及个人防护用品，减少或消除工人接触职业性有害因素的机会。

1. 改进生产工艺和生产设备，切实执行国家标准 坚持"预防为主，防治结合"的卫生工作方针，积极落实职业病危害"前期预防"的控制制度。1979年，卫生部颁布了《工业企业设计卫生标准》，含111项毒物和9项粉尘最高允许浓度和噪声等物理因素的卫生标准。2010年，根据《中华人民共和国职业病防治法》，重新修订了《工业企业设计卫生标准》（GBZ 1—2010）。要求优先采用有利于保护劳动者健康的新技术、新工艺、新材料、新设备，限制使用或者淘汰职业病危害严重的工艺、技术、材料；对于生产过程中尚不能完全消除的生产性粉尘、生产性毒物、生产性噪声以及高温等职业性有害因素，应采取综合控制措施，使工作场所职业性有害因素符合国家职业卫生标准要求，防止职业性有害因素对劳动者的健康损害。

2. 控制或消除职业性有害因素的接触机会 改革生产工艺，用无毒或低毒物代替有毒物质等，如用无苯的胶水替代含苯胶水；实行自动化生产，密闭化作业；规范操作制度，减少有害因素产生；加强局部抽风和回收利用，控制对周围环境的污染。

3. 加强个人防护和职业禁忌人群的筛检 对于粉尘作业工人，可通过佩戴口罩等加强个人防护；对高危职业人群进行职业禁忌证检查，凡有职业禁忌证者应禁止从事相关的工作。

4. 加强职业工人健康教育，提高职业工人基础健康水平 控制已明确能增加发病危险的行为生活方式，如吸烟、酗酒等，降低个体危险因素。增强职业人群的抵抗力，保护受职业危害作用的靶组织、靶器官，根据接触有害因素作用性质和特点，补充某些特殊需要的营养成分，如毒物接触者应根据毒物损害作用给予特殊营养。接触肝损害为主的毒物时，应给予足量保肝食物，如优质蛋白质、易吸收的碳水化合物和多种维生素。对于高温作业者，由于大量出汗，矿物质、水溶性维生素、氨基酸分解产物大量排出，应补充足量的矿物质、蛋白质（优质蛋白）、维生素C、维生素B_1及维生素B_2等。

（二）第二级预防

对于职业性健康损害，通过定期进行环境中职业性有害因素的监测和对接触者开展定期体检及健康监护，对职业性有害因素导致的疾病做到早发现、早诊断和早治疗。

1. 加强对职业工人的健康监护。通过各种检查和分析，掌握职工健康状况，早期发现健康损害征象，以评价职业性有害因素对接触者健康的影响及程度以便采取预防措施，控制疾患的发生和发展。如在就业前、在岗期间、离岗时和应急时的职业健康检查。

2. 通过各类职业性损害的敏感性指标和特异性指标早期发现健康损害。

3. 通过定期健康检查、高危人群重点检查等完善职业人群的普查、筛查。

（三）第三级预防

对于已经发生职业损伤的人群，积极治疗，防止发生并发症，促进患者康复。

1. 对于已经发生健康损害的职业接触者应调离原来的工作岗位，积极治疗。

2. 加强职业病的临床研究，提高临床诊疗水平。

3. 加强药物治疗，研发针对职业病的特效治疗药物。

4. 建立健全职业病的医疗保障制度。

职业病的三级预防是相辅相成的，要全面贯彻和落实三级预防制度，做到源头预防，早发现、早诊断、早治疗，预防并发症，促进患者早日康复，改善生活质量。

本章小结

教学课件

执考知识点总结

本章涉及的2019版及2024版公共卫生执业助理医师资格考试考点对比见表1-2。

表1-2　2019版及2024版公共卫生执业助理医师资格考试考点对比

单元	细目	知识点	2024版	2019版
绪论	职业卫生与职业医学的基本概念	（1）概念	√	√
		（2）工作条件	√	√
		（3）研究对象与任务	√	√
	职业性有害因素与职业性损害	（1）职业性有害因素的概念与分类	√	√
		（2）职业病、职业病特点、法定职业病及其范围、职业相关疾病和工伤	删除了职业性损害	√
		（3）职业性有害因素作用的条件	√	√
	职业卫生与职业医学实践	（1）三级预防原则	√	√
		（2）职业卫生主要工作	√	√

拓展练习及参考答案

（张玉领　徐志勇）

第二章　工作过程对机体的影响

学习目标

素质目标： 树立健康观念，促进劳动者身体、心理健康。

知识目标： 掌握体力劳动时的能量代谢，氧消耗的动态变化，劳动强度分级，作业类型和劳动负荷评价方法，职业紧张的特点、影响因素和表现，工作过程的生物力学特点，人体测量与应用；熟悉工作负荷评价的方法，作业能力的影响因素，心身疾病的类型等；了解脑力工作过程的生理变化与适应，工效学相关疾病等。

能力目标： 能够利用职业生理学方法进行劳动负荷评价，能够熟练应用职业心理学知识预防职业工人心身疾病的发生，能够熟练掌握人体测量的方法并应用。

案例导入

【案例】

职业工效学因素所致滑囊炎

周某，男，40岁，某煤矿井下作业工人，由于职业的原因，患者经常跪着工作。近十年来，膝盖反复疼痛，局部有肿块，活动受限等，诊断结果是滑囊炎。

【问题】

1. 周某的膝关节滑囊炎是否属于职业病？
2. 如何避免出现此类疾病？

职业生命阶段（working life），也称为生命保护阶段，指20～60岁这段时期，是从事职业活动最具活力的阶段，也是创造财富、推动社会发展的时期。在职业活动过程中，职业人群的生理、心理以及工作环境等都会影响工人在职业生命阶段的工作质量和效率。

第一节　职业生理学

职业生理学是通过研究劳动过程中机体的调节与适应规律，制定提高劳动者作业能力和预防疲劳过早出现的措施，以保护和促进健康、提高生产效率的一门学科。职业生理学的研究对象是劳动者，主要研究工作任务、劳动场所、劳动对象、工作设备及工作环境等劳动条件对劳动者的器官和系统产生的作用（或效应），以及人的组织、器官、系统乃至整个机体对劳动条件表现出的不同反应。

一、劳动过程的生理变化与适应

（一）体力劳动过程的生理变化与适应

1. 体力劳动时的能量代谢　由于骨骼肌约占人体体重的40%，故以骨骼肌活动为主的体力劳动消耗的能量较大。劳动能量代谢（work metabolism）是指除基础代谢之外供给劳动所需的能量。

肌肉活动的能量供应途径主要有三条：三磷酸腺苷－磷酸肌酸（ATP-CP）系列、需氧系列、乳酸系列。

（1）ATP-CP系列：由肌细胞中的三磷酸腺苷（ATP）分解直接提供能量，通过磷酸肌酸（CP）及时分解予以补充。肌肉中的CP储量较少，只能提供肌肉活动几秒至1分钟使用，因此需要利用营养物质（碳水化合物、脂肪和蛋白质）分解代谢来提供再合成ATP所需的能量。

（2）需氧系列：机体在中等及以下强度的活动时，食物中的碳水化合物、脂肪在有氧条件下通过氧化磷酸化过程合成大量ATP，能够持久地提供能量。由于氧化磷酸化的过程需要氧的参与，故称为需氧系列，也称为有氧代谢（aerobic metabolism）。在中等及以下强度的劳动时，能量主要来源于需氧系列。

（3）乳酸系列：机体在短时间从事强度较大或极大的劳动时，ATP迅速分解，由于需氧系列受到机体供氧能力的限制，导致ATP产生的速度难以满足肌肉活动的需要，必须依靠无氧糖酵解产生乳酸的方式来提供能量，因此称为乳酸系列，也称为无氧代谢（anaerobic metabolism）。1mol葡萄糖在有氧氧化时能产生6.5mol ATP，但1mol葡萄糖经糖酵解途径只能产生2mol的ATP，因此乳酸系列供能的效益较低，同时由于产生的乳酸有致疲劳性，所以在劳动时，通过乳酸系列供能不能持久。

正常生理状况下，机体的能量主要来源于碳水化合物和脂肪，一般不利用蛋白质直接供能。中等强度的肌肉活动时，ATP以中速分解，碳水化合物和脂肪通过有氧代谢来合成ATP提供能量。在开始阶段利用碳水化合物较多，随着活动时间的延长，脂肪的供能比例逐渐增大，成为主要的能量来源。

2. 体力劳动时氧消耗的动态变化　在劳动时，机体的需氧量取决于劳动强度，劳动强度越大，机体需氧量越多。劳动1分钟所需要的氧量称为氧需（oxygen demand），氧需能否得到满足主要取决于循环系统，其次为呼吸系统。血液在1分钟内能提供的最大氧量称为最大摄氧量（maximum oxygen uptake），也称为氧上限。健康成年人最大摄氧量一般为3～4L。

氧需和实际供氧不足的差值称为氧债（oxygen debt）。劳动起始的2～3分钟内，尽管肌肉可以动用肌红蛋白结合的氧储备并充分利用氧，但呼吸和循环系统的活动尚不能使摄氧量满足氧需，因此机体会"欠下"氧债。随着呼吸和循环系统活动逐渐加强，摄氧量逐步升高，如果从事的是强度适当的作业，机体此时进入氧的供需平衡状态，能够使作业持续较长时间；如果从事的是强度较大的作业，机体的最大摄氧量仍然满足不了氧需，氧债继续增加，肌肉内储存的能量物质（糖原）迅速耗竭，因此该作业只能持续较短的一段时间，不能持久。

3. 体力劳动时能消耗量与劳动强度分级　作业时的能消耗量是全身各器官系统活动能消耗量的总和。最紧张的脑力劳动的能消耗量不会超过基础代谢的10%，而肌肉活动的能消耗量却可达基础代谢的10～25倍，故传统上用能消耗量或心率来划分劳动强度大小的方法只适用于以体力劳动为主的作业。

劳动强度（intensity of work）是指单位时间内劳动者因从事生产劳动所导致的生理损耗和心理负荷的大小，是衡量劳动负荷和紧张程度的指标。适宜的劳动强度可以使职业工人保持良好的工作效率，提高工作能力和健康水平。劳动强度过大的体力和脑力劳动均可导致职业工人循环、呼吸、中枢神经等系统功能失调，降低工作效率和工作能力，损害职业工人的身体健康。

评价体力劳动强度大小的指标有能量耗氧量、耗氧量、心率、直肠温度、排汗量等。国际劳动组织根据上述指标将体力劳动强度分为六级，见表2-1。评价劳动强度时要同时考虑生产环境因素的影响，如气象条件，在高温环境作业，虽然耗氧量与能量耗氧量未增加，但心率、体温、排汗量均有明显增加。

表2-1 体力劳动强度分级与评价指标

指标	很轻	轻	中等	重	很重	极重
耗氧量（L/min）	＜0.5	0.5 ～	1.0 ～	1.5 ～	2.0 ～	2.5 ～
能量耗氧量（kJ/min）	＜10.5	10.5 ～	21.0 ～	31.4 ～	41.8 ～	52.3 ～
心率（次/分）	—	75 ～	100 ～	125 ～	150 ～	175 ～
直肠温度（℃）	—	—	37.5 ～	38.0 ～	38.5 ～	39.0 ～
排汗量（L/h）	—	—	0.2 ～	0.4 ～	0.6 ～	0.8 ～

4. 体力活动时机体的调节与适应 在劳动过程中，机体通过神经-体液调节实现能量供应和机体各器官系统的协调，以适应生产劳动的需要。劳动时机体的调节和适应性变化主要包括以下几点。

（1）神经系统的调节与适应：劳动时的动作一方面取决于中枢神经系统的调节，特别是大脑皮质内形成的意志活动，也就是主观能动性；另一方面也取决于从机体内外感受器传入的多种神经冲动，在大脑皮质内综合分析后形成的一时性共济联系，从而调节各器官系统适应作业活动的需要，以维持机体与环境的平衡。

长期在同一劳动环境中从事某种作业活动时，机体通过神经系统复合条件反射使得各器官和系统更协调、反应更迅速、能耗更少而效率更高，这种状态称为动力定型（dynamic stereotype）。动力定型是可变的，长期脱离某项工作可以使已建立的动力定型消退。建立动力定型应循序渐进，注意节律性和反复重复的生理规律，不应随意扰乱已经建立的动力定型。体力劳动的性质和强度一定程度上也能影响大脑皮质的功能，大强度的作业能降低大脑皮质的兴奋性并加深抑制。

（2）心血管系统的调节与适应：在作业开始前后，心血管系统发生的适应性变化主要表现为心率、血压的变化和血液再分配。

1）心率：心率在作业开始30～40秒内迅速增加，经4～5分钟达到与劳动强度相应的稳定水平。作业时心排血量增加，无锻炼的人主要靠增加心率提高心排血量，经常锻炼的人则主要靠每搏输出量的增加提高心排血量。作业停止后，心率可在几秒内迅速降低，然后再缓慢降至原水平。恢复期的长短随劳动强度、工间休息、环境条件和健康状况而异，可作为心血管系统能否适应该作业的标志。

2）血压：在作业开始时，收缩压明显上升，劳动强度大的作业可以使收缩压上升60～80mmHg，舒张压不变或稍上升，脉压变大。当脉压逐渐增大或维持不变时，体力劳动可继续有效进行；若持续进行紧张劳动，脉压可因收缩压下降或舒张压上升而变小；当脉压小于其最大值的一半时，表示疲劳和糖原贮备接近耗竭。作业停止后血压迅速下降，一般在5分钟内恢复正常。

3）血液再分配：安静时，血液主要流入肝、肾等内脏器官，其次为肌肉、脑，再次为心脏、皮肤等。体力劳动时，机体通过神经反射使内脏、皮肤等处的小动脉收缩，使内脏、皮肤等血流量均有所减少。代谢产物（如乳酸和CO_2等）可以使供应肌肉血液的小动脉扩张，使流入骨骼肌和心肌的血液量大幅增加。

（3）呼吸系统的调节与适应：作业时，呼吸频率随体力劳动强度而增加，重体力劳动可达30～40次/分，极重强度体力劳动时可达60次/分。肺通气量可由安静时的6～8L/min增至40～120L/min或更高。经常锻炼者主要靠增加肺活量来增加氧的供应，而不经常锻炼者则靠增加呼吸频率来维持。静态作业时，呼吸浅而少；疲劳时，呼吸变浅变快，均都不能保证氧的供应。作业停止后，呼吸频率的恢复快于心率、血压。

（4）排泄系统的调节与适应：劳动时，由于腹腔的血管收缩、汗液分泌增加及血浆中水分减少等，体力劳动及其后一段时间内尿量均大为减少。同时尿液成分的变化较大，乳酸含量可由20mg/h增至100～1300mg/h，以维持体内酸碱平衡。排汗具有排泄和调节体温的双重功能。体力劳动时，汗中乳酸含量也增多。

（5）体温的调节与适应：体力劳动及其后一段时间内体温均有所上升，以利于全身各器官发挥正常功能，但不应高于安静时1℃，即中心体温不超过38℃，否则机体不能适应，作业不能持久。

知识拓展

过度劳动与健康损耗

过度劳动主要通过疲劳蓄积和时间挤压对劳动者的健康产生损耗。首先，过度劳动增加了劳动者的职业风险暴露时间；其次，工作时间过长本身就是工作负荷过重的表征，工作压力过大还会导致不健康行为的增加；最后，过度劳动通过对其他活动的时间挤压，对健康产生不利影响，如挤压劳动者的生活时间，会造成工作－生活之间的冲突，减少参加娱乐活动、社交活动和体育锻炼的时间。被工作挤压的睡眠时间以及由工作产生的焦虑、紧张、抑郁等心理状态会导致睡眠障碍和睡眠不足，使疲劳感持续蓄积，精力难以有效恢复，注意力涣散，工伤事故风险增加。

（二）脑力劳动过程的生理变化与适应

随着社会的快速发展，生活和工作节奏逐步加快，体力劳动的强度和比重不断降低，而脑力劳动和精神紧张的作业占比也不断增加。

1. 脑力劳动的生理特点

（1）氧代谢：大脑的需氧量较高，安静时为等量肌肉需氧量的15～20倍，占成年人体总耗氧量的10%左右，睡眠时脑耗氧量逐渐降低。由于脑的重量不足人体总重量的2.5%，清醒时已处于高度活动状态，因此，即使是最紧张的脑力劳动，增加的全身能消耗量也不超过基础代谢的10%，如紧张的考试、计算等仅使基础代谢提高3%～4%，高亢的情绪兴奋仅使基础代谢增加5%～10%。葡萄糖是脑细胞最重要的能量来源，但脑组织中贮存的糖原很少，只够活动几分钟之用，支持脑细胞活动的葡萄糖主要靠血液运输，因此脑组织对缺氧、缺血非常敏感，但仅提高总摄氧量并不能提高脑力劳动的效率。

（2）心率：脑力劳动常常使心率减慢，但特别紧张时，心率加快、血压上升、呼吸急促，脑组织充血而四肢和腹腔血液供应减少；脑电图、心电图有所变化，但并不能用来衡量脑力劳动强度大小。

（3）其他：脑力劳动时，机体生理生化指标一般变化不大，如血糖不变或稍增加；尿量及其成分一般无变化，仅仅在极度紧张的脑力劳动时，尿中磷酸盐的含量才有所增加；汗液的量与成分以及体温均无明显变化。

2. 脑力劳动的职业卫生要求　与体力劳动一样，脑力劳动系统也包括劳动者、劳动工具、工作任务、工作环境和工作组织制度等要素和条件，脑力劳动的职业卫生要求主要包括以下几个方面。

（1）要充分考虑劳动者、劳动工具、工作任务、工作环境和工作组织制度等条件和要素。如工作空间的设计应考虑人体工程学，包括桌子的高度、椅子的舒适度以及键盘和工作台的合适距离，以确保工作人员能够维持正确的坐姿和手部姿势，从而减少长时间固定姿势导致的健康问题。

（2）提供的信息应清晰、明确，工作量要适中，过多的信息可使人分心并增加脑力劳动的负荷，应根据劳动要求，保留一定的信息剩余度，信息剩余度指信号所携带的实际信息量低于它可能携带的最大信息量的程度。多余的信息能够使操作者交叉地检查和确认信息，保证信息交流的可靠。

（3）脑力劳动者应当注意改进记忆和思考的方式方法。

（4）心理支持：除物质环境的优化外，还应提供适当的心理支持，如鼓励团队合作、加强沟通、定期开展心理咨询等措施，帮助员工保持良好的心理健康状态。

二、劳动负荷的评价

劳动是为了完成一定的工作任务，工作任务和环境因素也会对机体产生一定的作用或影响。适度的负荷是完成工作任务甚至是人体健康所必需的，劳动负荷过高或过低都会影响工作效率。负荷过高会降低作业的质量和水平，引起机体疲劳甚至损害，过低又会降低作业者的警惕性，感到单调、无聊，降低工作效率。劳动负荷评价的目的并不是消除负荷，而是把它维持在一个适宜的水平，使劳动者保持适当的紧张度，同时避免机体疲劳或损伤，提高工作效率。劳动和作业的类型有多种，选择适当的测定方法和指标来评价劳动负荷是职业生理学的主要研究领域之一。目前对体力劳动负荷评价已经有比较成熟的方法，但是对以信息处理为主的脑力劳动的负荷评价仍需要深入研究。

（一）劳动和作业类型

1. 劳动类型　劳动类型主要分为两类，要求产生力的劳动称为能量性劳动，要求处理信息的劳动称为信息性劳动。根据工作任务要求人做些什么，累及哪些器官，可以进一步分为肌力式、感觉运动式、反应式、综合式及创造式等劳动类型。随着科技发展的变化，工作内容和方式也发生了显著改变，如视频显示终端作业（VDT作业）和各类重复作业成为常见的劳动方式，从而带来了新的职业卫生问题。

2. 作业类型

（1）静态作业：又称为静力作业，主要依靠肌肉等长收缩来维持体位，使躯体和四肢关节保持不动而进行的作业。

静态作业的主要特点是能量消耗水平不高，氧需通常不超过1L/min，但却很容易疲劳。在作业停止后数分钟内氧消耗先升高，然后逐渐下降到原来水平。主要是由于肌肉在缺氧条件下工作，碳水化合物的无氧酵解产物（如乳酸等）不能及时清除而积聚形成氧债。当作业停止后，血流畅通，需要立刻开始补偿氧债，故呈现出氧消耗反而升高的现象。同时，静态作业时，局部肌肉持续收缩，不断刺激大脑皮质形成局限性的强烈刺激灶，使皮质和皮质下中枢的其他兴奋灶受到抑制，在作业停止后，其他兴奋灶会出现后继性功能增强，也会使氧消耗增强。由于静态作业容易引起疲劳，在劳动过程中应尽量减少静态作业的比重，降低其强度，使劳动者保持较高的工作效率。

（2）动态作业：又称为动力作业，主要依靠肌肉等张收缩，保持肌张力不变，通过肌肉交替收缩和舒张使关节活动来进行的作业。

与静态作业相比，动态作业时肌肉可以交替地收缩与舒张，从而使血液灌流充分，不容易疲劳。动态作业又可分为重动态作业和反复性作业两类。重动态作业参与作业的是一组或多组大肌群，能量消耗高是它的主要特点。反复性作业又称为轻动态作业，参与作业的是一组或多组小肌群，其肌肉量少于全身肌肉总量的1/7，肌肉收缩频率高于15次/分。

（二）劳动负荷的基本概念与评价方法

劳动负荷（workload），又称为工作负荷，指单位时间内人体承受的工作量。劳动负荷包括体力劳动负荷和脑力劳动负荷两类，体力劳动负荷（physical workload）又称为生理工作负荷，指人体单位时间内承受的体力劳动工作量的大小，主要表现为动态或静态肌肉用力的工作负荷。脑力劳动负荷（mental workload）指单位时间内机体承受的心理活动工作量，主要表现为监督、决策等不需要明显体力的工作负荷。

1. 基本概念

（1）劳动系统（work system）：指人、劳动对象、劳动工具、劳动环境以及产品等要素相互作用构成的整体，这从而完成劳动任务。

（2）负荷与应激（stress and strain）：负荷指劳动系统对人总的需求和压力，强调外界的因素和情形。应激是负荷对机体的影响，强调在负荷作用下机体内部的生物过程和反应。劳动负荷评价一般包括负荷和应激两个方面的指标，如高温作业的负荷评价既要测定环境的气温、辐射等热负荷指标，也要测定工人的出汗量、体温、心率等应激指标。

2. 方法与指标　劳动负荷的评价指标主要包括负荷强度和负荷持续时间，评价方法包括客观方法、主观方法和观察方法三类。

（1）客观方法

1）体力劳动负荷的主要客观评价方法：劳动能量代谢率、心率、肌电活性和皮肤温度等。

劳动能量代谢率（metabolic rate）：是传统的劳动负荷测量指标，可以通过直接测热法和间接测热法进行测量。直接测热法是在密闭的小室内将人体散发的热量收集起来进行测量，由于设备要求高，操作烦琐，很少使用。间接测热法通过测定劳动者在一定时间内的耗氧量，经过换算计算出其能量代谢。

心率：也是传统的劳动负荷测量指标之一，可以动态反映体力劳动的应激程度，也可用于评价小肌群参与的劳动，甚至脑力劳动。记录心率的长时程心电记录仪体积小、记录时间长、佩戴轻便，不影响劳动，可以动态记录劳动者的心电变化。

肌电活性：根据肌细胞受到刺激时会产生动作电位的原理，将电极置入肌肉内（内置电极）或皮肤表面（表面电极）可以测定肌细胞的动作电位，该方法称为肌电描记术，测得的肌电压称为肌电活性。肌肉疲劳时，肌电活性明显发生改变，因此可以直接反映局部肌肉的疲劳程度。

皮肤温度：中心体温（如直肠温度）反映机体从环境受热和自身产热的总和，十分稳定，常用于评价高温作业时机体的应激状况。

同时，乳酸浓度、肌红蛋白、肌酸激酶等也可用于体力劳动负荷的评价。

2）脑力劳动负荷的客观评价方法：脑力劳动负荷评价远没有体力劳动负荷评价成熟，常用的指标有瞳孔测量术，通过测量瞳孔直径反映执行任务时注意力的集中程度，工作负荷越大，瞳孔的直径也越大。另一项常用的指标是心率，心率升高一般与脑力劳动负荷增加有关，但决定心率增高的主要因素是体力劳动负荷及唤醒程度，因此心率并不是脑力劳动负荷评价的恒定指标。更适宜的指标是心率变异性，它反映了交感神经和迷走神经对心脏活动的调控和平衡。心率在正常情况下存在一定程度的变异，若将注意力集中到某项感觉运动类工作上，劳动者的心率变异性下降，且随着负荷增加，变异性趋于消失，因此可以通过测定心率变异性的动态变化反映脑力劳动的负荷。其他还有脑诱发电位、信息通量等指标。

（2）主观方法：通过工作人员将体力或脑力劳动负荷和应激划分为若干等级，整理成调查表。然后以问卷调查的形式来询问、评价劳动负荷。这种方法主观性强，但无须仪器设备，便于流行病学调查。如评价体力劳动负荷的Borg量表，评价脑力劳动负荷的Cooper-Harper量表、SWAT和NASA任务负荷指数等。

（3）观察方法：是介于客观和主观方法之间的一种方法，观察方法应用范围广泛，可用于体力劳动或脑力劳动负荷评价，也可用于整个劳动系统或个别具体项目的评价。常用的方法有工作活动分析法、工作姿势系统分析法和多瞬间点调查法等。

知识拓展

人机交互中的认知负荷

随着信息技术和控制技术的快速发展，人机交互系统逐渐转向数字化、信息化、智能化，如航空航天、交通驾驶和航海等领域将先进技术融入各种复杂信息环境中。在大规模化的人机交互系统中，操作者的工作模式由原来的以操作为主转变为以监视和决策为主，由此带来的人类认知机理与界面信息编码之间的不平衡问题急剧增加。人机交互界面的信息容量大、结构关系错综复杂，容易造成操作者的认知负荷增加，从而引发操作失误，严重影响人机交互系统的高效运行和人员安全。

国外学者库泊（Cooper），国内学者辛自强、林崇德等都对认知负荷进行了深层阐述。在复杂信息系统人机界面中，认知负荷是操作者为了顺利完成某项工作任务，实际投入注意和工作记忆中的认知资源总量占大脑固有认知资源的大小。这个认知资源不仅仅局限于工作记忆资源，也涉及对记忆起作用的部分注意资源。

三、作业能力

劳动者在从事某项劳动的过程中，完成该项工作的能力称为作业能力。在工作过程中，作业能力是不断变化的。

（一）作业能力的动态变化

体力劳动作业能力可以通过在单位时间内完成的产品数量和质量进行评价，也可以通过劳动者的某些生理指标来衡量。一个工作日内，体力劳动作业能力的变化可以分为四个阶段：第一阶段是工作入门期，即工作开始时工作效率较低，其后动作逐渐加快且更为准确，工作效率不断上升，持续1～2小时。作业能力达到最高水平时，进入第二阶段，即稳定期，持续约1小时，在此阶段各项指标基本保持稳定，变化不大。随后进入第三阶段，即疲劳期，劳动者出现劳累感，操作活动的速度和准确性下降，产量减少，残次品增多。午餐后，重复餐前的三个阶段，但第一、二阶段相比上午变短，第三阶段出现得更早。第四阶段是在工作日临近结束时，工作效率再度增高，也称为终末激发期，原因可能与个人情绪激发有关，但不能持久且残次品增多。

（二）影响作业能力的主要因素

1. 社会和心理因素　社会因素主要是社会制度、医疗保健制度、劳动保障制度、工资待遇、上下级关系、家庭关系等。心理因素主要指劳动者对工作的态度、情绪和意志。劳动者对工作满意，责任心强，工作情绪高，意志坚定，作业能力就能得到充分发挥。

2. 个体因素　体力劳动作业能力与劳动者的年龄、性别、健康和营养状况等密切相关。如男性的心排血量、肺活量等均高于女性，故男性体力劳动能力一般比同龄女性要强。人的智力发育一般在20

岁左右才能比较完善，所以20～40岁可能是脑力劳动效率最高的阶段，而后随着年龄增加逐步减退。

3. 环境因素　工作场所的环境因素，如噪声、高温、严寒、不良照明等均可直接或间接影响作业能力。应制定工作场所相应的标准要求，如办公环境应采用最适温度标准，噪声应低于45dB等，以免影响劳动者作业能力。

4. 工作条件和性质　生产设备和劳动工具是否适合对劳动者的作业能力有重要影响，应通过工效学设计，使生产设备与工具符合人体尺寸和操作习惯，以降低劳动强度，减少静态作业比例和作业时的紧张程度等。劳动强度较大的作业不能持久进行。对于体力劳动，能消耗量的最高水平以不超过劳动者最大能耗量1/3为宜，在此水平以下连续工作8小时不致过度疲劳。同时工作的分配与协作、轮班作业的安排是否合理等，都对劳动者作业能力有较大影响，如轮班作业不仅影响劳动者正常生物节律、身体健康等，对作业能力也有显著影响，原则上不应连续上夜班，每次夜班后应休息24小时，让劳动者能够有机会在夜间睡觉。

5. 疲劳和休息　疲劳时体力和脑力功效的暂时减弱取决于工作负荷的强度和持续时间，经适当休息即可恢复。疲劳也可以理解为一种状态，原来可以轻松完成的工作，现在需要花费更多的时间和精力完成，且取得的成果也变小。由于工作或环境变动太小所致的个体应激状态，包括警觉性降低和厌烦等，称为疲劳样状态，工作或环境发生改变后，疲劳样状态可迅速消失。疲劳可以认为是机体的正常生理反应，可以预防机体过劳。

6. 锻炼和练习　锻炼是通过反复使用而改善劳动者先天固有的能力，例如通过锻炼可以提高心血管和呼吸系统的功能或肌肉的力量。锻炼的结果是肌纤维变粗，糖原含量增多，生化代谢发生有益的适应性改变。此外，锻炼可使心脏每搏输出量增加，呼吸加深、肺活量增大，氧的利用显著提高。锻炼使人的固有能力得到提高。练习是通过重复来改善后天习得的技能，练习使机体形成固定的连锁条件反射（动力定型），使参加活动的肌肉数量减少，动作更加协调、敏捷和准确，各项操作日益自动化，不易疲劳，同时提高作业能力。然而，实际生产过程中难以严格地区分锻炼和练习。新工人经过锻炼和练习可以明显提高作业能力，而熟练的工人如果中断锻炼和练习，劳动能力和效率则明显下降。

锻炼和练习对脑力劳动所起的作用更为重要。人的智力具有巨大的开发潜力，人脑有120亿～140亿个神经元，一般在人的一生中经常动用的大脑神经细胞仅占10%～25%。学习能够有意识或无意识地获得某些知识和技能，而学到的东西要加以巩固则要靠练习和重复。

第二节　职业心理学

职业心理学也称为劳动心理学，主要研究人的劳动行为，力求了解劳动者对工作不满意或动机激励不足的原因，通过采取相应的措施予以改善。

一、工作中的心理与社会因素

（一）与职业有关的心理因素

1. 特殊作业方式

（1）单调作业：指反复重复、刻板的劳动（工作）过程。

（2）夜班作业：是轮班劳动中对劳动者身心影响最大的作业。夜班作业是指在一天中通常用于睡眠的时间里进行的职业活动，如急诊医护人员、安保人员等。

（3）脑力劳动：脑力劳动的范围广、职业种类多，不同岗位的脑力劳动有不同的任务与要求，所以产生的职业心理问题也有多种表现形式。

2. 职业暴露

（1）物理因素：接触职业性物理因素如噪声、振动、高低气压、高低气温以及辐射等对劳动者的心理会有不同程度的影响。

（2）生产性毒物：生产性毒物种类繁多、接触面广，毒物可通过多种途径进入机体。很多毒物可引起神经系统的损害，产生失眠、神经衰弱等一系列神经和精神症状。

（3）生产性粉尘：粉尘作业的工作环境中常常伴随着多种职业性有害因素，不仅对职业工人造成了功能损伤，如肺功能损伤，还可引起生理和心理紧张反应，使工作能力进一步下降，最终可导致尘肺病的发生和劳动能力丧失。

（二）社会心理因素

社会心理因素对疾病的发生、发展有不可忽视的作用，其作用的大小在不同的个体和人群中有差异。工作负荷过重超出个人的能力；工作与个人的意愿不相符合；人际关系差，缺乏社会支持，不能从社会、家庭等获得帮助均可造成心理冲突。

社会心理因素的刺激可能来源于家庭生活，包括失恋、家庭人际关系不良、生活困难、家庭生活不完美、家庭成员的生病、亡故等。

二、职业紧张

职业紧张（occupational stress）又称工作紧张，是指在某种职业条件下，客观需求与个人适应能力之间的失衡所带来的生理和心理压力，是个体对内外因素（或需求）刺激的一种反应，当需求和反应失衡时，就会产生明显的（能感觉到的）后果（如功能变化）。如工作负荷大、工作进度紧、人际关系复杂、个人价值感低等问题都会不同程度产生职业紧张，适度的紧张可以激发个人的潜能，但是长期处于较高程度的职业紧张状态，则会造成心理、生理和行为的变化，甚至引起心身疾病。

职业紧张与许多心身疾病（如冠心病、高血压病等）的发生密切相关。目前把经个体认知评估的具有破坏和影响机体心理稳定的各种内外环境因素，称为职业紧张因素。不良的心理反应（如焦虑、忧郁、过度敏感等）是重要的职业紧张因素。

（一）职业紧张的特征

1. 紧张源的社会性　职业环境与社会制度、社会文明和科技进步等密切相关，随着社会发展变革，职业构成和影响力也随之发生变化，从而导致职业疾病谱的变化。

2. 紧张强度的持续性　职业环境导致的紧张强度往往是长期、持续的，这种紧张强度使机体在较长时间处于较高程度的紧张反应状态，其产生的累积性损伤效应可导致多种慢性疾病的发生。

3. 紧张机体的群体性　任何一种职业的从业者都是具有相当数量的群体，一种职业紧张源往往对该职业的整个群体产生影响。尽管个体间存在差异，一部分人可能只有轻度紧张反应，或不会发生由于紧张导致的疾病，但不同职业人群因职业紧张导致的疾病发生率存在明显的差异。

（二）导致职业紧张的因素

1. 职业因素

（1）环境状况：易发生职业紧张的环境因素包括通风照明不良、噪声强度大、工作空间狭窄拥挤，工作环境中存在其他有毒有害因素；存在生命危险的环境，如矿井、火灾现场等；遭受言语暴力、侮辱谩骂的工作环境等。

（2）作业因素：在作业中容易导致紧张的因素包括超负荷的工作量，如工作太多，时间紧迫或限期临近等；工作负荷不足，如工作要求低、内容少、缺乏刺激性变化等；对工作缺乏控制，尤其是对工作进度和工作方法缺乏控制，如在流水线作业或在办公室工作，作业者不能对进度和工作内容、方法主动控制，就会同时感到工作量上的超负荷和实质上的负荷不足，从而产生职业紧张。

（3）劳动组织：劳动组织上的紧张因素包括工作时间和进度安排不当，如加班和夜班过多、轮班制度以及按机械速率操作的单调重复性工作等。

2. 个体特征 不同的个体在面临相同紧张源的时候会有不同的反应，影响职业紧张的个人因素主要包括A型特征、性别、支配感等。

（1）A型特征（A型行为）：由弗雷德曼（Friedman）和奥尔默（Olmer）提出，A型特征者的主要表现如下。①时间紧迫感：欲望很高，常感时间紧迫，做事极不耐心，言谈举止也快速伶俐。②竞争性：个人奋斗的心理表现得十分充分（很容易忽视他人的情感），具有高度的竞争力（可表现在职业活动、家庭生活，甚至休闲活动）。③敌对性：对人疑虑甚至愤恨，表现为明显的敌对性格。研究表明，具有A型特征的人更容易产生心理紧张。

（2）性别：随着社会的发展，女性逐步从家庭责任与工作责任相继承担逐步转到家庭与工作责任同时承担，参加职业活动的女性正经历着多重任务的紧张状态。有研究发现，女性参加职业活动后能增强自尊，提升应对能力，但同时增加了职业紧张，女性职业人群每周的职业工作任务超重的平均频率是其配偶的2～3倍。

（3）支配感：处于被支配或低支配状况，或者无决策权者更容易发生职业紧张。"高要求、低支配"岗位工作的劳动者容易出现"高紧张效应"，心理紧张和心身疾病的发生风险增加。

其他如个人健康状况、年龄等均可影响劳动者职业紧张的易感性。

（三）职业紧张反应的表现

劳动者面对职业紧张出现的反应称为职业紧张反应。根据紧张发生的时间特点通常可分为急性紧张反应、创伤后紧张反应和慢性紧张反应。适度的紧张是个体必需的，也是有益的。只有长期过度紧张才对个体健康产生危害。紧张反应主要表现在心理、生理、行为变化以及精疲力竭几个方面。

1. 心理反应 过度紧张可引起机体的心理异常反应，主要表现在情感和认知，如焦虑、抑郁、易疲倦、感情淡漠、注意力不集中、记忆力下降、工作满意度下降、个体应对能力降低等。

2. 生理反应 主要表现为躯体不适，血压升高，心率加快，血凝加速，皮肤生理电反应增强，血和尿中儿茶酚胺和17-羟类固醇增多，尿酸增加等。抑制免疫功能，促进肾上腺素和去甲肾上腺素分泌增加，导致血中游离酸和胰高血糖素升高。

3. 行为表现 主要表现在个体和组织两个方面。个体表现为逃避工作、怠工、酗酒、频繁就医、滥用药物、食欲缺乏、敌对行为等；组织上表现为旷工、缺勤、事故倾向、生产能力下降、工作效率低下等。

4. 精疲力竭 又称为职业倦怠。有研究认为精疲力竭的发生是职业紧张的直接后果，是个体不能应对职业紧张的最突出表现之一。马斯拉奇（Maslach）和杰克逊（Jackson）提出的精疲力竭症三维模式，明确了职业紧张体验的多样性。三维模式的主要内容如下。①情绪耗竭（emotion exhaustion）：指个体的情绪资源过度消耗，表现为疲乏、精力丧失、体力衰弱等。②人格解体（depersonalization）：是一种自我意识障碍，体验自身或外部世界的陌生感或不真实感（现实解体），体验情感的能力丧失（情感解体），表现为对他人消极、疏离的情绪反应，尤其表现在对职业服务对象的麻木、冷淡和易激惹的态度。③职业效能下降：指职业活动的能力与效率降低，职业动机和热情下降，表现为职业退缩（离职、缺勤）和应付能力降低等。精疲力竭不仅会使工人丧失工作能力，还可能危害健康。

三、心身疾病

（一）概述

心身疾病是一组与心理、社会因素密切相关，但以躯体症状表现为主的疾病，主要特点包括：①心理、社会因素在疾病的发生与发展过程中起重要作用。②以躯体症状为主要表现，通常具有自主神经功能的不稳定性，如手指震颤、掌心出汗，有明确的器质性病理过程和已知的病理生理过程。③躯体变化与正常伴发于情绪状态时的生理变化相同，但更为强烈持久。④区别于神经症和精神病。

（二）常见的心身疾病

1. 原发性高血压 由于长期或强烈的心理应激，反复的情绪波动使大脑皮质功能失调，对皮质下中枢不能正常调节，血管收缩和舒张的调节中枢受到刺激，使外周血管长期过度收缩，从而导致血压升高。

2. 支气管哮喘 社会心理因素对躯体素质敏感、易受暗示等特征的人群往往有较大的影响。这类患者容易因迷走神经兴奋而发生气管痉挛反应，易因过度劳累，或环境刺激引起情绪变化等导致哮喘发作。

3. 消化性溃疡 胃肠道被认为是最能表达情绪的器官。心理因素可影响胃液分泌，胃黏膜血管充盈程度和胃壁的蠕动。当心理因素与其他因素联合作用时，就有可能产生溃疡。心理应激还可通过垂体－肾上腺皮质内分泌系统引起胃肠功能紊乱，促使消化性溃疡的发生。

4. 癌症 流行病学调查结果显示，癌症患者患病前曾受到过较多的精神刺激。这类人一般性格比较内向，情绪不易外露，自我克制，容易产生苦闷、怨恨和绝望感。发现癌症之后，又易出现否认、愤怒、委屈和忧郁等情绪，这些不良情绪也不利于癌症的治疗与康复。

5. 甲状腺功能亢进 研究发现，甲状腺功能亢进主要因精神刺激而诱发。在心理应激条件下，皮质激素及免疫抑制剂释放，干扰了机体正常的免疫监视功能，从而导致甲状腺功能亢进。

第三节 职业工效学

职业工效学（occupational ergonomics）是人类工效学应用的重要分支，以解剖学、心理学、生理学、人体测量学等多学科的理论知识为基础，以职业人员为中心，研究人－机器－设备环境之间的相互关系，旨在实现人在工作中的健康、安全和舒适，保持最佳工作效率。

一、工作过程的生物力学

（一）骨骼肌肉的力学特征

1. 肌肉骨骼的力学特征 运动系统主要由肌肉、骨骼和关节组成，其中肌肉是主动部分，骨骼是被动部分，在神经系统支配下，通过肌肉收缩牵动骨骼以关节为支点产生位置变化，从而完成运动过程。体力劳动是通过人体或人体某一部分的运动来实现的。

骨骼肌是受意志支配进行收缩和舒张的肌肉。劳动时肌肉做功的效率与负荷大小有关。负荷过大，肌肉只能等长收缩，较多的化学能转变为热能，不仅工作效率低，而且容易引起肌肉或骨骼损伤；负荷太小，肌肉收缩时用来做功的能量也很少，效率同样很低。

骨骼是身体的重要组成部分，主要功能是支持、保护和运动。人类骨骼结构具有承受力的特性，但不同部位的骨骼对于压缩、拉伸和剪切等力的承受能力不同。青年人的骨骼强度比老年人高，男性骨骼强度比女性高。

2. 骨及软骨的力学特征　骨与骨之间的连接称为关节。关节的主要运动方式是滑动和转动，人体各部分的运动实际上是围绕关节的转动，关节面的形状及结构与运动形式密切相关。按照关节运动轴的多少可以分为单轴关节，如肱尺关节；双轴关节，如肱桡关节；三轴关节，如肩关节。理论上三轴关节的活动范围近似于球体。

软骨是一种结缔组织，具有较好的弹性和韧性，长骨的软骨具有吸收冲击和承受负荷的作用，关节软骨摩擦系数很低，能够在运动时保护骨组织免疫损伤。

（二）姿势和合理用力

1. 姿势　人在作业时需要保持一定的姿势，最常见的是站姿和坐姿，其他还有跪姿、卧姿等。

站立状态下人体运动比较灵活，便于用力，适合从事体力劳动，特别是较重的体力劳动或活动范围较大的工作。采取坐姿时身体比较稳定，宜于从事精细作业。坐姿时下肢不需要支撑身体，处于比较放松的状态，可以用足或膝进行某些操作，如机动车驾驶。无论是站姿还是坐姿，都存在一些不利于健康的因素，如站姿下肢负重大，血液回流差。坐姿状态下腹肌松弛，脊柱"S"形生理弯曲的下部由前凸变为后凸，使身体相应部位受力发生改变，长时间工作易引起损伤。

不管采取何种姿势，人体都要承受由于保持某种姿势所产生的负荷，称为姿势负荷（posture load）。姿势负荷来自相应的体段所产生的力矩，大小取决于该体段的质量及质心与相应支点的垂直距离。如站姿或坐姿时颈椎需要承受头部产生的负荷，腰椎需要承受腰以上身体各个部分产生的负荷。体力劳动强度越小，即外部负荷越小，为了克服姿势负荷所消耗的能量在总能耗中所占比例越大。

长时间保持任何一种姿势都会使某些特定肌肉处于持续静态收缩状态，容易引起疲劳，应该让操作者在劳动过程中适当变换姿势。为了方便操作和减少姿势负荷及外加负荷的影响，在采用工作姿势时需注意：①尽可能使操作者的身体保持自然的状态。②避免头部、躯干、四肢长时间处于倾斜状态或强迫体位。③使操作者不必改变姿势即可清楚地观察到需要观察的区域。④操作者的手和前臂避免长时间位于高出肘部的地方。⑤如果操作者的手和足需要长时间处于正常高度以上时，应提供合适的支撑物。

2. 合理用力　人的力量是由肌肉骨骼系统产生和传递的，在神经系统支配下，通过肌肉收缩，牵动骨骼以关节为支点产生位置变化完成运动过程。包括关节在内的某些解剖结构结合在一起可以完成以关节为轴的运动，称为动力单元（kinetic element）。一个动力单元可以完成简单的动作，两个以上的动力单元组合在一起称为动力链（kinetic chain），可以在较大范围内完成复杂的动作。生产劳动中多数操作是通过动力链来完成的，但是一个动力链包括的动力单元越多，出现障碍的机会也就越大。

从事不同的工作，要根据工作特点和工效学基本原理，采取合理用力方式。有些工作中可以利用人体整体或某一部分的重力，以节省体力。如当工人需要向下方用力安装某种零件时，可以将工作台适当降低，利用身体重力向下按压，提高工作效率。使用工具打击物体时，可以运用关节在尽可能大的距离上运动，利用冲击力，提高工作效率。

二、人体测量与应用

（一）人体测量类型

1. 静态测量 又称为静态人体尺寸测量，是被测者在静止状态下进行的测量。这种方法测量的是人体各部分的固定尺寸，如身高、眼高、上臂长、前臂长等。为了系统调查中国成人的身体特征和工作能力等工效学基础参数数据，掌握总体状况和分布特点，在科技基础性工作专项项目"中国成年人工效学基础参数调查"和院长基金项目的支持下，中国标准化研究院基础标准化研究所历时5年，采用标准化的数据采集和测量方法，我国于2019年底完成了最新的中国成年人工效学基础参数调查和数据分析工作，2023年8月颁布了《中国成年人人体尺寸》（GB/T 10000—2023）。按照传统的测量方法，立姿测量项目共119项，包括正面项目60项，横向项目10项和头部项目49项。我国18～70岁成人部分静态人体尺寸测量数据见表2-2。随着实际工作中对人体尺寸要求的增加，测量内容也将逐渐增多。

表2-2 我国18～70岁成人部分静态人体尺寸百分位数（P_{50}，mm）

立姿测量项目					
项目	男性	女性	项目	男性	女性
身高	1687	1572	最大肩宽	449	409
眼高	1566	1455	肩宽	386	354
肩高	1373	1276	胸宽	299	283
肘高	1037	963	臀宽	334	323
手功能高	750	705	胸厚	218	212
会阴高	729	699	上臂围	295	290
胫骨点高	445	409	胸围	927	895
上臂长	318	292	腰围	849	781
前臂长	235	219	臀围	938	921
大腿长	469	441	大腿围	537	536
小腿长	370	345			
坐姿测量项目					
项目	男性	女性	项目	男性	女性
坐高	921	863	坐姿腘高	413	380
坐姿颈椎点高	675	628	坐姿两肘间宽	445	410
坐姿眼高	798	745	坐姿臀宽	346	348
坐姿肩高	611	570	坐姿臀－腘距	472	459
坐姿肘高	267	253	坐姿臀－膝距	567	544
坐姿大腿厚	148	137	坐姿下肢长	956	904
坐姿膝高	504	469			

续 表

头部测量项目					
项目	男性	女性	项目	男性	女性
头宽	158	151	头围	570	552
头长	187	178	头矢状弧	350	335
形态面长	119	110	耳屏间弧	360	349
瞳孔间距	61	58	头高	231	227
手部测量项目					
项目	男性	女性	项目	男性	女性
手长	184	170	示指近位宽	20	19
手宽	88	80	示指远位宽	18	17
示指长	72	68	掌围	206	185
足部测量项目					
项目	男性	女性	项目	男性	女性
足长	249	230	足围	248	225
足宽	99	90			

2. 动态测量　又称为动态人体尺寸测量，是被测者在规定运动状态下进行的测量。这种测量方法测量的是人体或某一部分空间运动尺寸，也就是活动范围，因此又称为机能人体尺寸测量。在生产实践中，仅有静态人体尺寸测量是远远不够的，由于很多生产劳动是在运动过程中完成的，各种操作的准确性和可靠程度、做功效率以及劳动过程对人体的影响均与人体或身体某些部分的动态尺寸密切相关。动态测量数据在生产场所的设计、布局以及机器设备的制造等方面均有重要的应用。

3. 人体测量方法　人体测量方法包括人体形态测量和人体力学测量，人体形态测量又包括直接测量法和间接测量法。德国人类学家马丁创造的人体测量方法（马丁法）是被普遍采用的直接测量方法，马丁法采用传统的马丁人体测量仪，根据体表标志或骨性标志，直接对人体上选定部位的尺寸和围度等数据进行测量，这种方法在服装设计方面多有应用。间接测量法主要采用激光、全息摄影等现代信息技术，把受试者全身不同部位从不同角度扫描或摄录下来，然后再用软件进行处理，计算出测量指标数据。人体力学测量方法有多种，如人体重心的测量使用的主要方法有尸体解剖法、重心板法、水浸法、γ射线测量法和三维立体摄影等方法。

（二）人体测量数据的应用

人体测量结果用途非常广泛，除在工业生产中的应用以外，还广泛应用于农业、交通运输、航空航天等各种行业。此外，在民用、军用以及法医学和民族起源研究中，人体测量数据也具有十分重要的作用。

人体测量项目很多，在分析计算时，对每一个项目都要统计分析，分别计算出不同百分位数的人体尺寸，以满足不同设计需要。

人体测量数据一般呈正态分布。按照人体测量数据的平均值设计产品和工作空间，往往只能适合50%的人群，而对另外50%的人群则不适合，因此使用平均值作为设计的依据具有较大局限性。在实际工作中，使用人体测量数据要根据具体要求加以应用，例如车间入口的高度如果按照工人身高的P_{50}（50%百分位数）设计，则有一半的人难以在正常直立状态通过。同样，工作台或办公桌下面的容膝空间高度如果按照P_{50}的值，则有一半的人在工作时下肢难以摆放在自然位置。然而，由于经济和技术的原因，有些高度设计也不能无限加大，如某些交通工具（如汽车、飞机）的人口高度，常常不能为了满足特殊高度的人自由通行而使用人体测量上限值。

（三）影响人体测量指标的因素

由于受年龄、性别、种族等多种因素的影响，使用人体测量数据进行设计的时候，需要考虑多种影响因素。

1. 年龄 人体尺寸在成年以前随年龄增长而增加，这种变化一般男性到20岁，女性到18岁基本停止。有些尺寸，如手和足的尺寸，在较小的年龄即达到最大值，成年以后随着年龄增加身高会略有减少，但肩宽、腹围、胸围，臀围等尺小却随年龄增加而增大。

2. 性别 每个国家或地区的人群，男性和女性的人体尺寸数据均存在明显差异，如身高可差10cm左右。大多数人体测量数据男性比女性大，但胸厚、臀宽、臂及大腿周长，女性均比男性大，在身高相同的情况下，男女身体各部分的比例也不同。

3. 种族 不同种族的人体测量数据有较大差别。一般白种人比较高大，如果一个国家以白种人为主，则人体测量值就较大。不同的种族之间不仅身高有差别，其他参数（如身体各部分之间的比例）也不完全一致。

4. 职业 不同职业的人，在身体高矮和比例方面也可以存在一定差别，如体力劳动者的平均身体尺寸比脑力劳动者稍大一点。

5. 区域 由于各种原因，长期生活在不同地区的人，即使是同一种族，身体尺寸也会有所不同。

三、工效学相关疾病

（一）强制体位及负荷过重相关疾病

1. 下背痛 引起职业性下背痛的主要原因有：①负重。负荷过大可以使腰部肌肉、骨骼和椎间盘等支撑发生损伤，如用力搬运或抬举重物。②作业姿势。长时间保持某种姿势，为了支撑人体上部的重量，腰部处于持续紧张状态，如果不能保持自然姿势，姿势负荷加大，进一步增加了腰部负荷。③用力不当。在负重过程中突然转身是造成损伤的常见原因，在负重过程中药保持自然，避免突然用较大的力量。④气候原因。接触冷、潮湿等气候因素会导致后背受凉，由于背部肌肉的血液循环差，引起局部肌肉痉挛，使患者出现下背痛。⑤工作相关的心理社会因素，如紧张、焦虑、缺乏社会支持、工作满意度低等。

2. 下肢静脉曲张 多见于长期站立或行走的工作，例如教师、警察等，如果站的同时还需要负重，则发生下肢静脉曲张的机会就更大。这种疾病随工龄延长而增加，女性比男性更容易患病，常见部位在小腿内上部。出现下肢静脉曲张后常感到下肢及足部疲劳、坠胀或疼痛，严重者可出现水肿、溃疡、化脓性血栓静脉炎等。

3. 扁平足 如果足部长期承受较大负重，如立姿工作、搬运或需要经常用力踩动控制器等，可使趾、胫部肌肉过劳，韧带拉长、松弛，导致趾弓变平，成为扁平足。扁平足形成比较缓慢，但对于青少年发生和发展较快。扁平足的早期表现为足跟及跖骨疼痛，随着病情发展，可有步态改变、下肢肌肉疲劳、坐骨神经痛、腓肠肌痉挛等，严重时，站立及步行均出现剧烈疼痛，伴有胫部水肿等。

4. 颈、肩、腕损伤 常见于坐姿工作，主要表现为疼痛、肌张力减弱、感觉过敏或麻木、活动受限等。腕部损伤可以引起腱鞘炎、腱鞘囊肿或腕管综合征，主要见于工作时腕部反复曲、伸的人员。

发生腕管综合征的人群主要是电脑操作者，由于反复点击鼠标，会使右手示指及连带的肌肉、神经、韧带处于一种不间歇的疲劳状态，使腕管神经受到损伤或压迫，造成手部的感觉与运动发生障碍。另外，由于不停地在键盘上打字，肘部经常低于手腕，而手高高地抬着，神经和肌腱经常被压迫，手会出现发麻，灵活性降低等情况。这种病症已成为一种现代文明病，即"鼠标手"。

颈、肩、腕损伤可以单独发生，也可以两种或三种损伤共同出现。主要原因是长时间保持一种姿势，尤其是不自然或不正确的姿势（图2-1），例如头部过分前倾，头部重心的偏移增加了颈部负荷；工作台高度不合适，前臂和上臂抬高，肩部肌肉过度紧张；手部反复曲、伸、用力等频繁活动或进行重复、快速的操作。常见的职业活动主要包括键盘操作者（如打字员、计算机操作人员）、流水线工人（如电子元件生产、仪表组装、食品包装等）、手工工人（如缝纫、制鞋、刺绣等）等。

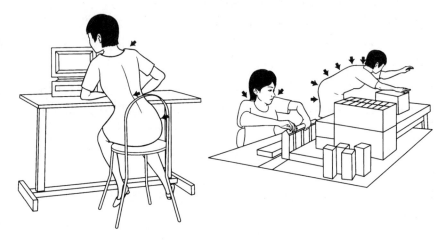

图2-1　不同工作姿势的强迫体位

（二）器官紧张相关疾病

1. 视觉器官紧张所致疾病　现代化生产中有许多工种需要视觉器官长时间处于紧张调节状态，如计算机录入、文字校对、细小零件装配等。微小电子元件的生产以及有些科研和医务工作者需要在显微镜下工作，视觉紧张也很明显。长期视觉紧张可以出现眼干、眼痛、视物模糊、复视等一系列症状，并可出现眼睛流泪、充血、眼睑浮肿、视力下降等临床改变，严重者可发生黄斑性脉络视网膜炎，甚至视网膜剥离。

2. 发音器官紧张所致疾病　如歌唱演员、教师、导游等职业人群，发音器官使用较多，在使用过程中发音器官紧张度很高，可以引起发音器官的变化或疾病。一类为机能性发音障碍，开始发音后不久即出现声音嘶哑、失调或失声；另一类为器质性损害，表现为发音器官炎症、声带出血、声带不全麻痹，甚至出现"歌唱家小结节"（singers nodules）。这种小结节位于声带之上，不超过别针头大小，可引起发声障碍。实际工作中"歌唱家小结节"较少，比较多见的是一种声带黏膜上的一时性小隆起，称为"假性歌唱家小结节"，在较重的咽喉炎或气管炎之后过早地歌唱容易出现这种现象。

（三）压迫及摩擦相关疾病

1. 胼胝　当身体与生产工具或其他物体经常接触，由于摩擦和压迫，使局部皮肤反复充血，表皮增生及角化，形成胼胝或胼胝化。胼胝范围小且厚，界限清楚，反之则为胼胝化。胼胝和胼胝化最常见的部位是手，其次是足。这种病变一般不影响作业，甚至还具有一定的保护作用，但如果数量多或面积大，会使活动受限，感觉灵敏度降低，影响正常功能。如果发生感染，出现炎症，则会影响身体健康。

2. 滑囊炎 是一种常见疾病，很多工种都可以引起滑囊炎，尤其多见于快速、重复性操作。滑囊炎可以发生于各种不同的部位，如包装工的腕部，跪姿工作者的膝部等。发生滑囊炎的主要原因是局部长期受到压迫和摩擦，这种压迫可以是来自外部的力，也可以是机体内部的力，如长期电脑操作者的腕部受力主要是手腕反复屈伸产生的力。职业性滑囊炎呈慢性或亚急性，一般症状较轻，表现为局部疼痛肿胀，对功能影响不大。

3. 掌挛缩病 长期使用手控制器，如手柄、轮盘等，由于持续压迫和摩擦，可引起掌挛缩病。掌挛缩病发生缓慢，一般要工作20～30年才发生。其发生过程先是由于手掌腱鞘因反复刺激而充血形成炎性小结节，在此基础上，出现腱膜纤维增生及皱襞化，进一步发展，腱膜可与皮肤粘连，使手掌及指的掌面形成线状瘢痕，皮肤变厚，活动受限，严重者失去活动功能。掌挛缩病以右手多见，常发生于尺侧，累及环指和小指，病程进展缓慢。

执考知识点总结

本章涉及的2019版及2024版公共卫生执业助理医师资格考试考点对比见表2-3。

表2-3 2019版及2024版公共卫生执业助理医师资格考试考点对比

单元	细目	知识点	2024版	2019版
工作过程对机体的影响	职业生理学	（1）作业过程中生理变化与适应	√	√
		（2）工作负荷评价	√	√
		（3）作业能力	√	√
	职业心理学	（1）工作时的心理与社会因素	√	只有心理变化没有社会因素
		（2）职业紧张	√	√
		（3）心身疾病	新增	—
		（4）职业紧张的表现	已删除	√
	职业工效学	（1）工作过程中的生物力学	√	√
		（2）人体测量学及应用	√	√

拓展练习及参考答案

（张玉领　陈晓敏）

第三章 生产性毒物与职业中毒

学 习 目 标

素质目标： 全面认识毒物和职业中毒，保护职业工人身体健康；树立预防观念，防止职业中毒的发生。

知识目标： 掌握毒物与职业中毒的定义，职业中毒的预防，铅和汞的接触机会，铅中毒和汞中毒的临床表现、治疗、预防，硫化氢的理化特性、接触机会、中毒的临床表现和急救；熟悉毒物的来源和存在形态，毒物进入机体的途径和代谢，影响毒物对机体毒作用的因素，刺激性气体的定义、毒作用表现及急性中毒的临床表现、急救和治疗，刺激性气体中毒的预防，窒息性气体的定义、种类、毒作用表现，一氧化碳的理化特性、接触机会、中毒的临床表现和急救，有机溶剂的毒作用特点，苯的理化特性、接触机会，苯中毒的临床表现和预防，甲苯和二甲苯的理化特性、接触机会以及中毒临床表现，有机磷农药的理化特性、接触机会、中毒的临床表现和处理原则，拟除虫菊酯类农药的接触机会、中毒的临床表现和处理原则。

能力目标： 能够根据临床表现和职业史判断职业中毒类型以及何种毒物中毒，能够针对不同类型职业中毒提出相应的处理原则、预防措施。

核心知识拆解

第一节 生产性毒物与职业中毒概述

案例导入

【案例】

职业性慢性铅中毒

肖某，男，35岁，在某印刷厂从事浇板工作，工作过程中会接触铅蒸汽，几年前时常头晕、头痛、全身乏力、关节酸痛、记忆力和食欲均减退，近2年来上述症状加重，并有经常性脐周、下腹部无固定的绞痛症状，用手按压腹部可以缓解，最终诊断为职业性慢性铅中毒。

【问题】

1. 职业性慢性铅中毒临床表现有哪些？
2. 如何预防职业性铅中毒？

一、基本概念

毒物是指在一定条件下，以较小剂量作用于人体就能引起人体生理功能改变或器质性损害，甚至可能危及生命的外源化学物质。生产性毒物指的是在生产过程中产生并于工作环境中存在的毒物，相应地，劳动者在生产过程中接触过量的生产性毒物导致的中毒称为职业中毒。

职业中毒临床类型包括以下3种。

1. 急性中毒 短时间内大量毒物进入人体而引起的中毒。

2. 慢性中毒 少量毒物长期进入人体而引起的中毒。

3. 亚急性中毒 介于急性和慢性中毒之间，较大剂量毒物于较短期间内反复进入人体而引起的中毒。

二、生产性毒物的来源和存在形态

生产性毒物的产生途径较多，主要为生产过程中存在的原辅材料、产品、中间产品、副产品和废弃物，也可以是加热过程中产生的分解产物或生产工艺过程中的反应产物。

生产性毒物在生产过程中主要以固体、液体、气体或气溶胶的形式存在并污染工作场所的空气。气体主要是常温、常压下呈气态的物质，如一氧化碳、二氧化硫、氨气、硫化氢等；生产过程中有许多毒物本身是以液态的形式存在，因其沸点低，使其在常温下可以形成蒸汽，如有机溶剂苯的挥发，还有一些固体物质，在一定条件下可以转变为气态物质，如干冰、萘的升华等。气溶胶是由固体或液体微粒悬浮在气体介质中形成的胶体分散体系，常见的气溶胶有雾、烟、粉尘三种形式；雾是指悬浮于空气中的液体微粒，如喷漆岗位的漆雾、电镀岗位的铬酸雾、酸洗岗位的硫酸雾等；烟是悬浮于空气中且直径小于0.1μm的固体微粒，如熔铅作业产生的铅烟，焊接作业产生的电焊烟尘等；粉尘是能够以较长时间悬浮于空气中的固体微粒，其直径一般为0.1～10.0μm，生产过程中的许多环节都可以产生粉尘，如固体物质的粉碎、机械加工、筛选等环节以及粉状物料的投放、混合搅拌、过筛、包装等环节。

三、毒物进入人体的途径

在生产过程中，毒物主要经呼吸道进入机体，其次为经皮吸收，由消化道吸收毒物的情况极为少见。

1. 呼吸道 呼吸道是毒物进入人体最主要的途径。气体、气溶胶等形态的毒物均可由呼吸道进入人体，毒物进入人体后最终到达支气管和肺泡。毒物进入肺泡后通过肺泡壁进入血液循环，然后毒物又随肺循环流回心脏，不经过肝解毒而直接进入体循环而分布至全身。毒物经呼吸道吸收的速度与毒物浓度、粉尘类毒物粒径大小、毒物在体液中的溶解度相关，毒物浓度越高、粉尘毒物粒径越小、溶解度越大，吸收速度越快。

2. 皮肤 有些毒物可以透过无损的皮肤进入人体。毒物相继通过皮肤的表皮、真皮进入血液循环。脂溶性毒物经皮吸收后，需要其具有水溶性才能进一步的扩散和吸收，兼有脂溶性和水溶性的毒物易被皮肤吸收，如苯胺；仅具有脂溶性而水溶性极微的毒物经皮肤吸收的量较少，如苯；当皮肤有病损时，可促进毒物的吸收。影响毒物经皮吸收的因素包括毒物的理化特性、毒物浓度、与皮肤接触的部位和面积、环境条件等。

3. 消化道　生产活动中经消化道吸收而引起职业中毒的情况比较少见，往往由于手被毒物污染后，毒物通过进食、饮水、吸烟等行为进入消化道。毒物进入消化道后主要在小肠进行吸收，脂溶性毒物吸收速度会更快。大多数毒物经肠道吸收后进入血液循环，然后经过肝进行解毒，有一部分随胆汁分泌进入肠道，最后随排泄物排出体外。

四、毒物的代谢

毒物代谢是指毒物进入机体后，随血液分布到全身各组织器官，然后经体内各种酶的作用下，发生氧化、还原、水解、结合等生物转化反应生成代谢产物，再经过尿和胆汁等多种途径将代谢产物排出体外。然而有些毒物可不经过生物转化过程而是以原形直接排出体外，大多数毒物经过体内的一系列代谢过程，其毒性都会降低或消失，少数毒物的毒性反而会增强。

1. 分布　毒物进入人体后会随血液循环分布到全身。大部分毒物在体内的分布是不均匀的，组织器官的血流量以及其对毒物的亲和力是影响分布的主要因素。最初毒物分布于血流量丰富和毒物易透过细胞膜的组织器官，随时间的推移，分布受到毒物经膜扩散速率及其与组织器官亲和力的影响，发生再分布，分布于血液循环差的部位。毒物在体内往往会相对集中且毒作用于某些组织和器官，这些组织器官称为毒物靶组织或靶器官；经过分布后的毒物可以较高浓度富集于某些组织器官，这些组织器官称为储存库。

2. 生物转化　大部分毒物进入机体后在各种酶的作用下发生生物转化反应，生物转化包括氧化、还原、水解和结合四种反应。大多数毒物的生物转化是一种解毒的过程，主要是使毒物的化学结构发生改变，一方面毒物由亲脂性变成更具极性、水溶性的物质并通过尿、胆汁排出，另一方面减弱毒物透过细胞膜的能力和组织的亲和力使其毒性效应消除或降低。

3. 排出　毒物可以原形从体内排出，也可以由代谢物排出体外。毒物的毒效应往往和它的排出速率有很大关系，排出速度慢，在体内滞留时间长，其潜在的危害相对较大。毒物从体内排出的途径主要有以下几种。

（1）肾：是毒物最主要和最重要的排出器官，大部分毒物经肾排出。影响肾排出毒物的因素：①肾小球滤过率、肾小管分泌及肾对排出物的重吸收。②毒物或其代谢物的分子量、极性、脂溶性和离子化程度。尿中毒物或代谢物往往是毒物中毒的指示，尿中毒物的浓度与其在血液中的浓度密切相关，因此，通过测定尿中毒物或其代谢物浓度水平可间接衡量毒物在体内的负荷情况，对于毒物中毒的诊断起到一定辅助作用。

（2）呼吸道：挥发毒物如乙醚、乙醇以及 H_2S 气体等可以原形经呼吸道排出。

（3）消化道：肝是毒物的重要排泄器官，毒物可经肝及胆道排出；有些毒物经胆汁排入肠道后可通过肠壁重吸收，经门静脉返回肝形成肝肠循环。

（4）其他途径：毒物可通过人体的各种分泌腺进行排泄，如汞可经唾液腺排出，铅、锰可通过乳腺经乳汁排出；有些毒物还可通过胎盘屏障进入胎儿，如铅、汞等；有些毒物可富集于指甲和头发等部位，如砷、铅等。

4. 蓄积　有些毒物或代谢物在机体持续接触的情况下，在某些器官或组织中会逐渐增多，这种现象称为毒物蓄积。毒物蓄积包括物质蓄积和功能蓄积两种。贮存在某些组织或器官中毒物的量逐渐增多的现象称为物质蓄积，蓄积部位则称为贮存库，毒物以原形或其代谢产物的形式存在于贮存库中，当毒物蓄积达到一定量时，才引起中毒。有些毒物用现有检测方法难以检测出其在体内的存在形式，却出现慢性中毒症状，可能是因为每次接触毒物的间隔时间比较短或毒物的后作用时间较长，在前一次毒作用还未完全恢复之前，又再次接触毒物，导致毒作用逐渐累积继而发生慢性中毒，此现象称为功能蓄积。

五、影响毒物对机体毒作用的因素

1. 化学结构和理化特性

（1）化学结构：毒物的化学结构是决定其毒性的重要物质基础。取代基的不同会对毒物的毒性产生影响，如苯的主要毒作用表现为急性中枢麻醉和慢性造血功能损害，当苯环上的氢原子被氨基（—NH_2）或硝基（—NO_2）取代转化为苯胺或硝基苯时，其毒性主要表现为高铁血红蛋白血症和肝肾损害；卤代烷烃类毒物对肝的毒性可因取代的卤素原子数的增加而使分子极化程度增加，易与酶结合而使其毒性增强；烷、醇、酮等碳氢化合物随碳原子数增加，其毒性增加，但碳原子数达到9个之后，随着碳原子数增加，其毒性反而减弱；异构体和立体构型的不同，毒物的毒性也不同，如带两个基团的苯环，其毒性一般为对位＞邻位＞间位和对称＞非对称；分子不饱和键越多毒性越强。

（2）理化特性：毒物的理化性质影响其进入机体的机会及其在体内的过程，包括溶解度、分散度、挥发性、电离度等。脂/水分配系数越大，脂溶性越高，毒性越大；毒物在水中溶解度越大，其毒性越大。毒物的水溶性影响其毒作用部位，如易溶解于水的氨主要作用于上呼吸道，而不易溶于水的二氧化氮可以到达肺泡引起肺水肿，另外脂溶性毒物易在脂肪蓄积而损害神经系统；毒物颗粒越小，分散度越大，越易进入呼吸道深部，生物活性越强；毒物挥发性越高，越易形成较大的蒸汽压，进而通过呼吸道和皮肤吸收进入机体；毒物的电离度也影响其毒作用，对于弱酸或弱碱性的有机化合物，在体内环境中，非离子型比例越高，电离度越低，越易吸收，毒作用越强。

2. 剂量、浓度和接触时间

毒物的毒性作用与剂量密切相关，工作场所空气中毒物浓度越高、劳动者接触时间越长，进入人体的毒物剂量就越大，发生职业中毒的概率也就越高。因此，降低工作场所毒物浓度，减少接触时间，减少毒物进入人体的剂量是预防职业中毒的重要举措。

3. 联合作用

毒物的联合作用是指两种或两种以上的毒物，同时作用于机体所产生的综合毒性。毒物的联合作用可分为协同、独立、相加和拮抗作用。进行卫生学评价时应关注毒物的协同和相加作用，另外还应关注生产性毒物与生活性毒物的联合作用。

4. 生产环境和劳动强度

生产环境中的温度、湿度会影响毒物对机体的毒作用。高温环境可促进毒物的挥发，增加机体对毒物的吸收速度，如高温能够增加对硫磷经皮肤的吸收；湿度可增加氟化氢的毒性。体力劳动强度增加，伴随机体呼吸和循环的加快，会加速毒物的吸收，另外重体力劳动可导致机体耗氧量增加，使机体对引起缺氧的毒物更加敏感。

5. 个体易感性

毒物对机体的毒作用存在明显的个体差异，接触同一剂量的毒物，不同个体所产生的反应可以差别很大。导致个体差异的原因很多，如年龄、性别、健康状况、生理状况、营养、免疫状态、生活习惯、遗传特征等。肝、肾病患者由于肝肾功能异常导致其更易发生中毒；妇女生理变动期对某些毒物敏感性较高，如在妊娠期，铅、汞等毒物导致胎儿异常发育或早产、流产；免疫功能下降或营养不良的情况可导致个体对毒物的抵抗力下降；吸烟、饮酒等不良生活习惯往往增加毒物的毒性作用；遗传缺陷等遗传因素可导致个体对某些化学毒物更加敏感。

六、职业中毒的诊断

职业中毒的诊断是一项科学性和政策性很强且严谨的工作。职业中毒的诊断不仅要遵从法定职业病的诊断原则，同时应有充足的资料，包括职业史、现场职业卫生调查、临床表现和相关的实验室检查，并排除非职业因素所致的类似疾病进行综合分析，最后由省级卫生行政部门批准的职业病诊断机构作出诊断。职业中毒的诊断所需资料包括以下几个方面。

1. 职业史 详细调查患者的职业史，包括现有单位名称、工种、工龄、接触职业危害因素的种类、生产工艺、作业方式、防护设施和个人防护用品等；同时还需调查患者在其他单位的既往工作经历。

2. 职业卫生现场调查 主要调查患者作业岗位的生产工艺、详细的劳动过程、职业病预防措施，同时须检测车间空气中有害因素的浓度，调查历年职业卫生情况以及同车间同岗位劳动者有无类似的发病情况等。

3. 临床表现 职业毒物种类多，各种毒物的毒性、进入机体的途径、接触情况、靶器官不同，同时由于存在个体易感性，导致职业中毒的临床表现多种多样，出现不同特异性和非特异性的症状和体征。同一毒物可作用于不同的靶器官，不同毒物也可作用于同一靶器官而出现相同或类似的临床表现。多种毒物同时作用于机体产生联合效应时的临床表现更为复杂，可累及全身多个系统，导致多脏器损害。职业中毒的诊断须注意根据临床表现判断是哪一类毒物中毒，临床症状与所接触毒物的毒作用特征是否符合，临床症状出现的时间顺序与接触毒物的关系，另外还要与非职业性疾病进行鉴别诊断。

4. 实验室检查 实验室检查对职业中毒的诊断发挥着重要作用，主要包括接触指标、效应指标和反映致病的指标。接触指标是指生物材料中的毒物或其代谢物，如血铅、尿铅、尿酚等；效应指标是反映毒作用的指标，如有机磷农药中毒时检测血液胆碱酯酶活性、铅中毒时检测 δ-氨基-γ-酮戊酸（δ-ALA）等；反映毒物所致病损的指标，如镉致肾小管损伤可测定尿低分子蛋白等。

七、职业中毒的预防

由于化工用品种类繁多、涉及面广、接触人群庞大，而职业中毒在职业病中占比很大，控制生产性毒物，对于预防职业中毒、保护劳动者的身心健康、维护社会安定团结、促进经济的可持续发展发挥着重要作用。国家相继发布了一系列职业病防治相关的法律、法规、规范和标准，旨在保护劳动者的身体健康，预防、控制和消除职业中毒危害。职业中毒的预防应遵循"三级预防"的原则，从源头消除毒物，降低工作场所毒物浓度，改革生产工艺布局，加强个体防护，有效开展职业卫生服务和职业卫生管理等。

1. 消除有毒物质 生产工艺和原辅料尽量以无毒、低毒代替有毒、高毒，从根本上控制毒物的来源，如不用含有机溶剂的水溶性漆，不用含有氰化物的无氰电镀。

2. 降低有毒物质浓度 对于难以消除的有毒物质，应尽可能采取有效措施来降低工作场所毒物浓度，使其符合国家规定的职业卫生限值。采取的措施主要包括以下几个方面。

（1）通过技术革新实现生产的机械化、密闭化、自动化。有毒物料的加工、储存、运输等过程实现机械化、密闭化、自动化操作；设备以及管线之间的连接处均采取相应的密闭措施，防止毒物跑、冒、滴、漏；设置控制室，避免人与毒物的直接接触。

（2）受生产工艺条件限制，设备无法完全密闭时，通常采取通风排毒方式进行防毒，包括局部排风、局部送风和全面通风，其中局部排风是最常用、效果最好的通风排毒方式。通风排毒可以将作业场所有毒气体及时排出，从而使其浓度符合国家职业卫生限值标准。对于生产过程中排出的有毒气体应净化回收，一方面有效地降低毒物危害，另一方面也起到回收再利用的作用。

3. 改革生产工艺和建筑布局 应同时满足生产以及职业卫生相关要求，应合理布局。有毒作业场所和无毒作业场所应分开布置；高毒作业场所与其他作业场所应采取隔离措施；作业场所与生活场所应分开布置，作业场所禁止住人；有害物质的发生源应布置在下风侧；同一建筑物释放有毒物质的车间应布置在建筑物上层。

4. 加强个体防护 对职业中毒的预防至关重要，也是预防职业中毒危害的最后一道屏障。生产作业时，必须为工人配备合适的防护服和防护用品，如接触强酸、强碱作业必须配备耐酸碱和耐腐蚀的工作服，接触有毒粉尘作业必须配备防尘工作服；有毒有害作业场所还需根据毒物危害情况配备合适的呼吸防护器具，如防尘防毒口罩、防毒面具、空气呼吸器等；个人防护用品使用应加以培训并加强日常维护，确保个人防护用品能够发挥效用；有毒作业场所还应设置洗手、淋浴设施，更衣室和更衣柜等辅助卫生设施，在可能经皮肤黏膜吸收引起急性中毒和发生化学性灼伤的工作场所，需要配备皮肤清洗消毒和冲洗眼的设备。

5. 开展职业卫生服务 用人单位应委托具有职业卫生技术服务资质的机构对作业场所空气中毒物浓度进行定期检测；委托具有职业健康检查资质的机构对接触有毒物质的劳动者开展职业健康监护，严格执行岗前、在岗和离岗体检，以便早期发现职业禁忌证和职业性病损，及时采取措施。

6. 职业卫生管理 用人单位应建立健全职业卫生管理制度并严格落实执行。作为职业病防治的责任主体，用人单位应按照法律法规要求认真开展职业卫生"三同时"工作，确保职业卫生防护设施与项目主体工程同时设计、同时施工、同时验收投产，此外还应开展职业病危害申报工作；加强对生产设备、防护设施的日常维修和管理工作，防止有毒物质跑、冒、滴、漏现象；加强职业卫生管理人员和劳动者的职业卫生培训教育，使劳动者了解有毒有害物质的危害，掌握预防职业中毒的基本知识，增强自我保护意识和自我防护能力，同时严格执行生产工艺和安全操作规程，用人单位和职业卫生管理人员还应做好危害告知以及其他职业病防治工作，建立劳动者和用人单位共同参与职业中毒预防和控制的工作机制。

第二节　金属与类金属中毒

案例导入

【案例】

一例职业性重金属接触引起的中毒事件

李某，24岁，某电器照明公司荧光车间操作工。患者自2022年9月初出现腿酸等症状，10月下旬出现牙龈肿痛、咽喉部异物感，经对症处理稍有缓解。之后渐有全身乏力、失眠、易怒、食欲缺乏和流涎等症状，并伴有多汗，四肢麻木，双手细小震颤。全身出现皮疹，以双手及躯干部多见，常有口腔黏膜破溃，全身游走性肌颤、酸痛。患者发病前无服药史，未接触其他化学品，于2022年12月10日入院。既往身体状况良好，无手术及外伤史。

【问题】

1. 李某可能接触的职业性有害因素是什么？

2. 为明确与职业暴露因素的关系，需进行哪些职业卫生现场调查？

金属和类金属及其合金在工业中广泛应用。从矿石开采、冶炼到加工成金属，都会对车间和工作场所造成污染，危害工人身体健康。因此，应了解有害金属和类金属的理化性质、接触机会、毒性和毒作用机制及其可能引起的中毒。多数金属和类金属均具有靶器官，能够有选择性在某些器官或组织中蓄积和发挥毒效应，从而引起慢性中毒。急性金属中毒多由于吸入高浓度金属烟雾或金属气化物引起。低剂量长期接触引起的慢性毒性作用是金属和类金属中毒的重点。

一、概述

（一）分类

金属按物理性状可分为三类：相对密度＞4.5的金属是重金属（heavy metals），如铅、汞、锰等；相对密度＜4.5的金属是轻金属（light metals），如铝、镁、钠等；在元素周期表中处于金属与非金属之间的过渡带，兼有金属和非金属元素特性的元素是类金属（metalloids），也称半金属，主要包括砷、硼、锗、碲、硒、钋、硅等。

（二）理化特性

金属具有导电性、导热性、硬度大、强度大、密度高、熔点高、良好的金属光泽等物理特性，同时还具有活跃的化学性质，如大多数金属可与氧气、酸溶液、盐溶液等发生化学反应。还有一些金属具有特殊的物理性质，如熔点极高的钨，导电性良好的铜，延展性好的金，延性好的铂，常温下呈液态的汞等。合金相对于金属而言，具有更好的耐腐蚀性、硬度，并且强度更大、熔点更低；金属原子或离子可以与配体结合成配位化合物，与含有两个或多个配体的螯合剂形成环形络合物称为螯合物，这种螯合物是非常牢固的配合物。

知识拓展

我国古代对金属和类金属中毒的记载

明清时期，随着矿冶、纺织、印染等手工业的快速发展，各种职业病逐渐增多，已引起了当时人们的注意。医家们在医疗实践中也逐渐积累了若干职业病知识和防治经验。著名医家薛己在其所著《内科摘要》中就有一例银匠发生职业病的病案记载。一银匠因常接触冶炼物，产生劳倦、寒热及手麻症状。有医生误以为寒毒所致并进行治疗，结果无效。薛己认为发病的原因实际上在于患者所从事的职业，用"补中益气及温和之药煎汤渍手而愈"。这是医籍中关于职业中毒防治的最早记载。

明代医药学家李时珍的《本草纲目》中也有关于铅矿工人中毒的记载。17世纪，宋应星的《天工开物》中有关于砷中毒的记载，"烧砒之人，经两载即改徙，否则须发尽落"。还提到熔焦时"用墙以抵炎热"，反映了当时的一些劳动保护措施。此外，明代医家申斗垣的《外科启玄》、清代医家陈士铎的《外科秘录》，都有关于职业病诊治的记载。

（三）代谢

1. 吸收 金属烟尘主要经过呼吸道进入人体，直径＜5μm的金属烟尘可以穿过肺泡，通过淋巴管进入血液循环；正常皮肤可阻滞金属的吸收，但一些具有脂溶性的有机金属如四乙基铅、有机汞可以通过皮肤进入人体，皮肤破损后更利于毒物的吸收。在生产过程中，金属经消化道吸收极为少见，但可以通过污染的手经进食、吸烟等途径进入消化道。

2. 生物转化 金属在体内不易被破坏，生物转化仅能改变其物理状态或转变成不同的化合物。体内的金属硫蛋白可以和体内大部分金属结合而发挥解毒作用。

3. 分布 金属对体内某些组织器官有特殊的亲和力，这种作用往往和金属的进入途径、溶解度、价态、金属性质及器官条件等有密切关系；组织器官的损伤概率和有毒金属的蓄积量有关系，蓄积量越大，越易损伤；在某些情况下，如体内环境发生改变时，可以使金属从组织器官中释放出来，重新进入血液。

4. 排出　金属及其代谢产物主要经肾和肠道排出，有些金属还可经呼吸道、乳汁、汗腺、唾液排出，有的还可通过胎盘转运给胎儿。

知识拓展

长江鱼体内有毒有害物质调查

有毒有害物质的污染是当今全球面临的重大环境问题之一。2016年1—3月，调查人员在长江沿岸的四座城市：重庆、武汉、马鞍山、南京采集了长江中野生的鲤鱼与鲇鱼，检测了这两种常见的食用鱼体内有毒有害物质的含量。结果显示，长江中野生的鲇鱼和鲤鱼体内都不同程度地累积了有毒有害物质，包括有机化学物质和重金属。其中有机化学物质主要包括全辛烷磺酸（PFOS）、壬基酚（NP）和辛基酚（OP）等，重金属则包括汞（Hg）、铅（Pb）和镉（Cd）等。有机化合物和重金属一旦经由食物链进入人体，将对人体健康构成潜在威胁。

近年来，我国逐步建立了完善的有毒有害物质无害管理体系，不断加大了对化学物质、重金属等环境污染物在工农业生产中应用的管理力度，对污染严重的化学物质禁止或限制使用；全面整治散乱污企业及集群，加快淘汰落后产能；城市污水管网建设快速推进，不断提升污水处理能力；清洁取暖改造减少散煤污染，可再生能源快速发展……我国生态环境质量明显改善，水环境质量发生转折性变化，2022年，全国地表水水质优良断面比例升至87.9%。2022年，全国地级及以上城市空气质量优良天数比例达86.5%，重污染天数比例首次降到1%以内。

（四）致病机制

1. 影响体内酶的活性　体内必需微量金属元素（如铜、铁、锰、锌、钼等）和有毒重金属元素（如汞、铅、镉、银等）对硫都有很强的亲和力，金属离子易与含硫的巯基（−SH）、二硫基（−S−S−）结合，抑制酶的活性，从而导致细胞功能发生障碍。

2. 免疫毒作用　金属可以对免疫系统产生毒作用，能够引起免疫毒作用的金属包括铬及其化合物、镉及其化合物、铍及其化合物、镍及其化合物、五氧化二矾、甲基汞、四乙基铅、砷酸铅等。毒作用机制包括有些金属（如铍）与机体蛋白质结合形成有抗原特性的金属蛋白复合物从而激发变态反应，产生细胞毒作用；有些金属（如汞、镉、镍）能够改变机体的防御免疫反应从而产生免疫抑制作用。

（五）治疗与预防

1. 治疗　金属和类金属中毒患者的治疗主要是根据毒物在体内的代谢特征选择药物治疗。金属毒物主要与体内巯基、二硫基结合形成稳定复合物而发挥毒作用，这是络合剂治疗金属中毒的基础。常用的络合剂有氨羧络合剂和巯基络合剂两种，氨羧络合剂的氨基多羧酸可以与多种金属离子络合成无毒的金属络合物促进金属排出体外，如依地酸二钠钙；巯基络合剂的碳链上的巯基与金属结合，一方面保护机体的巯基酶系统免受金属的抑制作用，另一方面还可恢复被抑制的巯基酶活性，如二巯丙醇、二巯丁二酸钠、二巯基丙磺酸钠等。

2. 预防措施 改革生产工艺和设备，尽量用低毒、无毒的新技术与新工艺代替有毒的旧工艺，生产装置尽量做到自动化、机械化、密闭化；对有毒作业场所采取通风措施；为工人配备合格有效的个人防护用品并加强正确使用的培训工作；做好个人卫生，不在车间内进食、喝水、吸烟，下班后淋浴，并将工作服存放在指定的更衣柜内；定期监测车间空气中的金属或类金属浓度，确保其符合国家职业卫生限值标准；做好上岗前、在岗和离岗时的职业健康检查工作，及早发现职业禁忌证和疑似职业病，以便及时采取措施。

二、铅

（一）理化特性

铅是一种质地柔软、延展性强的蓝灰色金属。原子量207.2，比重11.34，熔点327℃，沸点1620℃。当加热至400～500℃时，可有大量铅蒸气逸出，在空气中氧化成氧化亚铅并凝集为铅烟。随着熔铅温度进一步升高，可以生成氧化铅、三氧化二铅、四氧化三铅。铅的所有氧化物均以粉末状态存在，不溶于水，易溶于硝酸、热浓硫酸、碱液，不溶于稀盐酸。

（二）接触机会

接触产生铅烟、铅尘的行业，如铅矿开采、熔炼，蓄电池生产；印刷行业，如熔铅、浇板；机械制造行业的制铅管、铅丝，制造工业电焊、烤铲、熔割，电缆制造、仪表行业的搪锡等。接触铅化合物的行业，如油漆、颜料、橡胶、塑料、玻璃搪瓷、农药、塑料、景泰蓝、半导体、中药制造业等。

> **知识拓展**
>
> **铅与干腹痛、痛风**
>
> 1767年，英国人贝克在他的《德文郡的地方性腹痛病》论文中，描述了酿酒商在制造苹果酒时，在酒的发酵和蒸馏过程中使用铅制容器，造成食品严重污染，引起成批的饮酒者发生急性铅中毒，具体表现为腹痛、神志不清和麻痹，当时人们称之为"干腹痛"。这就是闻名医学界的英国"干腹痛"事件。
>
> 急性铅中毒也曾发生在古罗马。用铅制器皿蒸煮葡萄糖浆来制作罗马酒是古罗马的制酒方法，生产出的糖浆混合物含铅量非常高。古罗马帝国时代的上层贵族大量饮用这种被铅污染的酒，大多数出现痛风现象。

（三）毒理作用

铅及其化合物进入人体的途径主要为呼吸道，其次是消化道，而完整的皮肤不能吸收，但四乙基铅可通过皮肤和黏膜吸收。铅及其化合物主要以烟尘、粉尘形态进入机体，而且吸收速度比较快，其吸入的量取决于尘粒的大小和溶解性，正常情况下，吸入的铅70%～75%仍随呼气排出，仅30%～50%被人体吸收。消化道摄入途径主要是在作业场所伴随进食、饮水、吸烟等行为进入人体，此途径摄入的铅化合物仅有5%～10%通过胃肠道吸收。

铅被人体吸收后进入血液循环，主要以铅盐和与血浆蛋白结合，起初分布于全身各组织，最后约有95%以难溶的磷酸铅沉积在骨骼系统，仅有5%左右的铅存留于肝、肾、脑、心等器官和血液中。沉积在骨骼内的磷酸铅比较稳定，与血液的铅保持动态平衡，当体内酸碱平衡改变或发生骨骼疾病时，沉积在骨骼内的磷酸铅转变为溶解度显著增加的磷酸氢铅释放入血，从而引起铅中毒急性发作。

铅主要通过肾排出，少部分可经粪便、乳汁、胆汁、唾液、汗腺、头发、指甲等途径排出，另外血铅可通过胎盘进入胎儿体内。

铅可对全身多系统和器官产生毒作用，主要包括血液及造血系统、神经系统、消化系统及泌尿系统，但其毒作用机制尚未完全阐明。铅可影响多种细胞酶类活性使红细胞膜结构发生改变进而引起溶血，铅可致平滑肌、血管痉挛，神经系统损伤等。

1. 卟啉代谢障碍 是铅中毒重要和较早的变化之一。铅可以抑制δ-氨基-γ-酮戊酸脱水酶（ALAD）和血红素合成酶ALAD受到抑制后δ-氨基-γ-酮戊酸（ALA）形成卟啉原受到抑制，导致血中ALA增多，由尿排出的ALA也相应增多；血红素合成酶受到抑制后，体内的镁离子与原卟啉IX络合形成锌原卟啉。

2. 红细胞脆性增加 铅可以抑制红细胞膜上ATP酶的活性，使红细胞内钾离子逸出，导致细胞膜崩溃而溶血；铅与红细胞表面的磷酸盐结合形成难溶的磷酸铅，使红细胞脆性增加，也可引起溶血。

3. 平滑肌痉挛 铅可通过抑制肠壁碱性磷酸酶和ATP酶的活性，使平滑肌痉挛引起腹绞痛；急性铅中毒可直接损害肝细胞，铅可引起肝内小动脉痉挛致局部缺血，引发急性铅中毒性肝病。

4. 神经系统损伤 铅可引起大脑皮质兴奋-抑制功能障碍及外周神经损害。

5. 其他 铅可抑制肌酸磷酸激酶，使肌肉内的肌酸磷酸合成减少，使肌肉的收缩力减弱；铅还可影响肾小管上皮细胞线粒体的功能，抑制ATP酶等的活性，引起肾小管功能障碍甚至损伤。

（四）临床表现

职业活动中，急性铅中毒已较为少见，铅引起的职业中毒主要为慢性中毒，早期症状主要是乏力、胃肠道症状、关节肌肉酸痛等。随着接触增加，病情进一步发展，主要表现为以下几个方面。

1. 神经系统 主要表现为神经衰弱、外周神经炎和中毒性脑病。神经衰弱表现为头昏、头痛、全身乏力、记忆力减退、睡眠障碍、多梦等；铅对外周神经损害可呈感觉型、运动型或混合型，感觉型主要表现为肢端麻木和四肢远端呈手套、袜套样感觉障碍；运动型表现为肌无力、垂腕症和垂足症。中毒性脑病是最严重的铅中毒，主要表现为头痛、高热、恶心、呕吐、烦躁、抽搐、嗜睡、精神障碍、昏迷等症状，铅中毒性脑病在职业性铅中毒中已比较少见。

2. 消化系统 ①铅线：在齿龈与牙齿交界边缘上出现由硫化铅颗粒沉积形成的蓝灰色线，急性铅中毒时较易见到。②消化不良：表现为食欲缺乏、恶心、腹胀、便秘等消化道症状。③腹绞痛：见于中等及较重病例，腹痛发作时弯腰屈膝、烦躁不安、面色发白、出冷汗，疼痛剧烈难忍，按压腹部可减轻疼痛，腹壁可稍紧张，可有轻度压痛，无固定压痛点，肠鸣音可减少。

3. 血液及造血系统 慢性铅中毒患者可引起贫血，多属轻度，一般为低色素性正常细胞型贫血，也可出现点彩红细胞和网织红细胞增多等。

4. 其他 慢性铅中毒主要损伤肾小管，引起肾小管功能障碍等；铅可影响妇女生殖能力，接触大量的铅可导致妇女月经失调、不孕、流产及畸胎等，铅亦可引起男性生殖功能障碍；铅可以经胎盘进入胎儿体内，还可以通过乳汁引起婴儿中毒。

（五）诊断

依据《职业性铅及其无机化合物中毒诊断标准》（GBZ 37—2024）进行诊断。

1. 诊断原则

（1）急性中毒：根据短期内吸入大量铅及其无机化合物的职业病危害接触史，出现以消化系统损害为主，可伴有多器官功能障碍的临床表现，结合辅助检查结果，参考职业卫生调查资料，综合分析，排除其他原因所致的类似疾病后，方可诊断。

（2）慢性中毒：根据密切接触铅及其无机化合物3个月及以上的职业病危害接触史，出现以神经、消化、血液系统损害为主的临床表现，结合辅助检查结果，参考职业卫生调查资料，综合分析，排除其他原因所致的类似疾病后，方可诊断。

2. 诊断分级

（1）急性中毒：短期吸入大量铅及其无机化合物后，出现血铅≥2.9μmol/L（600μg/L），伴恶心、呕吐、腹胀、便秘或腹泻、食欲缺乏、腹绞痛等消化系统症状，可有乏力、头晕、口内有金属味、头痛、血压升高、多汗、少尿、面色苍白等症状，可发生贫血、中毒性肝病、中毒性肾病及急性中毒性脑病。

（2）慢性中毒

1）轻度中毒：血铅≥2.9μmol/L（600μg/L）或尿铅≥0.58μmol/L（120μg/L），并具有下列表现之一者：①红细胞锌原卟啉（ZPP）≥2.91μmol/L（13.0μg/gHb）。②尿δ-氨基-γ-酮戊酸（δ-ALA）≥61.0μmol/L（8000μg/L）。③血红细胞游离原卟啉（EP）≥3.56μmol/L（2000μg/L）。④有腹部隐痛、腹胀、便秘等症状。

2）中度中毒：在轻度中毒的基础上，具有下列一项表现者。①腹绞痛。②贫血。③轻度中毒性周围神经炎。

3）重度中毒：在中度中毒的基础上，具有下列一项表现者。①铅麻痹。②中毒性脑病。

（六）处理原则

1. 中毒者应脱离接触，尽早使用金属络合剂驱铅治疗，辅以对症治疗；如需劳动能力鉴定，按《劳动能力鉴定 职工工伤与职业病致残等级》（GB/T 16180—2014）处理。

2. 驱铅治疗常用依地酸钙钠、二巯丁二酸钠注射及二巯丁二酸胶囊（DMSA）口服。一般3～4天为1个疗程，2个疗程间隔3～4天。剂量及疗程应根据患者具体情况结合药物的品种、剂量而定。轻度铅及其无机化合物中毒治疗建议一般不超过3～5个疗程。有中毒性脑病者不宜使用二巯丁二酸口服，应采用二巯丙醇与依地酸钙钠联合疗法。

（七）预防措施

预防职业性铅中毒主要是降低作业场所空气中的铅浓度和做好个人防护。

1. 降低铅浓度 技术革新，利用无毒的物质代替铅；改善工作条件，降低空气中铅浓度；生产工艺尽量做到机械化、自动化，产生铅尘、铅烟的场所应密闭，并设置通风装置；控制熔铅温度以减少铅烟的产生；铅尘多的工艺可采用湿式作业；定期对作业场所空气中的铅浓度进行检测，使车间空气中铅浓度符合国家职业卫生标准，铅烟≤0.03mg/m³，铅尘≤0.05mg/m³。

2. 加强个人防护和卫生操作管理 劳动者作业时穿工作服，戴防铅尘、防铅烟口罩；制定卫生管理制度并严格落实，禁止在车间内进食、吸烟，饭前洗手，下班后淋浴，车间内实施湿式清扫措施；定期监测车间空气中的铅浓度；生产设备定期检修，职业病防护设施定期检查、维护、保养；加强职业健康监护，及时发现职业禁忌证（包括卟啉病、中度贫血、多发性周围神经病、中枢神经系统器质性疾病、精神障碍性疾病）和疑似职业病，及时采取措施；妊娠及哺乳期女工应暂时调离铅作业岗位。

三、汞

（一）理化特性

汞是常温下呈液态的银白色金属，又称水银，原子量200.59，相对密度13.55，熔点-38.9℃，沸点356.9℃，常温下挥发为蒸气，蒸气比重6.9。汞表面张力大，落于地面后可形成很多小汞珠，且易被泥土、地面缝隙、衣物等吸附。汞不溶于水、盐酸、稀硫酸，溶于浓硝酸，易溶于王水及浓硫酸。汞能溶解金、银、锡等金属形成汞合金（汞齐）。

（二）接触机会

汞矿的开采与冶炼；汞齐法提取金银等贵重金属或用汞齐镀金银等；从事电器行业、仪表工业，如石英灯、荧光灯、整流器、电子管、振荡器、汞电池、温度计、血压计、气压表、极谱仪等的生产；化工生产烧碱和氯气常用汞作阴极电解食盐，有机合成工业常用汞作为催化剂；以汞为原料生产医药、农药、试剂等；用汞制造雷汞、用锡汞齐制镜、用银汞合金补牙等。

（三）毒理作用

金属汞以蒸气形式由呼吸道进入人体，完整皮肤吸收很少，但皮肤破损及溃烂时吸收较多，消化道基本不吸收。汞蒸气经肺泡进入血液，然后到达全身各器官，以肾中含量最高；汞可通过血脑屏障进入脑组织；另外还可以可通过胎盘进入胎儿体内；汞最终通过尿液、粪便、胆汁、乳汁、汗液、唾液等排出。

汞易与蛋白质及酶系统中的巯基结合，损害各种酶的功能或使其失去活性。汞与酶的氨基、羧基、羟基、磷酰基等结合而影响其活性；汞可与器官组织蛋白结合为汞蛋白使细胞发生变性甚至坏死；汞可激活钙离子介导的磷脂水解反应，生成血栓、花生四烯酸、氧自由基等引起组织损害；汞可引起免疫功能紊乱，产生自身抗体，导致肾病综合征；汞具有免疫致病性，可直接引起肾小球免疫损伤，还可抑制T淋巴细胞，妨碍免疫调节机制；汞可引起卵巢激素分泌减少，致月经紊乱和妊娠异常。

（四）临床表现

职业性汞中毒主要为中枢神经系统损害、口腔病变，同时可引起呼吸道、胃肠道、肾等全身性损害。

1. 急性中毒 由短期吸入高浓度汞蒸气引起，表现为头痛、头晕、乏力、发热、睡眠障碍、易激惹、手指震颤等全身症状；呼吸道刺激症状表现为咳嗽、咳痰、胸闷、胸痛等，严重时可发生化学性肺炎；口腔炎比较明显，可有食欲缺乏、恶心、腹痛、腹泻等症状；有些患者皮肤会出现红色斑丘疹，以及肾损害。

2. 慢性中毒 长期接触低浓度汞蒸气可引起慢性汞中毒，早期出现头痛、头晕、乏力、记忆力衰退等神经衰弱症状。病情进一步发展出现易兴奋症、意向性震颤、口腔牙龈炎等典型症状。

（1）易兴奋症：是神经毒性早期症状，进一步发展，表现为失眠、嗜睡、性情抑郁孤僻而又急躁、易紧张、激动与发怒而不能自控，性格与情绪有明显变化。

（2）震颤：开始时为手指、眼睑、舌尖等细小震颤，进一步发展为前臂、上臂粗大震颤。震颤特点为意向性，即震颤开始于动作时，在动作过程中加重，动作完成后震颤停止。

（3）口腔牙龈炎：表现为黏膜充血、牙龈肿胀、出血、溃疡、牙齿松动和脱落等，少数患者在龈缘处可出现蓝色"汞线"。

（4）肾损害：汞主要损害肾近曲小管。

（5）其他：汞是全身性毒物，除上述病变外，还能导致生殖功能异常、皮炎、免疫功能障碍等。

（五）诊断

依据《职业性汞中毒诊断标准》（GBZ 89—2024）进行诊断。

1. 诊断原则

（1）急性中毒：根据短期内吸入大量汞蒸气的职业病危害接触史，出现以呼吸系统、口腔及消化系统、肾损害为主的临床表现，结合辅助检查结果，参考职业卫生调查资料，综合分析，排除其他原因所致类似疾病后，方可诊断。

（2）慢性中毒：根据密切接触金属汞6个月及以上的职业病危害接触史，出现以口腔、神经系统和肾损害为主的临床表现，结合辅助检查结果，参考职业卫生调查资料，综合分析，排除其他原因所致类似疾病后，方可诊断。

2. 诊断分级

（1）急性中毒

1）轻度中毒：短期吸入大量汞蒸气后，可出现发热、寒颤、头痛、胸痛、咳嗽、全身乏力等症状，尿汞可增高，并具有下列表现之一者。①口腔－牙龈炎和/及胃肠炎。②急性气管－支气管炎。③急性轻度中毒性肾病。

2）中度中毒：在轻度中毒基础上，具有下列表现之一者。①急性支气管肺炎或间质性肺水肿。②急性中度中毒性肾病。

3）重度中毒：在中度中毒基础上，具有下列表现之一者。①肺泡性肺水肿或急性呼吸窘迫综合征。②急性重度中毒性肾病。③急性中毒性脑病。

（2）慢性中毒

1）轻度中毒：密切接触金属汞6个月及以上，尿汞增高，同时具有下列表现之二者。①神经衰弱综合征。②眼睑、舌或手指细小震颤。③口腔－牙龈炎。④近端肾小管功能障碍，如尿中低分子蛋白含量增高。⑤慢性轻度中毒性周围神经病。

2）中度中毒：在轻度中毒基础上，具有下列表现之一者。①精神病性障碍。②四肢粗大震颤。③慢性肾病2～3期。④慢性中度中毒性周围神经病。

3）重度中毒：在中度中毒基础上，具有下列表现之一者。①中毒性脑病。②慢性肾病4～5期。③慢性重度中毒性周围神经病。

（六）处理原则

迅速脱离现场，脱去污染衣服，静卧，保暖（急性中毒）；用二巯丙磺钠、二巯丁二钠或二巯基丁二酸驱汞治疗；如需劳动能力鉴定，按《劳动能力鉴定　职工工伤与职业病致残等级》（GB/T 16180—2014）处理。

（七）预防措施

1. 工艺革新，以无毒或低毒原料替代金汞原料。

2. 生产工艺尽量机械化、自动化、密闭化、车间通风出口应设设置汞吸附净化设施。

3. 车间四周墙壁、地面、天花板、操作台应使用光滑且不易吸附汞的材料。地面低处设置储水的汞回收槽并定期收集回收槽中的汞。

4. 加强个人防护和卫生操作管理，汞作业者应穿工作服、戴防毒口罩，工作服定期更换，清除表面的汞，禁止把工作服带出车间；禁止在作业场所进食、喝水、吸烟，下班、饭前要洗手。

5. 定期对员工进行职业健康检查，发现职业禁忌证或疑似职业病，应及时处理；岗前体检，重点筛查职业禁忌证（中枢神经系统器质性疾病、精神障碍性疾病、慢性肾疾病等）。

6. 定期检测车间空气中的汞浓度，确保符合国家职业卫生标准。

四、镉

（一）理化特性

镉（cadmium，Cd）是一种富有延展性、质软、略带淡蓝光泽的银白色金属，原子量112.41，熔点320.9℃，沸点765℃，固体密度8.64。金属镉在潮湿空气中缓慢氧化失去金属光泽，加热表面会形成氧化物层，进一步加热至沸点以上产生氧化镉烟雾。镉溶于酸，不溶于碱；高温时镉与卤素反应生成卤化镉；镉与硫化合生成硫化镉，又名镉黄，为黄色结晶粉末，几乎不溶于水。

（二）接触机会

工业上镉主要用于制造合金及焊条、电镀、制备镍－镉或锂－镉电池，镉化合物广泛用于制作镉黄颜料、塑料稳定剂、杀虫剂、荧光粉等；核反应堆的镉棒或将镉涂在石墨棒上作中子吸收剂；镉冶炼、应用镉及化合物生产行业均有职业接触。

（三）毒理作用

镉主要以粉尘、烟、雾、蒸气的形态由呼吸道进入人体，也可从消化道摄入镉盐。吸收后的镉90%～95%进入红细胞内，一部分与血红蛋白结合，另一部分与金属硫蛋白结合随血液分布全身，以金属硫蛋白的形式蓄积于肾、肝；主要由肠道和肾缓慢排出。

镉化物都有毒性。金属镉微毒，硫化镉、硒磺酸镉具有低毒性，氧化镉、氯化镉、硫酸镉、硝酸镉等属中等毒性。进入体内的镉可损害血管，急性期导致组织缺血，可引起多系统损害；镉与氨基、羧基，特别是与含巯基的蛋白质分子结合，从而抑制多种酶的活性；镉还可干扰铜、锌等微量元素的代谢，阻碍肠道吸收铁，并能抑制血红蛋白的合成；镉能抑制肺泡巨噬细胞的氧化磷酰化的代谢过程，从而引起肺、肾、肝损害。

（四）临床表现

1. **急性中毒** 吸入高浓度镉烟立即可出现眼、咽部刺激症状，口腔有金属味。一般经数小时至24小时的潜伏期，可出现咽痛、咳嗽、胸部紧束感伴疼痛、逐渐加重的呼吸困难，以及乏力、头痛、寒战、发热、肌肉关节酸痛等症状。严重者可发生急性化学性支气管肺炎并伴肺水肿。

2. **慢性中毒** 低浓度长期接触可发生慢性中毒。肾是镉中毒常见靶器官，可引起肾小管损伤，导致肾功能障碍，肾损害主要表现为蛋白尿、肾功能不全、肾小管功能障碍；镉可引起肺部改变，表现为肺气肿、慢性阻塞性肺部疾患和肺纤维化等，但一般较轻；慢性镉中毒晚期会出现骨骼损害，表现为背部和四肢疼痛、走路困难、骨骼用力压迫后出现疼痛感，可出现骨质疏松、骨软化、自发性骨折。

（五）诊断

依据《职业性镉中毒诊断标准》（GBZ 17—2015）进行诊断。

1. **急性镉中毒** 根据短期内吸入高浓度氧化镉烟尘的职业接触史，出现以呼吸系统损害为主的临床表现，参照实验室检测结果，结合现场职业卫生学调查，进行综合分析，排除其他类似疾病后，方可诊断。

（1）轻度中毒：短期内吸入高浓度氧化镉烟尘，在数小时后出现咳嗽、咳痰、胸闷、乏力等症状，两肺呼吸音粗糙，可伴有散在的干、湿啰音，胸部X线检查表现为肺纹理增多、增粗、延伸或边缘模糊，符合急性气管－支气管炎表现。

（2）中度中毒：在轻度中毒的基础上，出现下列表现之一者：①急性肺炎。②急性间质性肺水肿。

（3）重度中毒：吸入高浓度氧化镉烟尘后，出现下列表现之一者：①急性肺泡性肺水肿。②急性呼吸窘迫综合征。

2. 慢性镉中毒 根据1年以上接触镉及其化合物的职业史，出现以尿镉增高和肾损害为主的临床表现，参照实验室检测结果，结合现场职业卫生学调查，进行综合分析，排除其他原因引起的肾损害后，方可诊断。

（1）轻度中毒：1年以上密切接触镉及其化合物的职业史，尿镉连续两次测定值高于5μmol/mol肌酐（5μg/g肌酐），可伴有头晕、乏力、腰背及肢体痛、嗅觉障碍等症状，实验室检查具备下列条件之一者：①尿β_2-微球蛋白含量在9.6μmol/mol肌酐（1000μg/g肌酐）以上。②尿视黄醇结合蛋白含量在5.1μmol/mol肌酐（1000μg/g肌酐）以上。

（2）重度中毒：在慢性轻度中毒的基础上，出现慢性肾功能不全，可伴有骨质疏松症或骨质软化症。

（六）处理原则

1. 急性中毒 对于急性中毒应迅速脱离现场，保持安静，卧床休息，至少观察24小时。重症者为预防肺水肿，宜早期、足量、短程应用糖皮质激素。

2. 慢性中毒 对于慢性中毒，无特殊解毒药，根据肾损害情况给予相应处理。

（七）预防措施

1. 改善生产环境，生产过程应尽量密闭化。

2. 在焊接与切割含镉金属和产生氧化镉烟的作业场所设置排风设施并加强通风，工人作业时戴防毒面具。

3. 严禁在车间内吃饭、抽烟、饮水，下班后应换工作服、洗手。

4. 做好工人的在岗体检工作，特别要监测尿蛋白，防止肾损害，发现职业禁忌证和疑似职业病，及时采取措施。

5. 开展岗前体检，筛查职业禁忌证，包括慢性肾疾病、骨质疏松症等。

第三节 刺激性气体中毒

案例导入

【案例】

一例生产事故引起的氯气中毒事件

上海某化工厂生产漂白粉精工段操作工朱某在加入漂白粉液时，事先未放置冷水，又未检查阀门开关，等发现4号氯气桶飘出强烈刺激的氯气气味时，桶内浆液已经外溢，通氯量已超过生产工艺用量。朱某赶紧用水洗，大约冲洗了5分钟，在冲洗过程中，含有浆液的污水溅在他的鞋套内，现场环境的严重污染和氯气的大量逸散，使朱某发生了中毒。

【问题】

氯气中毒的危害有哪些？

一、概述

刺激性气体（irritative gas）是对眼、呼吸道黏膜和皮肤具有刺激作用的一类气态物质的统称，多具有腐蚀性。刺激性气体是工业生产中最常见的有害气体，包括常态下的气体以及可以通过蒸发、升华或挥发后形成蒸汽或气体的液体或固体。生产过程中，常因操作不当或设备、管道被腐蚀发生跑、冒、滴、漏，致气体大量外逸造成急性事故，多表现为急性炎症、肺水肿等，严重的可致急性呼吸衰竭而导致死亡。常见的刺激性气体有氨气、氯气、光气、氮氧化物、二氧化硫等。

（一）种类

刺激性气体种类较多，按其化学结构可分为以下几种。

1. 酸及成酸化合物　无机酸，如硫酸、硝酸、盐酸、铬酸；有机酸，如甲酸、乙二酸、丙酸、丙烯酸；成酸的氧化物，如三氧化硫、二氧化硫、二氧化氮、一氧化氮；成酸的氢化物，如氯化氢、氟化氢、溴化氢等。

2. 氨（胺）类化合物　氨、甲胺、乙胺、乙二胺等。

3. 卤族元素及卤族化合物　氟、氯、溴、碘；无机氯化物，如光气、三氯化磷；有机氟化物，如八氟异丁烯、二氟一氯甲烷裂解气、聚四氟乙烯热裂解气等。

4. 金属及类金属化合物　羰基镍、五氧化二钒、氧化镉等。

5. 醛、酯、醚、酮等　甲醛、乙醛、丙烯醛，硫酸二甲酯，氯甲醚等。

6. 其他　强氧化剂，如臭氧；军事毒气，如芥子气、路易氏气、沙林毒气等。

（二）毒作用的特点

刺激性气体的毒性主要在于它们可在黏膜表面形成具有强烈腐蚀作用的物质，如成酸化合物、卤族元素及卤族化合物、醛、酯等溶解成为酸，酸可从细胞和组织中吸出水分，使蛋白质凝固，继而引起细胞坏死；氨（胺）类化合物溶解成为碱，碱可从细胞和组织中吸出水分并发生皂化反应，引起细胞溶解性坏死；氧化剂可引起细胞膜过氧化损伤。

刺激性气体的损伤程度主要取决于其种类、浓度、吸收速度和暴露持续时间，一般以局部损伤为主，其共同特征是引起呼吸道黏膜、眼及皮肤不同程度的炎性反应，而在过强的刺激作用下可引起全身反应。病变的部位与刺激性气体的水溶性有关，水溶性高的毒物，如氨气、氯化氢等主要作用于眼和上呼吸道，立即引起眼和上呼吸道的刺激症状，严重者可导致化学性炎症、水肿、充血、出血，甚至黏膜坏死；中等水溶性的毒物，如二氧化硫、氯气等，其病变部位与浓度有关，低浓度时仅侵犯眼睛和上呼吸道，而高浓度时可侵犯全呼吸道；水溶性低的毒物，如氮氧化物、光气，因其溶解度小，对上呼吸道刺激作用弱，吸入气体的量相对大，易到达呼吸道深部，可引起中毒性肺炎和肺水肿。

液态的刺激性气体直接接触皮肤黏膜可引起皮肤灼伤，溅入眼内可引起眼角膜损伤。

（三）临床表现

1. 急性刺激作用　短时间内吸入高浓度刺激性气体或接触水溶性大的刺激性气体引起的局部急性炎性反应。①眼灼伤：出现眼痛、流泪、畏光、视物模糊等急性结膜炎、角膜炎疾状，严重可致角膜腐蚀脱落。②皮肤灼伤：皮肤红斑、肿痛、水疱，严重者痛觉减退或消失，局部质地改变、炭化、坏死。③化学性气管炎、支气管炎及肺炎：吸入后出现胸闷、胸痛，咽鼻干燥，咽喉部烧灼样疼痛，剧烈咳嗽、咳白痰，声音嘶哑，严重者可致喉痉挛或水肿，表现为呼吸困难和喉鸣，听诊两肺散在干、湿啰音。

2. 中毒性肺水肿　吸入高浓度刺激性气体后，作用于肺泡和肺毛细血管而使其通透性增加，或通过神经作用使肺腺体分泌增加，继而引起肺间质及肺泡腔聚集液体过多所致，最终可引起急性呼吸衰竭。刺激性气体引起的中毒性肺水肿发生的影响因素包括刺激性气体的理化性质、浓度、暴露时间、水溶性及机体的应激状态。常见的能够引起中毒性肺水肿的毒物包括氯气、光气、二氧化氮、氨气等刺激性气体和硫酸二甲酯、羰基镍、氯化苦、丙烯醛、溴甲烷等能够产生刺激性的液体化学物。

中毒性肺水肿临床上分为四期。①刺激期：吸入刺激性气体后表现为气管－支气管黏膜急性炎症，出现咳嗽、头晕、胸闷、恶心等不同程度呼吸道及全身症状，刺激期症状较轻或不明显。②潜伏期（假愈期）：刺激期后，自觉症状减轻或消失，病情相对稳定。但潜在的肺部病理变化仍在发展，属于假愈期。胸部X线可见肺纹理增多、模糊不清。潜伏期多数为2～12小时，少数可长达24～48小时，也可短至0.5～2.0小时，潜伏期对于防止或减轻肺水肿以及病情转归方面起着重要作用。③肺水肿期：潜伏期后，症状突然加重，出现剧烈咳嗽、气急、烦躁、大汗、发绀，咳大量粉红色泡沫样痰。两肺可闻及弥漫性湿啰音，血压降低，体温升高。实验室检查白细胞计数增多，动脉血气分析氧分压降低。此期病情在24小时内变化最剧烈，若控制不当，可能进入成人急性呼吸窘迫综合征（ARDS）期。④恢复期：经过合理治疗，肺水肿如果没有严重并发症，可在2～3天内得到控制，病症体征3～5天逐渐消失，7～15天恢复，肺功能基本正常，多数不留后遗症。

3. 急性呼吸窘迫综合征　短时间内由刺激性气体中毒、严重感染、创伤、休克等肺内外致病因素导致，临床表现为急性呼吸窘迫、顽固性低氧血症、呼吸衰竭。刺激性气体中毒是导致ARDS重要病因之一。

4. 化学源性猝死　指在职业活动中，由于职业性化学物质的毒作用，或进入化学物所造成的缺氧环境，或在急性化学物中毒病程中或者病情已基本稳定后，突然发生的心搏和呼吸骤停。刺激性气体在极高浓度下，可引起接触者反射性的心搏骤停；在急性中毒病程中或恢复期，迟发性毒作用亦可引发意料不到的心搏骤停。

5. 职业性急性化学物中毒后遗症　指职业性急性中、重度化学物中毒病例，自急性中毒发生一年后，由中毒导致的、应用现有医疗手段不能完全治愈的、经客观医学检查显示有靶器官（系统）器质性的损害。主要分为神经系统和呼吸系统后遗症。

（1）中枢神经系统：①植物状态。患者可以睁眼，但无意识，表现不语、不动、不主动进食或大小便，呼之不应，推之不动，并有肌张力增高。②继发性癫痫。继发于急性中毒性脑病所致的癫痫。表现为以反复发作性抽搐或以感觉、行为、意识等发作性障碍为特征的临床症候群。③痴呆。中毒后持续性的智力障碍综合征，以缓慢出现的智力减退为主要临床特征，包括记忆、思维、理解、判断、计算等功能的减退和不同程度的人格改变，一般没有意识障碍。④单纯的中毒性脊髓病。较少见，脊髓侧索受损可表现为双下肢出现锥体束征、痉挛性轻截瘫、尿潴留或失禁。

（2）周围神经系统：①多发性周围神经病。症状表现为感觉障碍和/或运动障碍。②视神经萎缩。表现为视神经纤维的变性和消失，传导功能障碍，出现视野变化，视力减退或丧失。

（3）呼吸系统后遗症：①肺间质性病变伴肺功能异常或低氧血症。②支气管哮喘。继发于急性中、重度化学物中毒所引起的反复发作的喘息、气急、胸闷和咳嗽，以及散在或弥漫性、以呼气相为主的哮鸣音，呼气相延长。③化学性灼伤致气道缩窄。高浓度刺激性气体吸入致呼吸系统损害，重症者出现气管、支气管黏膜坏死，可遗留气管黏膜瘢痕增生，组织增厚，致气道缩窄而发生呼吸困难。

6. 气道阻塞性疾病　长期慢性暴露于刺激性气体可导致气道黏膜的慢性非特异性炎症，主要表现为气道阻塞性疾病，包括哮喘、慢性阻塞性肺疾病。

（1）哮喘：是多种细胞和细胞组分参与的慢性气道疾病，以气道出现慢性炎症反应为主要特征，临床表现为反复发作性的喘息、气急、胸闷或咳嗽等症状，常在夜间和/或清晨发作或加剧。

（2）慢性阻塞性肺病：由慢性炎症引发的小气道狭窄（阻塞性细支气管炎）和肺实质破坏（肺气肿）所致，气流受限呈进行性、不完全可逆发展。患者表现为慢性咳嗽、咳痰、气短或呼吸困难、胸闷、喘息。肺部听诊：双肺可闻及干、湿啰音，肺气肿时呼吸音减低，气道阻塞较明显时可有哮鸣音。X线胸片示双肺纹理增粗、增多、紊乱；肺气肿改变；肺功能出现不可逆的阻塞性通气功能障碍，吸入支气管扩张药后，$FEV_1/FVC < 70\%$。

7. 其他影响 长期接触低浓度刺激性气体，可致慢性支气管炎、结膜炎、鼻炎、咽炎等。有的刺激性气体还具有致敏作用，如甲醛、甲苯二异氰酸酯等。意外吸入汽油等挥发性碳氢化合物后，还可引起化学性吸入性肺炎，可突然出现刺激性咳嗽、咳痰，呼吸困难或呼吸衰竭，或反复出现发热，伴剧烈胸痛。

（四）诊断与鉴别诊断

1.《职业性急性化学物中毒性呼吸系统疾病诊断标准》（GBZ 73—2009）

（1）诊断原则依据：根据短期内接触较大剂量化学物的职业史，出现呼吸系统的临床表现，结合实验室检查和现场职业卫生学调查资料，经综合分析排除其他病因所致类似疾病后，方可诊断。

（2）接触反应：短期内接触较大剂量化学物后出现一过性眼和上呼吸道刺激症状，肺部无阳性体征和胸部X线片无异常，通常经24～72小时医学观察，上述症状消失或明显减轻。

（3）诊断及分级标准

1）轻度：凡具有下列情况之二者。①急性气管-支气管炎。②呈哮喘样发作。③1～2度喉阻塞。

2）中度：凡具有下列情况之一者。①急性支气管肺炎。②急性吸入性肺炎。③急性间质性肺水肿。④3度喉阻塞。

3）重度：凡具有下列情况之一者。①肺泡性肺水肿。②急性呼吸窘迫综合征。③并发严重气胸、纵隔气肿。④4度喉阻塞和/或窒息。⑤猝死。

2.《职业性急性化学物中毒后遗症诊断标准》（GBZ/T 228—2010）

（1）诊断原则：明确诊断为职业性急性中度、重度化学物中毒的病例，自急性中毒发生一年后，客观指标显示仍遗留有由于急性中毒导致的靶器官（系统）器质性的损害，在排除其他原因所致的类似疾病后，方可诊断。

（2）诊断标准：中枢神经系统后遗症，符合下列情况之一者。①植物状态。②继发性癫痫。③脑局灶损害（如表现为皮质性失明、小脑共济失调、帕金森综合征等）。④痴呆。⑤脊髓侧索损害。周围神经系统后遗症，符合下列情况之一者：①多发性周围神经病。②视神经萎缩。呼吸系统后遗症，符合下列情况之一者：①肺间质性病变伴肺功能异常或低氧血症。②支气管哮喘。③化学性灼伤致气道缩窄。

3. 其他 可根据刺激性气体致机体损伤特点，依据《职业性急性化学物中毒的诊断 总则》（GBZ 71—2013）、《职业性化学源性猝死诊断标准》（GBZ 78—2010）等标准进行诊断；或根据刺激性气体种类（如氨、氮氧化物、光气、氯气、一甲胺等），结合具体临床表现、实验室及功能检查及现场职业卫生调查，作出相应诊断。

（五）急救与治疗

刺激性气体急性中毒最严重的危害是引起肺水肿和ARDS，其病情急、变化快，因此积极防治肺水肿是抢救刺激性气体中毒的关键。主要措施包括脱离接触、眼部和皮肤化学物污染冲洗等现场处理以及保持呼吸道通畅和对症治疗措施等。

1. 阻止毒物继续吸收　立即将患者撤离到空气新鲜处，脱去污染衣服，先用布类吸去液体，再用大量清水彻底消洗污染的皮肤。亦可采用中和剂冲洗皮肤和雾化服入，如为酸性气体，可用5%碳酸氢钠溶液；如为碱性气体，可用2%～4%硼酸或醋酸溶液。同时注意保暖、静卧。眼灼伤应立即用大量自来水或生理盐水冲洗，滴抗生素和可的松眼药水，以防睑球粘连。六氟灵、敌腐特灵等商品应急冲洗液的早期应用，亦可取得良好效果。有密切毒物接触史者应严密观察，卧床休息，限制活动，并予以对症处理。

2. 纠正缺氧　应尽早吸氧，可用鼻导管或面罩给氧，必要时可用加压给氧，以增加肺泡压，减少静脉回流量、肺内血容量及毛细血管内液体渗出。保持呼吸道畅通，必要时施行气管插管或切开术。

3. 预防肺水肿　早期应用糖皮质激素能增加机体的应激能力，减轻炎症，缓解气道痉挛，扩张血管，改善血管的通透性，减少细胞渗出，提高细胞对缺氧的耐受力和防止细胞坏死，并能预防肺组织纤维化。激素的使用应遵照早期、足量、短程的原则。

4. 限制静脉补液量　要保持出入量为负平衡（相差500～1000ml）。补液量以不加重肺水肿为原则。合理应用利尿药、脱水剂，减少肺循环血容量。

5. 保持呼吸道通畅，改善和维持通气功能　应用去泡沫剂二甲基硅酮，降低肺内泡沫张力，增加氧的进入量；使用支气管解痉药；根据毒物种类的不同，尽早雾化吸入弱碱或弱酸，以中和毒物。

6. 对症治疗　预防和控制感染，维持水、电解质及酸碱平衡，积极预防并发症，根据病情可采取镇静、解痉、镇咳、定喘等治疗方法。

（六）预防措施

刺激性气体泄漏引发的群体性职业中毒、死亡，是最常见、后果最严重的突发职业病危害事件，预防重点是消除事故隐患，控制事态发展，包括卫生技术措施和卫生管理措施。

1. 卫生技术措施

（1）工程技术措施：优先采用先进的工艺、技术、设备代替落后的工艺、技术、设备，尽量用无毒材料代替有毒材料。生产布局合理，将有害与无害作业分开。采取通风、除尘、排毒，以及隔声、减振、降温、屏蔽等职业病防护设施或措施，配置必要的更衣间、洗浴间、孕妇休息间等卫生设施。对可能发生急性职业损伤的有毒、有害工作场所，设置报警装置，配置现场急救用品、冲洗设备、应急撤离通道和必要的泄险区。

（2）个体防护技术措施：个人防护用品的配置应与刺激性气体的暴露水平、接触方式等相适应。日常个人防护用品为正常生产状态下使用或可能使用的防腐蚀劳动保护用品，包括工作服、防毒口（面）罩、防目镜等；应急个人防护用品为事故状态或预防潜在事故发生使用的防护用品，包括防化服、正压供气式呼吸器、长管呼吸器、防毒面罩等。

2. 卫生管理措施

（1）职业安全卫生"三同时"：执行职业卫生法律法规，新、改、扩建项目职业病防护设施与主体工程"同时设计、同时施工、同时投入使用"，开展建设项目职业病危害预评价及控制效果评价。

（2）作业场所职业卫生管理：严格执行安全生产制度及职业安全卫生操作规程，开展职业危害申报，建立职业卫生管理档案。履行职业危害告知义务，设置职业危害公告栏与职业病危害警示标识。开展职业病危害因素日常检测，公布检测结果。建立健全职业病危害事故应急救援预案、定期演练，发生事故时及时报告、规范处置等制度。

（3）从业人员健康管理：开展职业卫生知识培训，规范个人防护用品配置与使用管理。开展上岗前、在岗期间和离岗时的职业健康体检，建立职工健康监护档案。劳动者有权提出职业病诊断、鉴定，用人单位应积极配合，如实提供资料及相关信息。规范处置确诊职业病、疑似职业病、职业禁忌证人员，合理安排调岗或休息，落实工伤保险待遇，安排医疗及康复。

二、氯气

（一）理化特性

氯气（chlorine，Cl_2）为黄绿色、有刺激性气味的气体。分子量70.91，比重2.48，沸点$-34.5\,℃$，在高压下液化为液氯，其密度为1.56g/ml。易溶于水、碱性溶液，还易溶于二硫化碳和四氯化碳等有机溶液。遇水生成次氯酸和盐酸，次氯酸进一步分解为氯化氢和新生态氧。高热条件下与一氧化碳作用可以生成毒性更大的光气。氯气本身不燃，但可助燃，在日光下与易燃气体混合时会发生燃烧爆炸。氯气能与许多化学品如乙炔、松节油、氨、乙醚、氢气、燃料气、烃类、金属粉末等猛烈反应发生爆炸或生成爆炸性物质。氯气几乎对所有金属和非金属都有腐蚀作用。

（二）接触机会

利用氯气制造氯化合物，如四氯化碳、聚氯乙烯、漂白粉、环氧树脂等；氯气作为强氧化剂和漂白剂应用于制药业、造纸业、印染业、皮革业等领域；氯气用于游泳池、自来水等的消毒剂；工业电解食盐产生氯；氯气用于制造农药、消毒剂、漂白剂、溶剂、塑料、合成纤维等；氯气制造、包装、运输以及使用过程中，若设备密闭不良，输送管道破裂、贮氯设施泄漏、阀门故障等，均可引起氯气大量逸散，引发急性中毒事故。

（三）毒理作用

氯气是强烈刺激性气体，主要经呼吸道进入人体，作用于气管、支气管、细支气管及肺泡，损害部位与接触浓度、时间有关。氯气吸入后与呼吸道黏膜的水作用生成次氯酸和盐酸，从而产生损害作用。HCl造成上呼吸道黏膜水肿、充血和坏死，次氯酸属于强氧化剂，破坏细胞膜完整性与通透性，从而引起组织炎性水肿、充血，甚至坏死。由于肺泡壁毛细血管通透性增加，致肺泡壁气-血、气-液屏障破坏，大量浆液渗向肺间质及肺泡，引起肺水肿。次氯酸还可与半胱氨酸的巯基发生反应，抑制多种酶活性。低浓度氯气短期仅对眼及上呼吸道黏膜具有刺激和烧灼作用，但长时间可致呼吸道黏膜进行性坏死，继发细菌感染，影响心肺功能；高浓度接触可侵入呼吸道深部，引起气管炎、支气管炎、化学性肺水肿，并可刺激呼吸道黏膜内的末梢感受器，还可造成局部平滑肌痉挛，加剧通气障碍，导致缺氧；吸入极高浓度极氯气（如$3000mg/m^3$），还可引起迷走神经反射性心搏骤停或喉头痉挛而发生猝死。

（四）临床表现

氯气对人体的作用有急性中毒和慢性影响两种。

1. 急性中毒　常见于突发事故，临床表现有刺激反应、轻度中毒、中度中毒和重度中毒等。

（1）刺激反应：出现一过性眼和呼吸道黏膜刺激症状，表现为畏光、流泪、咽痛、呛咳等，肺部无阳性体征或偶有散在干啰音，胸部X线无异常表现。

（2）轻度中毒：表现为急性气管、支气管炎或支气管周围炎。呛咳逐渐加重可有少量痰、胸闷，两肺有散在干、湿啰音或哮鸣音，胸部X线表现可无异常或可见下肺野有肺纹理增多、增粗、延伸、边缘模糊等。

（3）中度中毒：表现为支气管肺炎、间质性肺水肿或局限性肺泡性水肿，或哮喘样发作。咳嗽加剧，气短、明显胸闷、胸骨后痛，有时咯粉红色泡沫痰或痰中带血，伴头痛、头昏、烦躁、恶心、呕吐、上腹痛等神经系统症状和胃肠道反应。

（4）重度中毒：出现弥漫性肺泡性肺水肿或中央性肺水肿；严重者可出现急性呼吸窘迫综合征（ARDS）；吸入极高浓度氯气还可引起喉头痉挛或水肿，支气管或反射性呼吸中枢抑制而致迅速窒息死亡或心搏骤停；严重者可合并气胸或纵隔气肿等。皮肤及眼接触液氯或高浓度氯气可发生急性皮炎或皮肤及眼的灼伤。并发症主要有肺部感染、心肌损伤、上消化道出血及气胸或纵隔气肿等。

2. 慢性影响　长期接触低浓度氯气可引起上呼吸道、眼结膜及皮肤刺激症状，导致慢性支气管炎、支气管哮喘、肺气肿等慢性非特异性呼吸系统疾病的发病率增高，对深部小气道功能也有一定影响。患者可有乏力、头晕等神经衰弱症状和胃肠功能紊乱，皮肤可发生痤疮样皮疹和疱疹，还可引起牙齿酸蚀症。暴露部位皮肤可发生痤疮样皮疹或疱疹，称氯痤疮。

（五）诊断

依据《职业性急性氯气中毒诊断标准》（GBZ 65—2002）进行诊断。

1. 诊断原则　根据短期内吸入较大量氯气后迅速发病的职业接触史，结合临床症状、体征、胸部X线表现，参考现场劳动卫生学调查结果，综合分析，排除其他原因引起的呼吸系统疾病，方可诊断。

2. 刺激反应　出现一过性眼和上呼吸道黏膜刺激症状，肺部无阳性体征或偶有散在性干啰音，胸部X线无异常表现。

3. 诊断及分级

（1）轻度中毒：临床表现符合急性气管-支气管炎或支气管周围炎症状或体征，如出现呛咳、少量咳痰、胸闷，两肺有散在性干、湿啰音或哮鸣音，胸部X线表现可无异常或可见下肺野有肺纹理增多、增粗、延伸、边缘模糊。

（2）中度中毒：临床表现符合下列诊断之一者。①急性化学性支气管肺炎。如有呛咳、咳痰、气急、胸闷等，可伴有轻度发绀；两肺有干、湿啰音；胸部X线表现常见两肺下部内带沿肺纹理分布呈不规则点状或小斑片状边界模糊、部分密集或相互融合的致密阴影。②局限性肺泡性肺水肿。除上述症状、体征外，胸部X线片显示单个或多个局限性轮廓清楚、密度较高的片状阴影。③间质性肺水肿。如胸闷、气急较明显；肺部呼吸音略减低外，可无明显啰音；胸部X线表现肺纹理增多模糊，肺门阴影增宽境界不清，两肺散在点状阴影和网状阴影，肺野透亮度减低，常可见水平裂增厚，有时可见支气管袖口征及克氏B线。④哮喘样发作。症状以哮喘为主，呼气尤为困难，有发绀、胸闷；两肺弥漫性哮鸣音；胸部X线可无异常发现。

（3）重度中毒：符合下列表现之一者。①弥漫性肺泡性肺水肿或中央性肺水肿。②急性呼吸窘迫综合征。③严重窒息。④出现气胸、纵隔气肿等严重并发症。

（六）处理原则

1. 治疗原则

（1）现场处理：立即脱离接触，保持安静及保暖。出现刺激反应者，严密观察至少12小时，并予以对症处理。吸入量较多者应卧床休息，以免活动后病情加重，应用喷雾剂、吸氧；必要时静脉注射糖皮质激素，有利于控制病情进展。

（2）合理氧疗：可选择适当方法给氧，吸入氧浓度不应超过60%，使动脉血氧分压维持在60～75mmHg。如发生严重肺水肿或急性呼吸窘迫综合征，给予鼻面罩持续正压通气（CPAP）或气管切开呼气末正压通气（PEEP）疗法，呼气末压力宜在5cmH_2O左右。

（3）应用糖皮质激素：应早期、足量、短程使用，并预防发生副作用。

（4）维持呼吸道通畅：可采用雾化吸入疗法应用支气管解痉药和二甲硅油（消泡净）等去泡沫剂；

如有指征应及时施行气管切开术。

（5）预防发生继发性感染。

（6）维持血压稳定，合理掌握输液及应用利尿药，纠正酸碱和电解质紊乱，给予良好的护理及营养支持等。

（7）眼和皮肤损伤：眼有刺激症状时应彻底冲洗，可用弱碱性溶液如2%碳酸氢钠结膜下注射；皮肤灼伤，按酸灼伤常规处理。氯痤疮可用4%碳酸氢钠软膏或地塞米松软膏涂患处。

（8）支持和对症治疗：维持血压稳定，纠正酸碱和电解质紊乱；给予高热量、高蛋白、多维生素、易消化的饮食，提高中毒者的抵抗力等。

2. 治愈标准　由急性中毒所引起的症状、体征、胸部X线异常等基本恢复，患者健康状况达到中毒前水平。中毒患者治愈后，可恢复原工作。中毒后如常有哮喘样发作，应调离刺激性气体作业工作。

（七）预防措施

氯气职业接触限值：最高容许浓度（MAC）1mg/m³。其余同本章第三节"刺激性气体中毒"概述中的预防措施。

第四节　窒息性气体中毒

案例导入

【案例】

一例违规作业引起的煤气中毒事件

2014年5月20日23时，山西某煤气化厂造气车间更换蒸汽缓冲罐过程中，发生了一起煤气中毒事故，事故共造成2人死亡、1人轻微中毒。作业中，一名维修清理人员在未办理受限空间作业证也未采取任何防范措施的情况下违章进入罐内作业，中毒晕倒，随后一名管理人员也未采取任何防范措施进行施救并中毒晕倒，工厂随即组织相关人员将2人施救后送往医院，2人经抢救无效死亡。另有1名救援人员受到轻微中毒伤害，经救治已出院。

【问题】

1. 煤气的主要成分是什么？

2. 煤气中毒的主要表现有哪些？

一、概述

窒息性气体是被机体吸入后，使氧的供给、摄取、运输和利用环节发生障碍，造成全身组织细胞得不到或不能利用氧，导致组织细胞缺氧窒息的一类有害气体。窒息性气体中毒常发生于局限空间作业场所。中毒后可导致机体多个系统受损，神经系统最先受到损害且最为突出。常见的窒息性气体包括一氧化碳、硫化氢、氰化氢和甲烷。

（一）窒息性气体的分类

窒息性气体根据毒作用机制分为两类。

1. 单纯窒息性气体 是指本身无毒、低毒或是惰性气体，由于其存在导致空气中氧含量减少，继而引起机体缺氧窒息的气体。常见的有甲烷、乙烷、丙烷、丁烷、乙炔、二氧化碳、氮气、惰性气体、水蒸气等。

单纯窒息性气体的急性毒性作用与氧分压降低程度成正比，窒息性气体在高浓度的情况下才会发生危险。当空气中氧含量低于16%，可引起机体缺氧、呼吸困难；当氧含量低于6%，可立即引起惊厥、昏迷，甚至死亡。

2. 化学窒息性气体 是指能对人体的组织或血液产生特殊化学作用，使机体运送和利用氧的功能发生障碍，造成全身组织缺氧。主要包括一氧化碳、硫化氢、氰化氢等。化学窒息性气体依据其毒作用机制可分为以下两种。

（1）血液窒息性气体：阻碍血红蛋白（Hb）与氧结合或妨碍Hb向组织释放氧，影响血液氧的运输，造成组织供氧障碍而引起窒息的气体，如一氧化碳等。

（2）细胞窒息性气体：主要是抑制细胞呼吸酶活性，阻碍细胞通过利用氧进行生物氧化过程，最终发生细胞内窒息的气体，如硫化氢、氰化氢等。

（二）致病机制

不同类别的窒息性气体的毒性机制有所不同，但不论是哪种窒息性气体，其最终的致病环节都是引起机体缺氧。正常情况下，氧通过呼吸道到达肺，然后在肺泡内进行血气交换后进入血液，继而与红细胞中的血红蛋白结合成氧合血红蛋白（HbO_2），再经血液循环到达全身各组织器官，与组织中的气体交换进入细胞，最后在细胞内各种呼吸酶的作用下，参与糖、蛋白质、脂肪等营养物质的代谢转化，产生能量，维持机体的生理活动。上述过程中的任何一个环节被窒息性气体阻断，都会引起机体缺氧窒息。

CO通过与氧气竞争结合血红蛋白，生成碳氧血红蛋白，使血红蛋白丧失携氧的能力和作用，造成组织窒息。H_2S进入机体后，一方面与细胞色素氧化酶中的Fe^{3+}结合抑制细胞呼吸酶的活性，影响细胞氧化过程，造成组织缺氧；另一方面H_2S与谷胱甘肽的巯基（-SH）结合，使谷胱甘肽失去活性，加剧组织缺氧；另外，高浓度H_2S强烈刺激神经末梢、颈动脉窦化学感受器，引起呼吸麻痹，甚至猝死。

单纯窒息性气体无明显毒性，由于吸入气中氧的比例和浓度降低导致缺氧性窒息，造成组织细胞缺氧。

（三）临床表现

1. 缺氧 是窒息性气体的共同致病环节和共同表现。但不同种类的窒息性气体，由于其特性和毒作用机制不同，导致其缺氧的临床表现也不尽相同。

2. 脑水肿 窒息性气体中毒最主要的表现是全身缺氧，脑缺氧症状最突出，轻度缺氧时表现为注意力不集中、智力减退、定向力障碍等，随着缺氧程度加重，可出现烦躁不安、头晕、头痛、乏力、耳鸣、呕吐、嗜睡甚至昏迷，随缺氧进一步加重可出现脑水肿。

3. 其他 窒息性气体会损伤呼吸道，导致中毒性肺水肿，引发急性反应性喉痉挛和反应性延髓呼吸中枢麻痹。

（四）急救与治疗

1. 救治原则 窒息性气体中毒相比于刺激性气体中毒情况更为急重，应尽快采取给氧、解毒等治疗措施，及时纠正脑缺氧和积极防治脑水肿。

2. 现场急救 尽快脱离现场，将患者移至空气新鲜处，中断毒物侵入，解除体内毒物毒性；监测生命体征，出现呼吸、心搏骤停应立即给以心肺复苏；肺水肿患者给以短程、足量糖皮质激素。

3. 给氧 是治疗窒息性气体中毒最主要的常规措施之一，早期及时给以较高浓度氧气，可以提高动脉血氧分压，增加组织细胞对氧的摄取，激活细胞呼吸酶活性，减轻或消除缺氧引发的各种损伤。

4. 防治脑水肿 缺氧性脑水肿是窒息性气体中毒的严重后果之一，因此，应尽早采取防治措施防止脑水肿发生或减轻脑水肿的程度。

5. 应用解毒剂

（1）单纯窒息性气体中毒：没有特效解毒剂。

（2）CO中毒：无特效解毒药物，但可给以高浓度氧，可以加速HbCO解离，是有效的解毒措施。

（3）H_2S中毒：一般采用小剂量亚甲蓝。

6. 对症和支持治疗

（1）人工低温冬眠：降温可以减少脑氧消耗，同时降低神经细胞通透性，减轻脑损伤。

（2）应用辅助解毒剂谷胱甘肽以加速对毒物的解毒。

（3）应用二联抗生素预防感染。

（4）缺氧性损伤的细胞干预：应用抗氧化剂（维生素C、维生素E等）抵御清除氧自由基；应用钙通道阻滞药可阻止Ca^{2+}向细胞内转移，并可直接阻断血栓素的损伤作用。

（5）应用神经元保护剂减少CO中毒后迟发性脑病的发生概率。

（6）改善脑组织灌流。

（五）预防措施

1. 定期进行生产设备的检修，防止泄漏。

2. 作业场所设置职业病危害警示标识和气体检测报警仪。

3. 严格执行安全生产操作规程，加强员工上岗前、岗中职业卫生安全教育培训工作。

4. 配备防毒面具并对其进行日常维护和有效性检查。

5. 进入高浓度、危险场所作业或抢救前，应进行有效通风换气，做好个体防护，戴防护面具。高浓度H_2S、HCN环境短期作业，可预防性地口服4-二甲氨基苯酚（4-DMAP）180mg和对氨基苯丙酮（PAPP）90mg。

二、一氧化碳

（一）理化特性

一氧化碳（carbon monoxide，CO）又称煤气，是一种无色、无味、无臭、无刺激性的气体，分子量28.01，熔点-199.1℃，沸点-191.4℃，密度0.97g/L，微溶于水，溶于乙醇、苯等有机溶剂。易燃易爆，在空气中含量达12.5%时可发生爆炸。

（二）接触机会

CO主要见于含碳物质不完全氧化以及以CO为原料的工业生产，如炼焦、窑炉、金属冶炼、火灾现场、光气和合成甲醇制造、煤气发生炉，还有家庭生活用煤的不完全燃烧、煤气灶漏气等。

（三）毒理作用

1. 吸收与排泄 CO经呼吸道吸收进入肺泡，迅速弥散并溶解在血液内，之后随血液循环到全身。

进入血液内的CO，约90%与红细胞内的血红蛋白（Hb）结合形成碳氧血红蛋白，6%～7%的CO进入肌肉组织与肌红蛋白结合形成碳氧肌红蛋白，2%～3%的CO与细胞线粒体的细胞色素氧化酶结合，与此同时，CO从碳氧血红蛋白、碳氧肌红蛋白以及与细胞色素氧化酶的结合物中解离出来，随血液循环到肺，由肺呼出，CO在体内不蓄积，进入机体的CO绝大部分以原形从肺呼出，仅约1%被氧化成CO_2，由肺呼出。

2. 毒作用机制

（1）与Hb结合形成HbCO：是最主要和最重要的中毒机制，CO经肺泡进入血液，与红细胞内的血红蛋白发生紧密而可逆性的结合，生成HbCO，使血红蛋白失去输送氧气的功能；CO与Hb的亲和力比O_2与Hb的亲和力高200～300倍，而HbCO的解离速度比HbO_2慢约3600倍，另外，HbCO还会影响HbO_2而阻碍氧的释放，导致低氧血症和组织缺氧。血液HbCO含量可以反映CO中毒严重程度，而血液HbCO含量往往和空气中CO浓度、接触时间、肺通气量等因素有关。

（2）与肌红蛋白结合形成碳氧肌红蛋白：影响氧从毛细血管向细胞线粒体弥散，造成线粒体功能损害。

（3）其他：CO与线粒体细胞色素氧化酶可逆性结合，阻断电子传递链，影响细胞呼吸和氧化过程。

（四）临床表现

1. 急性中毒 主要表现为缺氧，其严重程度与HbCO的饱和度有关。

（1）轻度中毒：中毒时间短，血液中碳氧血红蛋白高于10%。表现为头晕、头痛、耳鸣、心悸、恶心、呕吐、无力，神志尚清，脱离中毒环境并吸入新鲜空气，症状迅速消失，一般不留后遗症。

（2）中度中毒：中毒时间稍长，血液中碳氧血红蛋白高于30%，除轻度中毒的症状外，可出现虚脱或昏迷。皮肤和黏膜呈樱桃红色。如抢救及时，可迅速清醒，数天内可完全恢复，一般无后遗症状。

（3）重度中毒：发现时间过晚，在短时间内吸入高浓度的CO或吸入CO的量过多，血液碳氧血红蛋白浓度常高于50%，表现为深度昏迷、瞳孔缩小、肌张力增强、频繁抽搐、大小便失禁、休克、肺水肿、严重心肌损害等。一般昏迷时间越长，预后越严重，常有记忆力和理解力减退、痴呆、肢体瘫痪等后遗症。

（4）急性CO中毒迟发脑病：部分急性CO中毒患者于昏迷苏醒后，经2～60天的症状缓解期，又出现迟发性脑病，以意识精神障碍、锥体系或锥体外系损害为主。

2. 慢性中毒 长期接触低浓度CO，可有头痛、头昏、记忆力减退、注意力不集中、心悸的症状。

（五）诊断

依据《职业性急性一氧化碳中毒诊断标准》（GBZ 23—2024）进行诊断。

1. 诊断原则 根据短时间内吸入较高浓度一氧化碳的职业病危害接触史，出现以急性中枢神经系统损害为主的临床表现，结合血中碳氧血红蛋白（Carboxyhemoglobin，HbCO）测定结果，参考职业卫生调查资料，综合分析，排除其他原因所致类似疾病后，方可诊断。

2. 诊断分级

（1）轻度中毒：具有以下表现之一者。①出现剧烈的头痛、头昏、四肢无力、恶心、呕吐。②出现轻度意识障碍。③HbCO浓度高于10%，多数在脱离中毒环境8小时内可以检测到。

（2）中度中毒：在轻度中毒基础上，具有下列表现之一者。①出现中度意识障碍。②HbCO浓度高于30%，多数在脱离中毒环境8小时内可以检测到。

（3）重度中毒：具备下列表现之一者。①重度意识障碍。②患者有意识障碍且并具有下列表现之一者：急性中毒性脑病，病理改变以脑水肿为主；休克或严重的心肌损害；肺水肿；呼吸衰竭；上消化道出血；脑局灶损害如锥体系或锥体外系损害体征。③猝死。④HbCO浓度高于50%，多数在脱离中毒环境8小时内可以检测到。

（4）急性一氧化碳中毒迟发脑病（神经精神后发症）：急性一氧化碳中毒意识障碍恢复后，经2~60天的"假愈期"，又出现下列临床表现之一者。①高级神经功能障碍，如认知障碍或精神、意识障碍，包括行为障碍、谵妄状态或去大脑皮质状态。②锥体外系神经功能障碍，出现帕金森综合征的表现。③锥体系神经功能障碍，如偏瘫、病理反射阳性或小便失禁等。④大脑皮质局灶性功能障碍，如失语、失明、失聪、顶叶综合征（失认、失用、失写或失算）等，或出现继发性癫痫。

（六）处理原则

1. 治疗原则 迅速脱离中毒现场，将患者移至通风处，松开衣领，注意保暖，立即吸氧，密切观察意识状态；中、重度中毒及迟发脑病者可根据患者情况给予个体化的高压氧治疗；迟发脑病者，可给予个体化改善脑微循环、改善认知功能及其他对症支持治疗。

2. 其他处理 轻度中毒患者经治愈后仍可从事原工作；中度中毒患者经治疗恢复后，应暂时脱离一氧化碳作业并定期复查，观察2个月，如无迟发脑病出现，仍可从事原工作；重度中毒及迟发脑病患者一经诊断，即应脱离一氧化碳作业；如需劳动能力鉴定，按照按《劳动能力鉴定 职工工伤与职业病致残等级》（GB/T 16180—2014）处理。

（七）预防措施

1. 加强作业场所空气中CO的监测，设置CO报警仪。

2. 在CO作业场所，设置自然通风、局部通风设施并加强通风。

3. 加强生产设备和管道等的日常检查、维修工作，防止CO泄漏。

4. 加强个人防护，进入危险区域作业时，正确佩戴CO防毒面具和便携式报警仪。

5. 加强职业卫生管理工作，强化职业卫生培训，尤其是CO中毒的预防和救治方面的知识宣传，加强CO中毒应急演练工作，严格落实并执行安全生产操作制度。

6. 遵循职业卫生标准，CO的时间加权平均容许浓度（PC-TWC）为20mg/m³，短时间接触容许浓度（PC-STEL）为30mg/m³。

三、硫化氢

（一）理化特性

硫化氢（hydrogen sulfide，H_2S）是一种易燃、无色并具有腐败臭鸡蛋气味的酸性气体，分子量34.08，熔点-85.5℃，沸点-60.4℃。相对蒸汽密度（空气＝1）为1.19，易积聚在低洼处。H_2S易溶于水生成H_2S，也易溶于醇类、汽油、煤油和原油等。呈酸性反应，能与大部分金属反应形成黑色硫酸盐。硫化氢为易燃危化品，与空气混合能形成爆炸性混合物，遇明火、高热能引起燃烧爆炸。

（二）接触机会

石油和天然气开采，皮革、造纸、化纤纺丝、合成橡胶、硫化燃料、工业废物处理、酿造、甜菜制糖等行业，蓄粪池、污水沟、下水道等环境作业。

（三）毒理作用

H_2S 是气态物质，主要经呼吸道进入人体，进入血液的 H_2S 小部分以原形从呼出气排出，其余部分主要分布在脑、肝、肾、胰和小肠中，体内的 H_2S 被氧化成无毒的硫酸盐和硫代硫酸盐，随尿排出。硫化氢中毒机制主要如下：

1. H_2S 溶于眼和呼吸道黏膜、皮肤的水形成氢硫酸，继而与黏膜表面的钠离子结合形成碱性的 Na_2S，引起强烈的刺激和腐蚀作用，造成不同程度的化学性炎症反应。

2. H_2S 为细胞色素氧化酶的强抑制剂，进入体内未及时被氧化解毒的 H_2S，与线粒体中的氧化型细胞色素氧化酶中的 Fe^{3+} 结合，抑制电子传递和氧的利用，引起细胞内缺氧。

3. 与体内的二硫键结合，抑制三磷酸腺苷酶、谷胱甘肽等多种酶的活性，影响生物氧化过程，加重组织缺氧。

4. 吸入极高浓度 H_2S，可强烈刺激颈动脉窦，反射性地引起呼吸停止或直接麻痹呼吸中枢而立即引起窒息，产生"电击样"死亡。

（四）临床表现

1. 急性中毒 H_2S 兼有刺激性和细胞窒息、中枢神经抑制等全身毒性作用。急性 H_2S 中毒一般发病迅速，主要以脑和呼吸系统损害为主，也可伴有心脏等器官功能障碍。临床表现如下。

（1）轻度中毒：主要为刺激症状，表现为畏光、流泪、眼痛、眼内异物感、流涕、咽喉部灼热感，并伴有头昏、头痛、乏力等症状。

（2）中度中毒：立即出现头昏、头痛、乏力、恶心、呕吐、易激惹、意识模糊、癫痫样抽搐，也可突发性昏迷、呼吸困难或心搏骤停。可伴有肺水肿。

（3）重度中毒：接触极高浓度 H_2S 时可在数秒钟内突然昏迷，呼吸和心搏骤停，发生电击样死亡。

2. 慢性影响 长期低浓度接触 H_2S，引起神经衰弱综合征、自主神经功能紊乱。

（五）诊断

依据《职业性急性硫化氢中毒诊断标准》（GBZ 31—2002）进行诊断。

1. 诊断原则 根据短期内吸入较大量 H_2S 的职业接触史，出现中枢神经系统和呼吸系统损害为主的临床表现，参考现场劳动卫生学调查，综合分析，并排除其他类似表现的疾病，方可诊断。

2. 接触反应 接触 H_2S 后出现眼刺痛、畏光、流泪、结膜充血、咽部灼热感、咳嗽等眼和上呼吸道刺激表现，或有头痛、头晕、乏力、恶心等神经系统症状，脱离接触后在短时间内消失者。

3. 诊断与分级

（1）轻度中毒：具有下列情况之一者。①明显的头痛、头晕、乏力等症状并出现轻度至中度意识障碍。②急性气管-支气管炎或支气管周围炎。

（2）中度中毒：具有下列情况之一者。①意识障碍表现为浅至中度昏迷。②急性支气管肺炎。

（3）重度中毒：具有下列情况之一者。①意识障碍程度达深昏迷或呈植物状态。②肺水肿。③猝死。④多器官功能衰竭。

（六）处理原则

1. 治疗原则

（1）迅速脱离现场，吸氧、保持安静、卧床休息，严密观察，注意病情变化。

（2）抢救、治疗原则以对症及支持疗法为主，积极防治脑水肿、肺水肿，早期、足量、短程使用肾上腺糖皮质激素。对中、重度中毒，有条件者应尽快安排高压氧治疗。

（3）对呼吸、心搏骤停者，立即进行心、肺复苏，待呼吸、心搏恢复后，有条件者尽快高压氧治疗，并积极对症、支持治疗。

2. 其他处理　急性轻、中度中毒者痊愈后可恢复原工作，重度中毒者经治疗恢复后应调离原工作岗位。需要进行劳动能力鉴定者按《劳动能力鉴定　职工工伤与职业病致残等级》（GB/T 16180—2014）处理。

（七）预防措施

1. 加强职业卫生管理，严格执行安全生产制度和操作规程。
2. 作业场所设置H_2S报警仪并加强通风。
3. 定期对生产设备进行检修，防止H_2S气体泄漏。
4. 做好个体防护，进入高浓度场所应戴防毒面具和便携式H_2S检测报警仪。
5. 加强H_2S中毒预防和救治等相关职业卫生培训工作，增强职工的防护意识。
6. 开展职业健康检查工作，筛查职业禁忌证。
7. 定期开展作业场所空气中H_2S浓度检测工作，工作场所空气中H_2S的最高容许浓度（MAC）为$10mg/m^3$。

第五节　有机溶剂中毒

案例导入

【案例】

一例职业性苯中毒事件

张某，女，46岁，因头晕头痛、失眠多梦、乏力、记忆力减退、牙龈出血、月经过多等症状入院。入院检查：呈贫血貌，一般情况正常，查体无明显异常。血常规检查显示白细胞计数、中性粒细胞计数、红细胞及血小板均有减少；尿常规及肝功能正常；骨髓检查确诊为再生障碍性贫血。经了解，张某系某化工企业操作工，接触苯、甲苯、汽油等化学品。

【问题】

1. 如果要确定为职业中毒，还需要进行哪些调查？
2. 职业性苯中毒的临床表现有哪些？

一、概述

有机溶剂（organic solvents）是一类常温常压下呈液态，具有较大的挥发性的有机化合物。有机溶剂能溶解一些不溶于水的物质（如染料、油脂、橡胶、树脂等），在溶解过程中，溶质与溶剂的性质均无改变。

近年来，随着工农业的不断发展，有机溶剂广泛用于农药、医药、涂料、印刷、制鞋等行业，其中最常用的约有500种。有机溶剂的产量及使用量日益增加，因接触有机溶剂引起的各类急慢性职业中毒事件时有发生，如苯、正己烷、三氯乙烯中毒等。常见有机溶剂作业如下。

1. 有机溶剂或其混合物的生产、加工、分装、储运等作业。

2. 化工、农药、医药、涂料、皮革、塑料、军工、日用品等行业，使用有机溶剂作为原料、辅料、助剂的作业。

3. 电子产品、制鞋、家具及箱包制造等行业，使用有机溶剂或其混合物从事清洗、上光、防水或表面处理等作业。

4. 使用有机溶剂或其混合物从事喷涂、油漆等作业。

5. 使用有机溶剂混合物从事印刷、书写、描绘等作业。

6. 使用有机溶剂或其混合物从事物品的涂敷、粘接、干燥等作业。

7. 从事装储或释放有机溶剂或其混合物的储槽、容器等有限空间内部作业。

8. 使用有机溶剂或其混合物从事检验检测、科学研究及其他作业。

（一）有机溶剂的毒作用特点

有机溶剂种类众多，具有相似或不同的理化特性和毒作用特点。

1. 具有挥发性、脂溶性、可燃性，主要接触途径为经呼吸道、皮肤吸收。有机溶剂常温常压下呈液态，多易挥发，主要通过呼吸道进入体内；多数有机溶剂具有脂溶性，与神经系统和皮肤亲和性强，对神经系统有抑制和麻痹的作用，可经皮肤吸收；多数有机溶剂具有可燃性，如汽油、甲醇、乙醇等，可用作燃料，但有些有机溶剂属于非可燃物，如四氟化碳常用作灭火剂。

2. 具有相同化学结构的同类物，毒性趋于相似。有机溶剂的种类较多，按其化学结构可分为12大类。

（1）香烃类：苯、甲苯、苯乙烯等。

（2）脂肪烃类：戊烷、己烷、辛烷等。

（3）脂环烃类：环己烷、环己酮、甲苯环己酮等。

（4）酮类：丙酮、甲基丁酮、甲基异丁酮等。

（5）醇类：甲醇、乙醇、异丙醇等。

（6）醛类：甲醛、乙醛、戊二醛等。

（7）醚类：乙醚、异丙醚、石油醚等。

（8）酯类：醋酸甲酯、醋酸乙酯、醋酸丙酯等。

（9）卤代烃类：四氯化碳、三氯甲烷、二氯乙烷等。

（10）二醇类：乙二醇、丙二醇等。

（11）含硝基的烃：硝基苯、三硝基甲苯等。

（12）其他：溶剂汽油、煤油、柴油、石脑油、吡啶、嘧啶、二硫化碳、乙腈、苯酚等。

3. 同类型的有机溶剂，往往具有相同的靶器官，产生相似的毒作用，如氯代烃类多具有肝毒性，醚类、醛类具有刺激性等。

（1）神经毒性：以脂肪烃（戊烷、正己烷）、芳香烃（苯、甲苯、苯乙烯）、氯代烃（四氯化碳、氯甲烷），以及甲醇、二硫化碳等脂溶性较强的溶剂为多见。

短时间接触各种高浓度的有机溶剂，会引起类似的麻醉效应，表现为中枢神经系统功能紊乱，包括定向力障碍、眩晕、精神错乱、麻痹、抽搐、昏迷等症状，甚至会因呼吸衰竭或心搏骤停而导致死亡。大多数中毒者在停止接触后可以快速康复，长期慢性接触低浓度的有机溶剂会导致神经衰弱和自主神经功能紊乱，表现为头晕、头痛、失眠、多梦、嗜睡、无力、记忆力减退、食欲缺乏、消瘦，以及多汗、情绪不稳、心搏增速或减慢、血压波动、皮肤温度下降或双侧肢体温度不对称等症状。二硫化碳、正己烷、甲基正丁基甲酮等有机溶剂可造成周围神经受损，表现为肢端麻木、感觉减退、刺痛、四肢无力等异常感觉，甚至可能导致麻痹、肌肉萎缩、神经传导速度减慢、肌电图异常。严重急、慢性中毒患者可能出现中毒性脑病，常见于二硫化碳、苯、汽油等有机溶剂的严重中毒情况。

（2）血液毒性：以苯、苯胺等芳香烃最常见。苯达到一定剂量会抑制骨髓造血功能，通常先出现白细胞计数减少，接着血小板减少，随后红细胞受损，最终导致全血细胞减少。极少数接触苯的敏感者，可发展为白血病。而苯的氨基、硝基化合物的血液毒性主要表现在两个方面：一是氧化血红蛋白为高铁血红蛋白，导致其失去携氧能力；二是溶血作用，表现为对红细胞的破坏作用。

（3）肝肾毒性：主要发生在氯代烃类有机溶剂，如氯仿、四氯化碳、三氯乙烯、四氯乙烯、二氯乙烷等。中毒性肝炎的病理改变通常表现为脂肪肝和肝细胞坏死。患者可能出现肝区痛、食欲缺乏、无力、消瘦、肝脾大、肝功能异常等症状。有机溶剂引起的肾损害多见为肾小管型，可致蛋白尿，肾功能进行性减退。

（4）皮肤黏膜刺激：多数有机溶剂都具有不同程度的皮肤黏膜刺激作用，其中以酮类、酯类最为明显。可导致呼吸道炎症、支气管哮喘、接触性和过敏性皮炎、湿疹、结膜炎等问题。

（5）生殖毒性：研究表明，接触有机溶剂的女工出现月经异常的比例更高。暴露于有机溶剂会影响女性子宫、卵巢的发育，干扰体内性激素的分泌，导致月经不规律、阴道炎、乳腺增生和子宫肌瘤的发生，影响胚胎发育，甚至增加乳腺癌等恶性疾病的风险。

（6）致癌性：有机溶剂中的苯、甲醛、三氯乙烯等物质，均为人类确认（G1类）致癌物，长期接触易引发癌症。氯乙烯所致肝血管肉瘤是由肝窦细胞异形增生所形成的原发性恶性肿瘤。

4. 不同的有机溶剂，毒性有较大差别。有机溶剂按毒性大小可分为三类，一类溶剂：人类确认致癌物或人类可疑致癌物，环境危害物，应避免使用；二类溶剂：动物致癌物，致畸物，可能导致可逆或不可逆中毒，应限制使用；三类溶剂：低毒化学品，对人体有潜在毒性，可以接触，但不宜超过50mg/d。常见有机溶剂按毒性大小分类见表3-1。

表3-1 常用有机溶剂按毒性大小分类

毒性分类	举例
第一类有机溶剂	三氯甲烷、1,1,2,2-四氯乙烷、四氯化碳、1,2-二氯乙烯、1,2-二氯乙烷、二硫化碳、三氯乙烯、苯及由上述溶剂组成的混合物
第二类有机溶剂	丙酮、异戊醇、异丁醇、异丙醇、乙醚、乙二醇乙醚、乙二醇乙醚乙酸酯、乙二醇丁醚、乙二醇甲醚、邻二氯苯、二甲苯、甲酚、氯苯、乙酸戊酯、乙酸异戊酯、乙酸异丁酯、乙酸异丙酯、乙酸乙酯、乙酸丙酯、乙酸丁酯、乙酸甲酯、苯乙烯、1,4-二氧杂环己烷、四氯乙烯、环己醇、环己酮、1-丁醇、2-丁醇、甲苯、二氯甲烷、甲醇、甲基异丁基甲酮、甲基环己醇、甲基环己酮、甲丁酮、1,1,1-三氯乙烷、1,1,2-三氯乙烷、丁酮、二甲基甲酰胺、四氢呋喃、正己烷及由以上溶剂组成的混合物
第三类有机溶剂	汽油、煤焦油精、石油醚、石油精、轻油清、松节油、矿油精及由以上溶剂组成的混合物

5. 在机体内分布广泛，但无明显生物蓄积。大多数有机溶剂吸入后有40%～80%在肺内滞留，体力劳动可使经肺摄入量增加2～3倍。有机溶剂多属脂溶性，摄入后多分布于富有脂肪的组织、系统、器官，包括神经系统、肝等；由于血-组织膜屏障富含脂肪，故有机溶剂亦分布于血流充足的骨骼和肌肉组织。此外，大多数有机溶剂可通过胎盘，亦可进入母乳，从而影响胎儿和婴儿健康。体内溶剂主要以原形经呼出气排出，少量以代谢物形式经尿排出。多数溶剂的生物半减期较短，一般从数分钟至数天，故生物蓄积作用影响不大。

（二）有机溶剂对健康的影响

有机溶剂中毒症状主要包括头痛、疲惫、食欲缺乏、头昏等。高浓度蒸气引起的急性中毒可抑制中枢神经系统，使人丧失意识，产生麻醉现象，初期引起兴奋、昏睡、头痛、目眩、疲惫感、意识消失等；低浓度蒸气引起的慢性中毒则影响血小板、红细胞等造血系统，鼻黏膜、齿龈及皮下组织出血，造成机体贫血。常见的健康影响主要如下。

1. 呼吸系统损害 有机溶剂蒸气进入呼吸道后会对肺部造成刺激和损伤。长期接触有机溶剂的人常出现咳嗽、气促、胸痛等呼吸系统症状。

2. 神经系统损害 可抑制神经系统传导功能，产生麻醉作用，导致神经系统障碍或引起神经炎等。如二硫化碳引起的神经炎；甲醇中毒影响视神经等。此类溶剂尚有乙醇、苯、氯化乙醇、二氯乙烷、汽油、甲酸戊酯、醋酸戊酯、二甲苯、三氯乙烯、丁醇、松节油、煤油、丙酮、酚、三氯甲烷、异丙苯等。

3. 肝功能损伤 有机溶剂在体内代谢后可损害肝功能，长期接触有机溶剂的人可能产生中毒性肝炎、脂肪肝等疾病，引起恶心、呕吐、发热、黄疸等。氯代烃类多具有肝毒性，如四氯化碳、氯仿、三氯乙烯、四氯乙烷等。

4. 肾功能损害 肾为毒物排泄器官，故最易中毒，导致肾炎或肾病综合征。此类溶剂卤代烃、苯及其衍生物、二元醇及其单醚类、乙醇等。

5. 造血系统损害 因破坏骨髓造成贫血现象，引起白细胞减少、全血细胞减少、再生障碍性贫血、骨髓增生异常，甚至导致白血病。此类溶剂包括苯、氯化苯、二元醇等。苯的氨基、硝基化合物可致高铁蛋白血症，产生溶血。

6. 黏膜及皮肤刺激 因刺激黏膜，可致鼻出血、喉炎、嗅觉丧失或因皮肤敏感引起发痒、红肿、红斑及坏疽等，此类溶剂包括氯仿、三氯甲烷、醚、苯、醋酸甲酯、氯酚、丙酮、二氯乙烯、四氯化碳、甲醇等。接触三氯乙烯、荒酸二甲酯、丙烯腈等可引起多形红斑、重症多形红斑、大疱性表皮坏死松解症或剥脱性皮炎等皮损，病情常较严重。

7. 中毒性心脏病 主要表现为心律失常、心肌酶升高，胸片示心脏大小异常。严重者可出现心源性休克、充血性心力衰竭或心源性猝死。此类溶剂包括苯、甲苯、汽油、四氯化碳、二硫化碳等。

8. 其他 肺癌、肝癌、膀胱癌和白血病等致癌风险。影响生殖系统功能与结局。精神与行为障碍，长期暴露可导致心理健康问题，如焦虑、抑郁等。

二、苯

（一）理化特性

苯（bezene）在常温下为带特殊芳香味的无色液体，沸点80.1℃，极易挥发，蒸气比重为2.77。自燃点为560℃，爆炸极限为1.4%～8.0%。易燃。微溶于水，易溶于乙醇、乙醚、氯仿、汽油、丙酮、二硫化碳等有机溶剂。

（二）接触机会

苯在工农业生产中被广泛使用，接触机会很多。苯是有机化学合成中的一种常用原料，如制造苯乙烯、苯酚、药物、农药、合成橡胶、塑料、洗涤剂、染料、炸药等。苯可作为溶剂、萃取剂和稀释剂，用于生药的浸渍、提取、重结晶，以及油漆、油墨、树脂、人造革、粘胶和喷漆制造。苯的制造，如焦炉气、煤焦油的分馏、石油的裂化重整与乙炔合成苯。苯也可用作燃料，如工业汽油中苯的含量可高达10%以上。

（三）毒理作用

苯在生产环境中主要以蒸气形式由呼吸道进入机体，皮肤吸收很少，经消化道吸收完全，但实际意义不大。苯进入体内后，主要分布在含类脂质较多的组织和器官中。一次大量吸入高浓度的苯，大脑、肾上腺与血液中的含量最高；中等量或少量长期吸入时，骨髓、脂肪和脑组织中含量较多。

苯的代谢产物（主要是酚类物质）被转运到骨髓或其他器官，可表现为骨髓毒性和致白血病作用。迄今，苯的毒作用机制仍未完全阐明，目前认为主要涉及以下几个方面。

1. 干扰细胞因子对骨髓造血干细胞的生长和分化的调节作用 骨髓基质是造血的微环境，在调节正常造血功能上起关键作用，苯代谢物以骨质基质为靶部位，降低造血正调控因子白介素-1（IL-1）和IL-2的水平；活化骨髓成熟白细胞，产生高水平的造血负调控因子肿瘤坏死因子TNF-α。

2. 抑制细胞增殖 氢醌能够与纺锤体纤维蛋白共价结合，对细胞增殖产生抑制。

3. 损伤DNA 一是苯的活性代谢物与DNA共价结合直接造成损伤；二是代谢产物引发氧化性应激，对DNA造成氧化性损伤。通过上述两种机制诱发突变或染色体的损伤，引起再生障碍性贫血或因骨髓增生不良，最终导致急性髓性白血病。

4. 癌基因的激活 肿瘤的发生往往并非单一癌基因的激活，通常是两种或两种以上癌基因突变的协同作用。苯致急性髓性白血病可能与 *ras*、*c-fos*、*c-myc* 等癌基因的激活有关。

（四）临床表现

急性苯中毒主要损伤中枢神经系统，以意识障碍为主。慢性苯中毒以造血系统损害为主。

1. 神经系统 短时间吸入大量苯蒸气可导致急性中毒，主要表现为中枢神经系统的症状。慢性苯中毒患者有头晕、头痛、失眠、记忆力减退、乏力等，少数患者有心悸、心动过速或过缓、皮肤划痕症阳性等自主神经紊乱的表现，个别患者晚期有四肢末端麻木和痛觉减退等症状。

2. 造血系统 慢性苯中毒的主要特征是造血系统损伤，早期表现为中性粒细胞减少，淋巴细胞相对增多，同时或随后血小板减少，患者出现出血倾向。晚期全血细胞减少，出现再生障碍性贫血。少数病例可发生白血病。

3. 局部作用 局部皮肤可因接触苯致脱脂而变得干燥、脱屑，以致皲裂，有的可出现过敏性湿疹。

（五）诊断

依据《职业性苯中毒诊断标准》（GBZ 68—2022）进行诊断。

1. 急性苯中毒 根据短期内吸入大量苯蒸气的职业接触史，出现以意识障碍为主的临床表现，结合现场职业卫生学调查，参考实验室检测指标，进行综合分析，并排除其他疾病引起的中枢神经系统等损害，方可诊断。

（1）轻度中毒：短期内吸入大量苯蒸气后出现头晕、头痛、恶心、呕吐、黏膜刺激症状，伴有轻度意识障碍。

（2）重度中毒：短期内吸入大量苯蒸气后出现下列临床表现之一者。①中、重度意识障碍。②呼吸循环衰竭。③猝死。

2. 慢性苯中毒 根据3个月及以上密切接触苯的职业史，出现以造血系统损害为主的临床表现，结合现场职业卫生学调查，参考实验室检测指标，进行综合分析，并排除其他病因引起的血象、骨髓象等改变，方可诊断。

（1）轻度中毒：有3个月及以上密切接触苯的职业史，可伴有头晕、头痛、乏力、失眠、记忆力减退、反复感染等临床表现。在3个月内每2周复查一次外周血细胞分析，并具备下列条件之一者：①白细胞计数检查4次及以上低于$3.5×10^9$/L。②中性粒细胞计数检查4次及以上低于$1.8×10^9$/L。③血小板计数4次及以上低于$80×10^9$/L。

（2）中度中毒：多有慢性轻度中毒症状，可伴有反复感染和/或出血的临床表现，并具备下列条件之一者：①白细胞计数低于$3.5×10^9$/L或中性粒细胞计数低于$1.8×10^9$/L，伴血小板计数低于$80×10^9$/L。②白细胞计数低于$2.5×10^9$/L或中性粒细胞计数低于$1.3×10^9$/L。③血小板计数低于$60×10^9$/L。

（3）重度中毒：多有慢性中度中毒症状，并具备下列条件之一者。①全血细胞减少症。②再生障碍性贫血。③骨髓增生异常综合征。

（六）处理原则

1. 治疗原则

（1）急性中毒：迅速将中毒患者转移至空气新鲜处，立即脱掉被污染衣物，清洗被污染皮肤黏膜，注意保暖，保持呼吸道通畅，监测生命体征。急救原则与内科急症相同。慎用β肾上腺素药。

（2）慢性中毒：治疗原则与血液系统疾病中造血系统损害相同。

2. 其他处理

（1）急性中毒：患者病情恢复后，轻度中毒者可恢复原工作，重度中毒者原则上应脱离苯作业岗位。

（2）慢性中毒：一经诊断，即应脱离苯作业岗位。

（3）如需劳动能力鉴定，按照《劳动能力鉴定　职工工伤与职业病致残等级》（GB/T 16180—2014）处理。

（七）预防措施

1. 以无毒或低毒的物质取代苯
如在油漆及制鞋工业中，以汽油、二乙醇缩甲醛、环己烷、甲苯、二甲苯等作为稀薄剂或粘胶剂，以乙醇等作为有机溶剂或萃取剂。

2. 生产工艺改革和通风排毒
生产过程密闭化、自动化和程序化；安装有充分效果的局部抽风排毒设备，定期维修，使作业人员苯接触水平控制在职业接触限值以下。

3. 苯的卫生保健措施
苯作业现场进行定期劳动卫生学调查，监测空气中苯的浓度。作业工人应加强个人防护，如戴过滤式防毒面罩或使用送风式面罩。进行周密的就业前和定期体检。女工妊娠期及哺乳期必须调离苯作业，以免对胎儿和乳儿产生不良影响。

4. 苯的职业禁忌证
①上岗前，血常规检出白细胞计数低于$4×10^9$/L或中性粒细胞低于$2×10^9$/L；血小板计数低于$8×10^{10}$/L；患造血系统疾病。②在岗期间，患造血系统疾病。

三、甲苯、二甲苯

（一）理化特性

甲苯（toluene）和二甲苯（xylene）均为无色透明，带芳香气味、易挥发的液体。甲苯沸点110.6℃，相对蒸气密度（空气＝1）3.14。二甲苯有邻位、间位和对位三种异构体，其理化特性相似；沸点$138.4\sim144.4℃$，相对蒸气密度（空气＝1）3.7，均不溶于水，可溶于乙醇、乙醚、丙酮和氯仿等有机溶剂。

（二）接触机会

用作化工生产的中间体，作为溶剂或稀释剂用于油漆、喷漆、橡胶、皮革等工业，也可作为汽车和航空汽油中的掺加成分。

（三）毒理

甲苯、二甲苯可经呼吸道、皮肤和消化道吸收。吸收后主要分布在含脂丰富的组织，以脂肪组织、肾上腺最多，其次为骨髓、脑和肝。

甲苯在体内代谢半衰期为15～20小时，经氧化成苯甲酸，并与甘氨酸结合生成马尿酸，可与葡糖醛酸结合，随尿排出。二甲苯在肝内氧化，主要产物为甲基苯甲酸，甲基苯甲酸与甘氨酸结合为甲基马尿酸，随尿排出。

（四）临床表现

1. 急性中毒　短时间吸入高浓度甲苯、二甲苯可出现中枢神经系统功能障碍和皮肤黏膜刺激症状。轻者表现为头痛、头晕、步履蹒跚、兴奋，轻度呼吸道和眼刺激症状。严重者可出现恶心、呕吐、意识模糊、躁动、抽搐，甚至昏迷，呼吸道和眼出现明显刺激症状。

2. 慢性中毒　长期接触中低浓度甲苯和二甲苯可出现不同程度的头晕、头痛、乏力、睡眠障碍和记忆力减退等症状。末梢血象可出现轻度、暂时性改变，脱离接触后可恢复正常。皮肤接触可出现慢性皮炎、皮肤皲裂等。

（五）诊断

依据《职业性急性甲苯中毒的诊断》（GBZ 16—2014），二甲苯中毒参照执行。根据短期内吸入较高浓度二甲苯蒸气或皮肤黏膜接触大量二甲苯液体的职业史，出现以中枢神经系统损害为主的临床表现，参考现场职业卫生学资料，综合分析，排除其他原因所致类似疾病后，方可诊断。

1. 轻度中毒　短期内接触大量甲苯、二甲苯后出现明显头晕、头痛、恶心，呕吐、胸闷、心悸、乏力、步态不稳，并具有下列表现之一者：①轻度意识障碍。②哭笑无常等精神症状。

2. 中度中毒　在轻度中毒的基础上，具有下列表现之一者：①中度意识障碍。②妄想、精神运动性兴奋、幻听、幻视等精神症状。

3. 重度中毒　在中度中毒的基础上，具有下列表现之一者：①重度意识障碍。②猝死。

（六）处理原则

1. 急性中毒的治疗参见《职业性急性化学物中毒的诊断》（GBZ 71—2013），急性中毒性脑病的治疗参见《职业性急性化学物中毒性神经系统疾病诊断标准》（GBZ 76—2024），出现明显精神症状，及时行精神病专科治疗；发生猝死时治疗参见《职业性急性化学源性猝死诊断标准》（GBZ 78—2010），如无心搏骤停禁用肾上腺素，以免诱发心室颤动。

2. 如需劳动能力鉴定者，按《劳动能力鉴定　职工工伤与职业病致残等级》（GB/T 16180—2014）处理。

（七）预防措施

1. 降低空气中的浓度　通过工艺改革和密闭通风，将空气中甲苯、二甲浓度控制在国家卫生标准以下。

2. 加强对作业工人的职业健康监护　做好上岗前和在岗期间的定期职业健康检查，发现职业禁忌证及时调离。

3. 卫生保健等措施 参照苯的卫生保健措施执行。

第六节 苯的氨基和硝基化合物中毒

案例导入

【案例】

职业性急性苯胺中毒

李某，男，29岁，某化工厂苯胺车间操作工。头晕、恶心、呕吐、面部明显青紫4小时，急诊入院。患者于2天前在苯胺车间回收残液中的苯胺，发现苯胺设备有一阀门泄漏，当即与另一操作工一起检修，随后两人自觉头晕、头痛、乏力、恶心，频繁呕吐，并伴面部青紫，被送往医院进行诊治。通过1天的治疗，病情好转，两人均自动出院。当天上午，两名工人继续进行工作，其中李某自觉无力而回家休息，至下午4：00病情加重，颜面呈铅灰色，皮肤黄染，立即送医院诊治。

【问题】

1. 本案例是职业中毒吗？为什么？

2. 从职业卫生角度应采取哪些改进和预防措施？为什么？

一、概述

苯的氨基和硝基化合物是苯环的氢原子被一个或几个氨基（-NH$_2$）和硝基（-NO$_2$）取代而生成的一类芳香族化合物。最基本的两种形式为苯胺和硝基苯，在苯胺和硝基苯的基础上加上羟基、甲基或卤代基，从而形成硝基苯、硝基甲苯（全部异构体）、二硝基苯（全部异构体）、苯胺、二苯胺、对硝基苯胺、对硝基氯苯、二甲基苯胺、二硝基甲苯、二硝基氯苯、N-甲苯胺、N-异丙基苯胺。

（一）理化特性

苯的氨基和硝基化合物通常为固体或液体，具有高沸点、低挥发性，多难溶或不溶于水，易溶于脂肪和有机溶剂。主要用于生产染料、农药、医药、炸药、涂料、油墨、塑料等化工领域。

这类化合物多以粉尘或蒸气的形态存在，在生产过程中经皮肤吸收是引起中毒的主要原因，其次是经呼吸道吸入蒸气。

（二）毒作用的共同特点

苯的氨基和硝基化合物主要引起血液、肝、肾等器官损害。化学结构不同，毒性也不尽相同。例如，苯胺能迅速形成高铁血红蛋白（MetHb）；硝基苯对神经系统有明显影响；三硝基甲苯可对肝及眼晶状体造成显著损害；邻甲苯胺会引发血尿；联苯胺和萘胺可导致膀胱癌。

1. 血液毒性 血液系统毒作用是芳香族氨基、硝基化合物最基本的毒性。主要表现为以下几个方面：一是氧化血红蛋白为MetHb，使其失去携氧的能力；二是溶血作用，即红细胞膜被破坏使血红蛋白释出，红细胞寿命缩短；三是形成高铁血红蛋白、硫血红蛋白，引起发绀症状；四是引发贫血，出现点彩红细胞，骨髓象显示增生不良，呈进行性发展，甚至出现再生障碍性贫血。

2. 肝毒性 硝基苯、硝基苯胺、三硝基甲苯（TNT）等苯的氨基化合物所致职业性肝损害最常见，主要影响肝实质，引发中毒性肝病及肝脂肪变性。当两种肝毒物联合作用时，会增强肝损害效果，饮酒可加重肝损伤。

3. 肾和膀胱毒性 苯的氨基和硝基化合物在体内的代谢产物主要通过肾排泄，这些化合物对肾和膀胱的损伤往往是间接引起的，主要是由于某些毒物引起的大量溶血所致，从而导致继发性肾损害。

4. 其他 某些苯的氨基化合物具有致癌作用，如联苯胺、4-氨基联苯等能引起职业性膀胱癌；二硝基苯、苯二胺对皮肤有强烈的刺激和致敏作用，能够引起接触性皮炎和过敏性皮炎；苯的氨基和硝基化合物脂溶性强，可通过血脑屏障，损害富含脂质的神经组织，重度中毒患者可出现神经细胞脂肪变性，视神经区受到损害后可发生视神经炎、视神经周围炎等。

（三）中毒的处理与治疗

1. 急救措施包括呼吸和循环支持、对症治疗、去除有毒物质和预防复发等。应采用适当的氧疗，以促进有毒气体代谢和通气功能恢复。

2. 皮肤去污染，先使用温肥皂水彻底清洗，再用流动清水冲洗至少5分钟。使用酒精擦拭受污染的毛发、指甲以及皮肤皱纹处。如果眼受到污染，应多次用生理盐水冲洗，滴抗炎和抗过敏眼药水。

3. 高铁血红蛋白血症的治疗可静脉注射亚甲蓝，同时给予葡萄糖和维生素C增强治疗效果。轻症患者仅静脉滴注葡萄糖和维生素C即可。

4. 早期使用糖皮质激素，有助于缓解急性血管内溶血，防治中毒性溶血反应。

（四）中毒的预防与控制

1. 优化生产设备，改革生产工艺流程。
2. 改善作业场所环境，强化通风，加强生产操作过程密闭化、连续化。
3. 做好个人防护，如戴防毒面具，穿紧袖工作服，戴防护手套等。
4. 加强职业健康教育，增强个人卫生防护意识，如在车间内不吸烟、不吃食物，及时更换工作服、手套。
5. 做好就业前和在岗期间职业健康检查。

二、苯胺

（一）理化特性

苯胺（aniline）的纯品为无色油状液体，易挥发、具有特殊臭味，久置颜色可变为棕色。分子式$C_6H_5NH_2$，分子量93.1，沸点184.4℃，能溶于苯、乙醇、乙醚、氯仿等。

（二）接触机会

苯胺广泛用于印染、染料制造、橡胶（硫化时的硫化剂及促进剂）、照相显影剂、塑料、离子交换树脂、香水、制药等工业。

（三）毒理作用

苯胺可经呼吸道、皮肤和消化道途径进入机体，但在生产过程中经皮吸收是引起中毒的主要原因。

液体及其蒸气都可经皮吸收，气温越高、空气湿度越大，皮肤吸收率越高。

经呼吸道吸入的苯胺，经氧化后生成毒性更大的中间代谢产物——苯基羟胺，然后再氧化生成对氨基酚，与硫酸、葡糖醛酸结合后，经尿排出，为吸收量的13%～56%。苯胺吸收量的增加，其代谢物对氨基酚亦相应地增加，故接触苯胺的工人，尿中对氨基酚量常与血中高铁血红蛋白的量呈平行关系。

（四）临床表现

苯胺的主要毒作用是苯胺代谢中间物苯基羟胺有很强的形成高铁血红蛋白的能力，使血红蛋白失去携氧功能，造成机体组织缺氧，引起中枢神经系统、心血管系统及其他脏器的一系列损害。

短时间内吸入大量苯胺可引起急性中毒，初期症状主要包括口唇、指尖和耳垂等部位的轻度发绀，当血中高铁血红蛋白占总血红蛋白量的15%时，发绀显著，但患者可能没有自觉症状；达到30%时，患者可能出现头晕、头痛、疲劳、恶心和手指麻木等；达到50%时，可能出现心悸、胸闷、呼吸困难、精神恍惚和抽搐等症状。严重者可能出现昏迷、休克、溶血性黄疸、中毒性肝炎和急性肾衰竭等并发症。

慢性苯胺中毒患者呈神经衰弱综合征表现，多伴有轻度发绀、贫血和肝脾大，红细胞可出现赫恩兹小体（又称变性珠蛋白小体）。

（五）诊断

依据《职业性急性苯的氨基、硝基化合物中毒的诊断》（GBZ 30—2015），根据短期内接触较大量苯的氨基、硝基化合物的职业史，以高铁血红蛋白血症、血管内溶血及肝、肾损害为主要临床表现，结合现场职业卫生学调查和实验室检查结果，进行综合分析，排除其他原因。

1. 轻度中毒　口唇、耳郭、指（趾）端轻微发绀，可伴有头晕、头痛、乏力、胸闷等轻度缺氧症状，血中高铁血红蛋白浓度≥10%。

2. 中度中毒　皮肤、黏膜明显发绀，出现心悸、气短、恶心、呕吐、反应迟钝、嗜睡等明显缺氧症状，血中高铁血红蛋白浓度≥10%，且伴有以下任何一项者：①轻度溶血性贫血，变性珠蛋白小体可升高。②急性轻、中度中毒性肝病。③轻中度中毒性肾病。④化学性膀胱炎。

3. 重度中毒　皮肤、黏膜重度发绀，可伴意识障碍，血中高铁血红蛋白浓度≥10%，且伴有以下任何一项者：①重度溶血性贫血。②急性重度中毒性肝病。③重度中毒性肾病。

（六）处理原则

1. 迅速脱离现场，立即脱去污染衣物，彻底清洗污染皮肤。吸氧，镇静，休息。

2. 中毒性高铁血红蛋白血症给予小剂量亚甲蓝（1～2mg/kg），并辅以维生素C等治疗。

3. 轻度中毒可仅用葡萄糖、维生素C及对症支持治疗。患有6-磷酸葡萄糖脱氢酶缺乏症者，不宜采用亚甲蓝治疗。

4. 中毒性溶血性贫血可采取碱化尿液的方法，早期应用适量糖皮质激素，特别是赫恩兹小体明显升高者，注意保护肾功能；重度贫血患者可输注红细胞悬液或洗涤红细胞。

5. 必要时选择适宜的血液净化疗法。化学性膀胱炎患者宜多饮水，碱化尿液，适量给予糖皮质激素，防治继发感染。肝、肾损害的处理原则分别参见《职业性中毒性肝病诊断标准》《职业性急性中毒性肾病的诊断》。

6. 如需劳动能力鉴定者，按《劳动能力鉴定　职工工伤与职业病致残等级》（GB/T 16180—2014）处理。

（七）预防措施

1. 工艺改革，尽可能采用低毒、无毒代替高毒、有毒生产工艺，如水性油墨代替溶剂性油墨用于PVC膜及卷材印刷。
2. 生产设备自动化、密闭化，加强通风，降低作业场所毒物浓度。
3. 重视个体防护，应特别注意使用呼吸、皮肤防护用品。
4. 规范开展上岗前和在岗期间职业健康检查。慢性肝病者，不宜从事接触苯胺的作业。

三、三硝基甲苯

（一）理化特性

三硝基甲苯（trinitrotoluene）有六种同分异构体，但通常所指的是2,4,6-三硝基甲苯，简称TNT。为无色或淡黄色单斜形结晶。分子式$C_6H_2CH_3(NO_2)_3$，分子量227.13。极难溶于水，易溶于丙酮、苯、醋酸甲酯、甲苯、氯仿、乙醚。受热容易爆炸。

（二）接触机会

三硝基甲苯主要用作炸药，广泛应用于国防、采矿、开凿隧道等工作。在制造、粉碎、配料、装药等生产及应用过程中可接触其粉尘及蒸气。

（三）毒理作用

三硝基甲苯可经皮肤、呼吸道及消化道进入人体。在生产条件下，主要经皮肤和呼吸道吸收。进入体内的三硝基甲苯在肝微粒体和线粒体的参与下通过氧化、还原、结合等途径进行代谢。

三硝基甲苯可在体内多种器官和组织内（肝、肾、脑、晶状体、睾丸、红细胞等）接受来自还原辅酶Ⅱ的一个电子，被还原活化为TNT硝基阴离子自由基，并在组织内产生大量活性氧，可使体内重要还原性物质如还原型谷胱甘肽、还原型辅酶Ⅱ含量明显降低，进一步可影响蛋白质巯基的含量。TNT硝基阴离子自由基、活性氧可诱发脂质过氧化，与生物大分子共价结合引起细胞内钙稳态紊乱，导致细胞膜结构与功能破坏，细胞内代谢紊乱甚至死亡，从而对机体产生损伤作用。

（四）临床表现

TNT对人体的毒作用可表现为对眼晶状体的损害（以中毒性白内障为主要表现）。发病缓慢，一般需接触TNT 2～3年后发病。随着接触时间增加，损害进行性加重，且晶状体损害一旦形成，即使脱离接触仍可继续发展。

肝是TNT毒作用的主要靶器官，接触TNT工人早期体征为肝大或脾大。肝大程度与肝损伤严重性并不平行，如果继续接触TNT，则除肝大外，肝质地变硬，脾大一般在肝大之后，严重者可导致肝硬化。

（五）诊断

肝等靶器官损伤依照《职业性急性苯的氨基、硝基化合物中毒的诊断》（GBZ 30—2015）等作出诊断，参见苯胺的诊断。

白内障依据《职业性三硝基甲苯白内障诊断标准》（GBZ 45—2010），根据密切的三硝基甲苯职业接触史，出现以双眼晶状体混浊改变为主的临床表现，结合必要的动态观察，参考作业环境职业卫生调查，综合分析，排除其他病因所致的类似晶状体改变后，方可诊断。

1. **Ⅰ期白内障**　裂隙灯显微镜检查和/或晶状体摄影照相可见晶状体周边部皮质内灰黄色细点状混浊，组合为完整的环形暗影，其环形混浊最大环宽小于晶状体半径的1/3。视功能不受影响或正常。

2. **Ⅱ期白内障**　晶状体周边部灰黄色细点状混浊向前后皮质及成人核延伸，形成楔状，楔底向周边，楔尖指向中心。周边部环形混浊的范围等于或大于晶状体半径的1/3，或在晶状体周边部混浊基础上，瞳孔区晶状体前皮质内或前成人核出现相当于瞳孔直径大小的完全或不完全的环形混浊。视功能可不受影响或正常或轻度障碍。

3. **Ⅲ期白内障**　晶状体周边部环形混浊的范围等于或大于晶状体半径的2/3，或瞳孔区晶状体前皮质内或前成人核有致密的点状混浊构成花瓣状或盘状或晶状体完全混浊。视功能受到明显影响。

（六）处理原则

按白内障常规治疗处理。如晶状体大部或完全混浊，可施行白内障摘除、人工晶状体植入术。观察对象每年复查一次。诊断为三硝基甲苯白内障者应调离三硝基甲苯作业。需进行劳动能力鉴定者，按《劳动能力鉴定　职工工伤与职业病致残等级》（GB/T 16180—2014）处理。

肝大、肝硬化的处理原则参见《职业性中毒性肝病诊断标准》。

（七）预防措施

1. 加强密闭通风，隔离操作，降低作业环境中TNT粉尘及蒸气浓度。

2. 加强个人防护和个人卫生。工作时要穿工作服，扎紧袖口、领口、裤口，工作后彻底淋浴。可用10%亚硫酸钾肥皂洗浴、洗手，该品遇三硝基甲苯变为红色，将红色全部洗净，表示皮肤污染已去除。也可用浸过9∶1的乙醇、氢氧化钠溶液的棉球擦手，如不出现黄色，则表示三硝基甲苯污染已清除。

3. 开展上岗前及在岗期间职业健康检查，确诊慢性肝病、白内障者不得上岗或及时调离。

第七节　高分子化合物生产中的职业中毒

案例导入

【案例】

清釜工氯乙烯中毒死亡事故

2022年4月，某化工企业聚乙烯车间一名清釜工在清理聚合釜内的塑化物时，因违反安全操作规程，不慎吸入大量氯乙烯和聚氯乙烯导致中毒死亡。事故经过如下：4月4日，清釜工王某被指派清理1号聚合釜。按操作规程，清釜作业须填写作业票证，由班长、监护员、作业人共同签名确认，并且作业过程需监护员全程监护。但王某没有遵守规定，擅自代替班长和监护员签名。在清釜时，由于1号釜阀门未严密关闭，导致4号釜出料时氯乙烯由1号釜底出料管道漏入1号釜内。王某急于完工，也未按规定正确穿戴个人防护用品，从而导致悲剧发生。

【问题】

1. 氯乙烯对机体的主要危害有哪些？

2. 在工作中预防中毒的措施有哪些？

一、概述

高分子化合物，又称聚合物或共聚物，是由许多原子通过共价键结合而形成的有机化合物，其具有特别高的相对分子质量和重复的分子结构单元。这些化合物的分子量可达几千至几百万，但其化学组成相对简单，均由一个或几种单体通过聚合或缩聚过程形成。

（一）理化特性

高分子化合物具有两种基本类型：线型结构与体型结构。线型结构高聚物由于有独立的分子存在，故呈现弹性和可塑性，能溶解、可熔融，具有较低的硬度和脆性；而体型结构高聚物没有独立大分子存在，因此缺乏弹性和可塑性，不能溶解、熔融，可溶胀，通常具有较高的硬度和脆性。

通常所说的高分子材料，是利用高分子化合物为基础加入各种添加剂合成的材料，包括合成纤维、合成橡胶、塑料、胶黏剂、涂料等。由于高分子化合物具有许多优异性能，如高强度、耐腐蚀、绝缘性能好、无毒或低毒等，因而在化工、建筑、通讯、国防等领域广泛应用。

（二）高分子化合物的毒作用

通常情况下，高分子化合物的成品无毒或低毒，其毒作用主要取决于游离单体的含量和助剂的类型。某些高分子化合物粉尘，可致上呼吸道黏膜刺激症状。

1. 合成原料、单体对健康的影响 氯乙烯、丙烯腈等可致接触者急、慢性中毒，甚至引起职业性肿瘤。氯乙烯单体是国际癌症研究机构（IARC）公布的确认致癌物，可引起肝血管肉瘤。

2. 生产中的助剂对健康的影响 在单体生产和聚合过程中，需要各种助剂（添加剂），包括催化剂、引发剂、调节剂等；在聚合物加工过程中，也要加入各种助剂，包括增塑剂、稳定剂、阻燃剂、发泡剂、偶联剂、填充剂、润滑剂、脱模剂、着色剂等。助剂与聚合物分子大多数只是机械结合，因此很容易从聚合物内部逐渐移行至表面，进而与人体接触，影响人体健康。

3. 在加工、受热时产生的有害因素对健康的影响 加工、受热时产生的裂解气和烟雾毒性较大，吸入后可致急性肺水肿和化学性肺炎。在燃烧过程中分子结构受到破坏，热分解时产生各种有毒气体，吸入后可引起急性中毒。

二、氯乙烯

（一）理化特性

氯乙烯（vinyl chloride，VC）在常温常压下为无色气体，略带有芳香气味。分子式$CH_2 = CHCl$，分子量62.5，沸点为$-13.4℃$。微溶于水，可溶于乙醇，极易溶于乙醚、四氯化碳。遇热、明火、氧化剂易燃烧爆炸。其热分解产物有氯化氢、光气、一氧化碳等。遇光或催化剂会发生聚合并放热。

（二）接触机会

在氯乙烯和聚氯乙烯的生产过程中，均有接触氯乙烯的可能，特别是从事聚氯乙烯聚合釜清理作业，清釜工存在急、慢性氯乙烯中毒风险。

应用聚氯乙烯树脂或含有氯乙烯的共聚物熔融后注塑生产各种塑料制品时，超过一定温度，会发生裂解释放出氯乙烯单体，可能引起中毒。

（三）毒理作用

氯乙烯蒸气主要经呼吸道摄入，液态可经皮肤吸收。氯乙烯经呼吸道进入体内，主要分布于肝、肾，其次是皮肤、血浆，脂肪最少，代谢物大部分随尿排出。

氯乙烯通过肝的微粒体细胞色素 P450 酶进行代谢。在该酶的作用下，氯乙烯被氧化成高度活性的中间代谢物——氧化氯乙烯，随后氧化氯乙烯可自发重排（或进一步氧化）形成氯乙醛。这些中间活性产物进一步结合、水解，或转变为氯乙酸，最终经尿排出。

氯乙烯急性毒性主要为麻醉作用。为人类致癌物，可诱导基因突变，导致细胞恶性转化，引发肿瘤。

（四）临床表现

1. 急性中毒　多见于意外事故情况下，由大量吸入所致。主要表现为麻醉作用，轻度中毒有眩晕、头痛、乏力、恶心、胸闷、嗜睡、步态不稳等，重度可出现意识模糊、昏迷甚至死亡。皮肤接触氯乙烯液体可引起局部麻木，随后出现红斑、水肿，甚至局部坏死等。眼部接触呈明显刺激症状。

2. 慢性中毒　长期暴露于氯乙烯可导致神经衰弱综合征、雷诺综合征、周围性神经病、肝脾大、血小板减少、肝功能异常等症状，称为氯乙烯病或氯乙烯综合征。长期接触高浓度氯乙烯单体的清釜工可能会罹患肝血管肉瘤，但较为罕见。聚氯乙烯生产的清釜工可出现肢端溶骨症，包括手指发麻，指尖有刺痛或酸痛感。手部 X 线检查可见末节指骨的一个或多个粗隆边缘出现半月形缺损，甚至骨干呈溶骨性缺损，最后指骨变粗，呈鼓槌状（杵状指）。

（五）诊断

依据《职业性氯乙烯中毒的诊断》（GBZ 90—2017）进行诊断。

1. 急性中毒　根据短期内吸入高浓度氯乙烯气体的职业史，出现以中枢神经系统损害为主的临床表现，可伴有肝及其他器官、（系统）损害，结合实验室检查结果及工作场所职业卫生学调查，综合分析，排除其他原因所致类似疾病，方可诊断。

（1）轻度中毒：短期内接触高浓度氯乙烯气体后出现头晕、头痛、恶心、呕吐、胸闷、步态蹒跚、嗜睡、朦胧等，符合轻度意识障碍。

（2）中度中毒：在轻度中毒基础上，具有下列情况之一者。①中度意识障碍。②轻度意识障碍，并伴有急性轻度或中度中毒性肝病。

（3）重度中毒：在中度中毒基础上，具有下列情况之一者。①重度意识障碍。②以中度意识障碍为主的多器官（系统）损害。

2. 慢性中毒　根据长期接触氯乙烯气体的职业史，出现以肝和/或脾损害、雷诺综合征及肢端溶骨症等为主的临床表现，结合实验室检查结果及工作场所职业卫生学调查，综合分析，排除其他原因所致类似疾病，方可诊断。

（1）轻度中毒：职业接触氯乙烯气体3个月以上，出现头晕、头痛、乏力、失眠、多梦、记忆力减退、易怒、多汗等类神经症表现，具有下列情况之一者：①雷诺综合征，可伴有硬皮样改变。②肝功能生物化学试验检测指标两项异常，病程在3个月以上。③影像学检查证实肝大伴肝功能生物化学试验检测指标一项异常，病程在3个月以上。

（2）中度中毒：在轻度中毒的基础上，具有下列情况之一者。①肢端溶骨症。②肝硬化代偿期。③影像学检查证实脾大。

（3）重度中毒：肝硬化失代偿期。

（六）处理原则

1. 急性中毒 应迅速脱离现场。去除受污染的衣服，用流动清水或肥皂水冲洗皮肤。急性氯乙烯中毒无特效解毒剂。急性氯乙烯中毒无特效解毒剂，急救措施以对症治疗为主。

2. 慢性中毒 尽早脱离接触。出现肝损害者，给予保肝及对症治疗。如需劳动能力鉴定，按《劳动能力鉴定 职工工伤与职业病致残等级》（GB/T 16180—2014）处理。

（七）预防措施

1. 控制作业场所空气中氯乙烯的浓度，主要是加强生产设备及管道的密闭和通风。

2. 严格执行安全操作规程。进釜出料和清洗之前，先应通风换气，或用高压水或无害溶剂冲洗，并经测定釜内温度和氯乙烯浓度合格后，穿防护服和戴供气式防毒面罩，并在他人监督下方可入釜作业。

3. 加强健康监护。开展上岗前及在岗期间职业性健康检查，发现慢性肝病、类风湿关节炎等职业禁忌证者，不得上岗。

第八节　农药中毒

案例导入

【案例】

一例农药中毒事件

赵某，女，38岁，因琐事与家人发生口角，遂自服药水1小瓶，随后开始腹痛、恶心，并呕吐一次，吐出物有大蒜味，逐渐神志不清，大小便失禁，全身多汗，急诊就医。既往体健，无肝、肾、糖尿病史，无药物过敏史，月经史、个人史及家族史无特殊。

查体：体温36.5℃，脉搏60次/分，呼吸30次/分，血压110/80mmHg，平卧位，神志不清，呼之不应，压眶上有反应，皮肤湿冷，肌肉颤动，巩膜不黄，瞳孔呈针尖样，对光反射弱，口腔流涎，肺叩诊呈清音，两肺较多哮鸣音和散在湿啰音，心界不大，心率60次/分，律齐，无杂音，腹平软，肝脾未触及，下肢不肿。

【问题】

1. 患者可能是哪种原因引起的中毒？诊断依据是什么？

2. 如果需要确切诊断，还需要进行哪些进一步检查？

3. 此种中毒的治疗原则是什么？

一、概述

农药（pesticides）指用于预防、消灭或者控制危害农业、林业的病、虫、草和其他有害生物以及有目的地调节植物、昆虫生长的化学合成物或者来源于生物、其他天然物质的一种物质或者几种物质的混合物及其制剂。

（一）分类

1. 按防治对象 分为杀虫剂、杀螨剂、杀菌剂、杀线虫剂、除草剂、杀鼠剂和植物生长调节剂等。

2. 按农药来源 分为矿物源农药、生物源农药和化学合成农药三大类。

3. 按农药原药的毒性 分为高（剧）毒农药、中毒农药、低毒农药等。

4. 按化学结构 分为无机化学农药和有机化学农药。目前无机化学农药品种很少，而有机化学农药的种类较多，主要包括有机氮类、有机磷类、有机氯类、氨基甲酸酯类、拟除虫菊酯类、杂环类、醚类、脲类、脒类、酮类等。

（二）安全管理

根据《农药管理条例》的规定，农药生产必须持有农药登记证和生产许可证，农药经营必须获得经营许可证，农药使用必须按照标签规定的使用范围和安全间隔期使用，严禁超范围使用。剧毒和高毒农药禁止用于卫生害虫防治，禁止用于蔬菜、水果、茶叶、菌类、中草药材的生产，以及水生植物的病虫害防治。截至2022年3月底，我国已禁限用70余种农药。

（三）中毒预防

农药可经皮肤、呼吸道、消化道及破损的伤口摄入，当进入人体内的农药量超过人体耐受量时，会发生农药中毒。职业接触包括从事农药生产及使用农药的人员。预防职业性农药中毒必须做好如下工作。

1. 严格遵守农药安全使用规程，做到科学、合理使用农药。

2. 生产设备、管道密闭，自动化生产，作业场所保持通风。

3. 合理配备使用个体防护用品，特别注意呼吸及皮肤防护。

4. 加强卫生保健，凡体弱多病者、患皮肤病或其他疾病尚未康复者，以及哺乳期、妊娠期、经期的妇女和皮肤损伤未愈者不得施药。职业禁忌者不得上岗或及时调离生产岗位。

知识拓展

我国开展专项整治活动，确保"舌尖上的安全"

近年来，各地农业农村部门组织农业综合行政执法机构按照"四个最严"的要求，积极履职、主动出击，针对农兽药残留、非法添加、违禁使用和私屠滥宰等突出问题，加大执法力度，与公检法机关合作，严厉打击违法违规行为，保障农产品质量和安全。2020年，开展农产品质量安全专项整治"利剑"行动，共动用监管执法人员586.8万人次，检查了321.6万家生产经营主体，查处了2.9万个问题，全年农产品的例行监测合格率达到了97.8%。在此过程中，河北、安徽、浙江、天津、宁夏等地的农业农村部门敢于直面问题，果断执法，严肃对待问题线索，深入追踪问题源头，查处了一批典型的农产品质量安全案件，有效震慑了违法行为，为确保人民群众"舌尖上的安全"贡献了力量。

二、有机磷农药

有机磷农药是目前我国生产和使用最多的一类农药，有机磷中毒也是最常见的一类职业危害。有机磷农药绝大部分为杀虫剂，如对硫磷、内吸磷、马拉硫磷、乐果、敌百虫、敌敌畏等。

（一）理化特性

大多呈油状或结晶状，工业品呈淡黄色至棕色，除敌百虫和敌敌畏之外，大多有蒜臭味。一般不溶于水，易溶于有机溶剂，如苯、丙酮、乙醚、三氯甲烷及油类。遇到光和热时都比较稳定，遇碱易分解破坏，敌百虫除外。敌百虫为白色结晶，能溶于水，遇碱可转变为毒性较大的敌敌畏。

（二）接触机会

1. 有机磷农药的生产、运输、保存、使用等环节。
2. 被污染的产品、水体、土壤等。

（三）毒理作用

有机磷农药可通过消化道、呼吸道及完整的皮肤和黏膜吸收进入体内。吸收后的农药迅速随血液分布到全身各组织器官，其中以肝浓度最高，其次是肾、肺、脾，也可透过血脑屏障进入脑组织，还能穿过胎盘屏障到达胎儿体内。人体内的有机磷农药通常能迅速代谢，无明显蓄积效应。代谢物主要经肾随尿液排出，少部分随粪便排出。

有机磷农药可在体内与胆碱酯酶结合，形成的磷酰化胆碱酯酶使胆碱酯酶活性受到抑制，不能发挥分解乙酰胆碱的作用，导致乙酰胆碱在组织中过量蓄积，使胆碱能神经过度兴奋，引起毒蕈碱样、烟碱样和中枢神经系统症状。代谢产物中的某些酯烃基及芳烃基磷酸酯类化合物有迟发性神经毒作用，可引起迟发性神经病变。此毒作用与胆碱酯酶活性无关。

重症有机磷农药中毒也可引起心肌损害，可能系有机磷直接对心脏产生毒性所致。

（四）临床表现

1. 急性中毒　中毒症状出现存在时间差异，通常与毒物进入机体的途径和剂量等因素有关。一般而言，经呼吸道吸入的患者可在数分钟至半小时内发病；经消化道吞服的患者在10分钟至2小时内发病；经皮肤吸收进入机体的患者可在2～6小时后发病。患者以神经肌肉系统功能障碍为主要特征，称为急性胆碱能危象，主要表现如下。

（1）毒蕈碱样症状：又称为"M样症状"，为有机磷中毒主要症状。主要由腺体分泌增加和平滑肌痉挛引起。前者表现为多汗、流口水、呼吸道分泌物增加，进而咳嗽、气喘、呼吸困难等；后者表现为瞳孔缩小、视物模糊、恶心、呕吐、腹痛、腹泻、大小便失禁等。

（2）烟碱样症状：又称为"N样症状"，是由于大量乙酰胆碱蓄积过度刺激神经肌肉引起的。主要表现为全身肌肉的抽搐、痉挛、震颤，随后肌张力减弱或瘫痪，呼吸肌麻痹的严重患者可出现呼吸的衰竭甚至停止。

（3）中枢神经系统症状：患者早期可出现头晕、烦躁、头痛、抽搐等表现，严重者可出现昏迷、呼吸暂停、循环衰竭等危急症状。

（4）全身多个器官和系统的损害，常见症状如下。①呼吸道症状：包括鼻漏（流鼻涕）、喘息、胸部紧迫感等。②消化道症状：包括消化道炎症、溃疡或出血，部分患者可出现肝大、转氨酶升高的表现。③心血管症状：早期可出现心动过速、高血压等症状，晚期出现心动过缓、低血压等症状，心电图可表现为心律失常。④肾损伤：包括蛋白尿和血尿，严重者可诱发急性肾衰竭。⑤皮肤和黏膜症状：接触部位可出现过敏性皮炎，部分患者伴有水疱或脱皮。⑥肌肉骨骼症状：严重者可出现肌肉组织的溶解和破坏，如横纹肌溶解症。

2. 迟发性中毒综合征　少数重度中毒患者在临床症状消失后2～3周出现周围神经及脊髓病变，主要表现为感觉、运动神经损害。

3. 慢性中毒 多见于农药厂工人，由于长期接触有机磷农药所致，特点为胆碱酯酶活力明显降低，但症状较轻，主要表现为类神经症，部分患者出现毒蕈碱样症状。

4. 致敏作用和皮肤损害 有些有机磷农药具有致敏作用，可引起支气管哮喘、接触性皮炎或过敏性皮炎。

（五）诊断

依据《职业性急性有机磷杀虫剂中毒诊断标准》（GBZ 8—2002），根据短时间接触较大量有机磷杀虫剂的职业史，以自主神经、中枢神经和周围神经系统症状为主的临床表现，结合血液胆碱酯酶活性的测定，参考作业环境的劳动卫生调查资料，进行综合分析，排除其他类似疾病后，方可诊断。

1. 急性中毒

（1）轻度中毒：短时间内接触较大量有机磷杀虫剂后，在24小时内出现较明显的毒蕈碱样自主神经和中枢神经系统症状，如头晕、头痛、乏力、恶心、呕吐、多汗、胸闷、视物模糊、瞳孔缩小等。全血或红细胞胆碱酯酶活性一般在50% ～ 70%。

（2）中度中毒：在轻度中毒基础上，出现肌束震颤等烟碱样表现。全血或红细胞胆碱酯酶活性一般在30% ～ 50%。

（3）重度中毒：除上述胆碱能兴奋或危象的表现外，具有下列表现之一者：①肺水肿。②昏迷。③呼吸衰竭。④脑水肿。全血或红细胞胆碱酯酶活性一般在30%以下。

2. 中间期肌无力综合征 在急性中毒后1 ～ 4天，胆碱能危象基本消失且意识清晰，出现肌无力为主的临床表现者。

（1）轻型：具有下列肌无力表现之一者。①屈颈肌和四肢近端肌肉无力，腱反射可减弱。②部分脑神经支配的肌肉无力。

（2）重型：在轻型中间期肌无力综合征基础上或直接出现下列表现之一者。①呼吸肌麻痹。②双侧第Ⅸ对及第Ⅹ对脑神经支配的肌肉麻痹造成上气道通气障碍者。高频重复刺激周围神经的肌电图检查，可引出肌诱发电位波幅呈进行性递减。全血或红细胞胆碱酯酶活性多在30%以下。

3. 迟发性多发性神经病 在急性重度和中度中毒后2 ～ 4周，胆碱能症状消失，出现感觉、运动型多发性神经病。神经–肌电图检查显示神经源性损害。全血或红细胞胆碱酯酶活性可正常。

（六）处理原则

1. 急性中毒 立即将患者移离中毒现场，脱去污染衣服，用肥皂水或清水彻底清洗污染的皮肤、头发、指（趾）甲；眼部受污染时，迅速用清水或2%碳酸氢钠溶液清洗。轻度中毒者可单用阿托品等抗胆碱药；中度和重度中毒者，合用阿托品和胆碱酯酶复能剂（氯解磷定、碘解磷定等）。两药合并使用时，阿托品剂量应较单用时减少。

对症和支持治疗。中度和重度中度患者临床表现消失后仍应继续观察数天，并避免过早活动，防止病情突变。

2. 中间期肌无力综合征 在治疗急性中毒的基础上，主要给予对症和支持治疗；重度呼吸困难者，及时建立人工气道、进行机械通气，同时积极防治并发症。

3. 迟发性多发性神经病 可给予中、西医对症和支持治疗及运动功能的康复锻炼。

4. 其他处理 急性轻度和中度以及轻型中间期肌无力综合征治愈后，1 ～ 2个月内不宜接触有机磷杀虫剂；重度中毒和重型中间期肌无力综合征治愈后，3个月内不宜接触有机磷杀虫剂。迟发性多发性神经病，应调离有机磷作业。根据恢复情况，安排工作或休息。如需进行致残鉴定，按《劳动能力

鉴定　职工工伤与职业病致残等级》（GB/T 16180—2014）处理。

（七）预防措施

生产性农药中毒主要发生在农药生产场所和施药过程。在农药制造的合成、加工、包装过程中，特别是进（出）料、分装和设备维修等环节，作业场所生产环境中农药浓度较高，经呼吸道、皮肤吸收风险较大，易导致中毒。在农药施药过程中，特别是在配药、喷洒和设备维护环节，皮肤、衣物均可能被农药污染；同时，如果在田间下风侧喷药和熏蒸施药时，还存在吸入可能。此外，在农药装卸、运输、供销和储存等环节，若出现包装破损、农药外溢，同样易发生中毒。

1. 遵照农药安全操作规程

（1）在配药和拌种过程中，应当使用专用容器和工具，用后及时清洗，避免污染水源和鱼塘。同时，需要妥善保管毒种，以防误食。

（2）喷药时严格遵守操作规程，防止农药污染皮肤或吸入中毒。大风天气、雨天及中午高温时应停止喷药。

（3）注意维护、保管施药工具，防止发生阻塞、漏水等故障，严禁用口吹喷头和滤网。

（4）在施药过程中，应注意采取以下个人防护措施：穿长袖衣服、长裤，使用塑料薄膜围裙、裤套和鞋套等；在皮肤上涂抹肥皂可以减少农药通过皮肤吸收的可能性；戴碱液纱布口罩可防止吸入中毒；在配药和检修喷药工具时，务必戴上胶皮手套；施药时不允许吸烟或进食，避免用手擦脸或揉眼；如果皮肤被污染，立即用肥皂水洗净；污染的工作服应先用碱水浸泡，然后用清水彻底清洗。

（5）在施用了高毒农药的田间要树立标志，在一定时间内禁止放牧、割草等，以防止人、畜中毒。

2. 加强农药管理，限制用药范围

（1）农药的运输应该由专人负责，严禁与食品和日用品混装运输。在装卸过程中，需注意防止并及时处理包装的破损和泄漏情况。对于被农药污染的地面、包装材料和工具等，可以使用1%碱水进行处理。

（2）严格履行农药的保管和发放手续。剧毒农药应设置专仓、专柜保管，不可与粮食等食品及饲料混放。

（3）严格按照规定使用农药，如剧毒农药不能用于防治蔬菜、成熟期粮食和果树的害虫等。

3. 其他预防措施

（1）接触农药的人员应接受健康检查：患有神经或精神疾病、肝肾疾病，未成年人，妊娠和哺乳期妇女，以及血液中胆碱酯酶活性明显低于正常水平的个体均不适宜从事农药生产及施药工作。

（2）严格控制施药人员作业时间：一般每天不超过6小时，连续施药3～5天应休息1天。

（3）在施药季节，技术人员和医务人员需要深入田间进行安全用药宣传，组织医学问诊活动，及时发现和处理中毒患者。

三、拟除虫菊酯类农药

（一）理化特性

拟除虫菊酯类农药是模拟天然除虫菊素由人工合成的一类杀虫剂，有效成分是天然菊素。通常不溶于水或难溶于水，可溶于有机溶剂，对光、热和酸稳定，遇碱（pH＞8）易分解。

（二）接触机会

1. 拟除虫菊酯类农药的生产、运输、保存、使用等环节。

2．被污染的食品、水体、土壤等。

（三）毒理作用

拟除虫菊酯类农药可经消化道、呼吸道和黏膜进入体内，因其脂溶性小，不易经完整皮肤吸收，胃肠道吸收也不完全。进入机体后，可随血流分布全身，其中神经系统、肝肾浓度较高。

拟除虫菊酯类农药进入体内，在肝微粒体混合功能氧化酶（MFO）和拟除虫菊酯酶的作用下，进行氧化和水解等反应而生成酸、醇等水溶性代谢产物及结合物，主要经肾由尿液排出，少量随粪便排出体外。

目前尚未发现拟除虫菊酯类农药有致癌、致畸和突变作用。

（四）临床表现

1. 皮肤和黏膜刺激 眼可出现疼痛、畏光、流泪、眼睑红肿、球结膜充血及水肿等症状；面部等体表暴露部位，可出现瘙痒、蚁走、烧灼等异常感觉，可伴有局部红色粟粒样丘疹。

2. 全身症状 头晕、头痛、乏力、恶心、呕吐等，症状一般较轻；较重者可出现呼吸困难、流涎、肌肉抽动等症状；严重者阵发性抽搐、意识障碍、中毒性肺水肿，可致呼吸、循环衰竭而死亡。

3. 变态反应 溴氰菊酯可引起类似枯草热的症状，也可诱发过敏性哮喘。

（五）诊断

依据《职业性急性拟除虫菊酯中毒诊断标准》（GBZ 43—2002），根据短期内密切接触较大量拟除虫菊酯的职业史，出现以神经系统兴奋性异常为主的临床表现，结合现场调查，进行综合分析，并排除有类似临床表现的其他疾病后，方可诊断。

1. 轻度中毒 除上述临床表现外，出现明显的全身症状，包括头痛、头晕、乏力、食欲缺乏及恶心、呕吐并有精神萎靡、口腔分泌物增多，或肌束震颤者。

2. 重度中毒 除上述临床表现外，具有下列一项者：①阵发性抽搐。②重度意识障碍。③肺水肿。

（六）处理原则

立即脱离事故现场，有皮肤污染者立即用肥皂水等碱性液体或清水彻底清洗。急性中毒以对症治疗为主，重度中毒者同时加强支持治疗。拟除虫菊酯与有机磷混配的杀虫剂急性中毒者，应先根据急性有机磷杀虫剂中毒的治疗原则进行处理，而后给予对症治疗，肌内或静脉注射解痉剂控制抽搐是重症患者救治成功的关键。

（七）预防措施

职业禁忌证为严重的皮肤疾病。其他预防措施同有机磷农药。

本章小结

教学课件

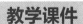

执考知识点总结

本章涉及的2019版及2024版公共卫生执业助理医师资格考试考点对比见表3-2。

表3-2 2019版及2024版公共卫生执业助理医师资格考试考点对比

单元	细目	知识点	2024版	2019版
生产性毒物与职业中毒	概述	（1）毒物与职业中毒的概念	√	√
		（2）毒物的来源和存在形态	√	√
		（3）毒物进入机体的途径和代谢	√	√
		（4）影响毒物对机体毒作用的因素	√	√
		（5）职业中毒的诊断	√	√
		（6）职业中毒的预防	√	√
	金属和类金属中毒	（1）铅：接触机会、慢性铅中毒的临床表现和治疗、铅中毒的预防	接触机会（新增）、铅对血红素合成的影响（删除）	√
		（2）汞：接触机会、汞中毒的临床表现和治疗、汞中毒的预防	接触机会（新增）、汞中毒的临床表现和治疗（修订）	√
	刺激性气体中毒	（1）概念、毒作用表现	概念（新增）	√
		（2）急性中毒的临床表现、急救和治疗	√	√
		（3）刺激性气体中毒的预防	√	√
		（4）氯气：理化特性、接触机会、临床表现和急救	理化特性（新增）、接触机会（新增）、急救（新增）、毒理（删除）	√
	窒息性气体中毒	（1）概念、种类、毒作用表现	概念（新增）、毒作用表现（新增）	√
		（2）一氧化碳：理化特性、接触机会、临床表现和急救	理化特性（新增）、接触机会（新增）、急救（新增）、毒理（删除）	√
		（3）硫化氢：理化特性、接触机会、临床表现和急救	新增	

单元	细目	知识点	2024版	2019版
生产性毒物与职业中毒	有机溶剂中毒	（1）有机溶剂的毒作用特点	√	√
		（2）苯：理化特性、接触机会、临床表现、预防	理化特性（新增）、接触机会（新增）、毒理（删除）	√
		（3）甲苯和二甲苯：理化特性、接触机会、临床表现	理化特性（新增）、接触机会（新增）、毒理（删除）	√
	苯的氨基和硝基化合物中毒	（1）毒作用的共同点	√	√
		（2）苯胺：理化特性、接触机会、临床表现和急救	理化特性（新增）、接触机会（新增）、毒理（删除）	√
	高分子化合物生产中的毒物中毒	（1）高分子化合物的毒作用	√	√
		（2）氯乙烯：理化特性、接触机会、临床表现、预防	理化特性（新增）、接触机会（新增）、毒理（删除）	√
	农药中毒	（1）有机磷农药：理化特性；接触机会；临床表现和处理原则	理化特性（新增）、接触机会（新增）、毒理（删除）、预防（删除）	√
		（2）拟除虫菊酯类农药：接触机会；临床表现和处理原则	接触机会（新增）	√

拓展练习及参考答案

（徐志勇 陈晓敏 张玉领）

第四章 生产性粉尘与尘肺

素质目标： 培养学生创新严谨的学习习惯，精益求精的学习态度；树立"以人为本"的职业健康观，关爱接尘工作者健康，关心尘肺病患者。

知识目标： 掌握生产性粉尘的来源与分类、生产性粉尘的理化特性及其卫生学意义、生产性粉尘对人体呼吸系统的影响、尘肺的概念与分类、尘肺的诊断与预防，矽尘、矽肺的概念、影响矽肺发病的因素、矽肺的病理改变、矽肺的X线表现及并发症，煤矿粉尘的接触机会、煤工尘肺的病理变化；熟悉硅酸盐尘肺概述、石棉的接触机会、石棉肺病理变化与X线表现、石棉粉尘的致癌性；了解矽肺的发病机制、尘肺患者的处理、其他硅酸盐尘肺。

能力目标： 明确生产性粉尘对健康的危害，能够利用所学知识进行健康宣教，减少尘肺病的发生；能够对作业场所粉尘进行检测，保障接尘工作者权益。

案例导入

【案例】

尘肺病的诊断

王某，男，1956年2月出生，无吸烟史，1980年4月开始成为金矿井下凿岩工，接触含游离二氧化硅粉尘22年10个月。1999年9月患者开始感胸闷、憋气，并逐年加重，伴咳嗽、咳少量白色黏痰，易咳出，无痰中带血丝，无发热，盗汗。2003年3月，经某市职业病诊断机构诊断为二期硅沉着病（矽肺），2007年5月确诊为三期矽肺。自2005年11月至2007年9月，患者胸闷、憋气症状明显加重，双侧反复发生自发性气胸共10余次，其中7次肺组织压缩超过70%，病情危急。随着病情加重，自发性气胸病程越来越长，气胸发生间期缩短，引流越来越困难，后期胸腔闭式引流常需2根插管，引流时间长达2个月。

X线胸片显示，双肺野可见密集度2级的q/p型阴影，双上肺有大于2cm×1cm大阴影，双肺多发肺大疱。CT示双肺弥漫性气肿，多发性大疱，大量小阴影及左上肺3.7cm×4.3cm大阴影。肺功能检查示，用力肺活量占预计值的百分比为35.5%；第1秒用力呼气量19%，重度混合型通气功能障碍。

【问题】

1. 该患者应该诊断为哪种疾病？诊断依据是什么？
2. 矽肺的并发症包括哪几类？
3. 生产性粉尘的预防要点有哪些？

核心知识拆解

第一节 概 述

一、生产性粉尘

生产性粉尘是指在生产过程中产生的并能长时间飘浮于生产环境空气中的固体颗粒。生产性粉尘是污染作业环境，损害劳动者健康的重要职业性有害因素，可引起包括尘肺病在内的多种职业性肺部疾病。

（一）生产性粉尘的来源与接触机会

生产性粉尘的来源非常广泛。传统行业如矿山开采、隧道开凿、建筑、运输等；冶金和机械制造工业中的原料准备和矿石粉碎、筛分、选矿、配料；耐火材料、玻璃、水泥、陶瓷等工业的原料加工、打磨、包装；皮毛、纺织工业的原料处理；化学工业中固体颗粒原料的加工处理、包装等，均会产生大量粉尘。

（二）生产性粉尘的分类

1. 根据粉尘的性质分类 根据粉尘性质可以将粉尘分为无机粉尘、有机粉尘和混合性粉尘。

（1）无机粉尘：①金属性粉尘，如铅、锰、铁等及其化合物粉尘。②矿物性粉尘，如石英、石棉、滑石、煤、稀土等。③人工合成的无机粉尘，如金刚砂、水泥、玻璃纤维等。

（2）有机粉尘：①植物性粉尘，如棉、麻、谷物、甘蔗、烟草、木尘等。②动物性粉尘，如皮毛、丝、骨、角质粉尘等。③人工合成的有机粉尘，如合成树脂、橡胶、人造有机纤维粉尘等。

（3）混合性粉尘：在生产环境中，多数情况下为两种以上粉尘混合存在，如煤矿工人接触的煤矽尘、金属制品加工研磨时的金属和磨料粉尘、皮毛加工的皮毛和土壤粉尘等均为混合性粉尘。

2. 根据粉尘颗粒在空气中停留的状况分类 由于粉尘颗粒的组成成分不同，大小、形状不一，密度各异，为了便于测定和相互比较，目前统一采用空气动力学直径来表示粉尘颗粒大小。空气动力学直径（aerodynamic equivalent diameter，AED）是指某一种类的粉尘颗粒，不论其形状、大小和密度如何，如果它在空气中的沉降速度与一种密度为1的球形粒子的沉降速度一样，则这种球形粒子的直径即为该种粉尘颗粒的空气动力学直径。根据粉尘颗粒在空气中停留的时间，可以将粉尘分为以下几种。

（1）降尘：降尘一般是指AED大于10μm，在重力作用下可以沉降的颗粒状物质。生产环境中的降尘多来源于大块固体的破碎、燃烧及研磨粉碎。

（2）飘尘：飘尘指AED小于10μm的微小颗粒。由于这些颗粒粒径小、质量轻，故在生产环境中呈悬浮状态。由于飘尘的粒径小、在空气中停留的时间长，被人体吸入呼吸道的机会很大，容易对人体造成健康危害。

3. 根据粉尘粒子在呼吸道的沉积部位分类 研究发现，某些职业性疾病的发生与粉尘沉积在呼吸道的部位有关。如尘肺和肺气肿与肺泡区粉尘有关，支气管炎和其他阻塞性肺部疾病与沉积在支气管区的粉尘有关。为方便深入研究粉尘，卫生学专家对沉积在呼吸道不同部位的粉尘下了不同的定义。

（1）总尘：指可以进入呼吸道的所有粉尘的总称。技术上指用粉尘采样器按照标准方法在呼吸带测得的所有粉尘。理论上讲，真正的总尘指飘浮在生产环境空气中的所有粉尘颗粒，而粉尘采样器采集的粉尘仅是可吸入性粉尘。

（2）可吸入性粉尘：一般认为，AED小于15μm的粒子可进入呼吸道和胸腔，因此称为可吸入性粉尘（inhalable dust）。其中10～15μm的粒子主要沉积在上呼吸道，10μm以下的粒子可以进入呼吸道深部。

（3）呼吸性粉尘：AED小于5μm的粉尘粒子可以到达呼吸道深部和肺泡区，进入气体交换区域，称之为呼吸性粉尘（respirable dust）。

二、生产性粉尘的理化特性及其卫生学意义

根据生产性粉尘的来源、分类及其理化特性，可初步判断其对人体产生的危害性质和程度。影响生产性粉尘对机体危害特性的因素主要如下。

（一）粉尘的化学成分

工作场所空气中粉尘的化学组成成分是决定其对人体危害性质的重要因素。由于化学性质不同，粉尘可对人体产生炎症、纤维化、刺激、中毒、过敏等作用。如某些金属粉尘被机体吸收后进入血液循环，引起中毒；某些金属粉尘可导致过敏性哮喘或肺炎；含游离二氧化硅的粉尘可以致肺部纤维化。

成分相同的粉尘，由于化学结构或表面结构的差异，或者由于表面吸附或包裹其他化学成分的不同，对人体产生的毒作用也不同。如二氧化硅具有致纤维化的作用，而游离二氧化硅致纤维化作用远远大于结合型二氧化硅。另外，粉尘在空气中飘浮时间越长，其表面吸附的化学物质就会越多，吸附的这些物质可以增强其毒性，如吸附具有致癌性的多环芳烃类化合物，可使原本无致癌性作用的粉尘产生致癌作用。

（二）粉尘的浓度和接触时间

同一种粉尘，作业环境空气中浓度越高、接触时间越长，对人体产生的危害程度就越严重。暴露于低浓度的粉尘，因人体呼吸系统的屏障及清除作用，可以及时将其清除，产生的损伤相对较小。高浓度或长时间暴露于生产性粉尘，因人体不能及时清除而产生蓄积作用，因此可造成明显的损伤。

（三）粉尘的分散度

分散度是指物质被粉碎的程度，以粉尘粒径大小的数量或质量组成百分比来表示，前者称为粒子分散度，后者称为质量分散度。粒径小的颗粒越多，粉尘的粒子分散程度越高；质量小的颗粒占总质量百分比越大，质量分散度越高。

粉尘被机体吸入的机会与其在空气中的稳定程度和分散度有关。粉尘分散度越高，其在空气中飘浮的时间越长，沉降速度也就越慢，被人体吸入的机会就会增加。

分散度越高，粉尘的单位体积总表面积越大，越易参与理化反应，对人体的危害也就越大。总表面积大的粉尘其表面吸附能力增强，有害物质的吸附量增加，对人体的危害也越大。

粉尘的分散度还与粉尘在呼吸道的阻留部位有关。粉尘粒子的直径、密度、形状直接影响着粉尘在呼吸道各部位的阻留沉降率。因此呼吸性粉尘对人体的危害最严重。

（四）粉尘的溶解度

溶解度高的粉尘常在上呼吸道溶解吸收，如某些含有铅、砷等有毒成分的粉尘可在上呼吸道溶解吸收，其溶解度越高，对人体的毒作用越强；相对无毒的粉尘，如面粉，其溶解度越大，毒作用越弱。溶解度低的粉尘在上呼吸道不能溶解，往往可以进入呼吸道深部，在体内可产生持续性作用。如石英粉尘，由于难以溶解，可进入呼吸道深部，对人体产生持续性的危害。

（五）粉尘的硬度和形状

粒径较大、外形不规则、质地坚硬的粉尘可引起呼吸道黏膜的机械性损伤。例如某些形态呈纤维状且质地坚硬的粉尘，进入呼吸道后可以穿透肺组织，到达胸膜，对呼吸道和胸膜造成机械性损伤。当粉尘质量相同时，其形状越接近球形，在空气中沉降阻力越小，沉降速度越快。能够到达呼吸道深部的粉尘粒子，由于体积和质量小，肺泡环境湿润，并受肺泡表面活性物质的影响，对肺泡的机械性损伤作用可能不明显。

（六）粉尘的荷电性

物质在粉碎过程和流动过程中相互摩擦或吸附空气中的离子而带电荷。尘粒的荷电量与其粒径大小、比重、作业环境的湿度和温度有关。粉尘粒子的荷电性可影响其在空气中的稳定性以及其在呼吸道的阻留率。同性电荷相斥，增强了粉尘粒子在空气中的稳定度；异性电荷相吸，使粉尘粒子碰撞、聚集并沉降。一般来说，带有电荷的尘粒容易在呼吸道内被阻留。

（七）粉尘的爆炸性

可氧化的粉尘，如面粉、糖、亚麻、硫黄、铝、煤尘等，在达到一定的浓度时，一旦遇到明火、电火花和放电，会发生爆炸，导致安全生产事故。

（八）粉尘的放射性

有些粉尘，如稀土，其原料和产品中有少量的天然放射性钍（^{232}Th），天然钍属于低毒性放射性核素，^{232}Th的半衰期为1.4×10^{10}年，放射α粒子。

三、生产性粉尘进入人体的途径

生产性粉尘可通过呼吸、皮肤等途径进入人体，其中以呼吸道为主要途径。

（一）粉尘在呼吸道的过程

被人体吸入的粉尘，绝大部分经呼吸道呼出。可吸入性粉尘被吸入呼吸道后，通过撞击、重力沉积、截留、静电沉积、布朗运动而沉降在呼吸道，只有极少部分粉尘能进入肺泡区。粒径较大的尘粒在大气道分叉处可发生撞击沉降；随着气道变小，总截面积增大，气流减缓，尘粒由于重力作用沉降，阻留在各级气道壁表面。直径大于1μm的粒子大部分通过撞击和重力沉积而沉降，沉降率与粒子的密度和直径的平方成正比；直径小于0.5μm的粒子主要通过空气分子的布朗运动沉积于小气道和肺泡壁；纤维状粉尘主要通过截留作用沉降。

（二）呼吸系统对粉尘的防御和清除

人体对吸入的粉尘具备有效的防御和清除作用，一般认为机体对粉尘的防御和清除有三道防线。

1. 鼻腔、喉、气管、支气管树的阻留作用 大量粉尘粒子随气流吸入呼吸道后，通过撞击、截留、动力沉积、静电沉积作用阻留于呼吸道表面。气道平滑肌对异物的反应性收缩可使气道截留面积缩小，减少含尘气流的进入，增大粉尘截留，并可启动咳嗽和喷射反射，排出粉尘。

2. 呼吸道上皮黏液纤毛系统的排出作用 呼吸道上皮的表层是黏液纤毛系统，由黏膜上皮细胞表面的纤毛和覆盖其上的黏液组成。正常情况下，阻留在气道内的粉尘黏附在气道表面的黏液层上，纤毛向咽喉方向有规律地摆动，将黏液层中的粉尘移出。有证据表明，虽然肺泡上皮表面未见纤毛，但其表面的黏液及黏着的尘粒也向支气管流动。但如果长期大量吸入粉尘，可破坏黏液纤毛系统的功能，导致其清除粉尘的能力降低，从而使粉尘在呼吸道滞留。

3. 肺泡巨噬细胞的吞噬作用 进入肺泡的粉尘黏附在肺泡腔表面，被肺泡巨噬细胞吞噬，形成尘细胞。大部分尘细胞通过自身阿米巴样运动及肺泡的舒张转移至纤毛上皮表面，再通过纤毛运动而清除。绝大部分粉尘通过这种方式在24小时内被清除；极少部分尘细胞因粉尘的毒性作用而受损、坏死、崩解，其吞噬的粉尘再一次游离在肺泡腔，被新的巨噬细胞重新吞噬，如此循环往复；还有小部分粉尘从肺泡腔间隙或破损处进入肺间质，然后被肺间质的巨噬细胞吞噬形成尘细胞，部分尘细胞发生坏死、崩解释放出的尘粒可以再次被吞噬。此外，尘细胞和尘粒可以进入淋巴系统，沉积于肺门和支气管淋巴结，经淋巴循环进入血液循环到达其他脏器。

人体通过各种清除功能，可以排出进入呼吸道的97%～99%的粉尘，1%～3%的尘粒沉积在体内。如果长期吸入粉尘可削弱上述各项清除功能，导致粉尘过量沉积，造成肺组织病变。

（三）粉尘与皮肤、眼的接触作用

表皮层和真皮层对粉尘具有屏障作用，尘粒很难通过完整的皮肤进入人体。但如果粉尘携带了有毒有害物质，如苯胺、三硝基甲苯、金属等有机化合物，其可以被汗液溶解或黏着在皮肤上而进入体内，从而进入血液循环引起中毒。在皮肤发生破损或某些尖锐的粉尘损伤皮肤后，粉尘可以进入体内，作为异物被机体巨噬细胞吞噬后诱发炎症反应。粉尘还能阻塞毛囊、皮脂腺或汗腺。

一些尖锐且坚硬的粉尘颗粒，如金属粉尘，接触眼后，可通过机械性损伤造成眼部伤害。

四、生产性粉尘对健康的影响

所有粉尘对身体都是有害的，不同理化特性的生产性粉尘，可引起机体不同部位和程度的损害。如可溶性的有毒粉尘进入机体后，可引起中毒；某些硬度比较大的粉尘，可造成呼吸系统机械性损伤；有机粉尘可引起呼吸道炎症或过敏性呼吸系统疾病。

生产性粉尘对机体的损害是多方面的，直接的健康损害以呼吸系统为主，局部以刺激和炎性作用为主。

（一）对呼吸系统的影响

生产性粉尘对机体影响最大的是呼吸系统损害，可引起肺尘埃沉着病、粉尘沉着症、呼吸系统炎症和呼吸系统肿瘤等。

1. 肺尘埃沉着病（pneumoconiosis） 又称尘肺，是由于在生产环境中长期吸入生产性粉尘而引起的以肺组织纤维化为主的疾病。尘肺是职业病中影响最广、危害最严重的一类疾病。据统计，我国尘肺患者占职业病总人数的80%以上。

根据多年临床观察、胸部X线检查、病理解剖和实验室研究的资料，我国按照病因将尘肺分为五类。

（1）矽肺：由于长期吸入游离二氧化硅含量较高的粉尘而引起。

（2）硅酸盐肺：在生产环境中因长期吸入硅酸盐粉尘所引起，如石棉肺、滑石尘肺、云母尘肺、水泥尘肺。

（3）炭尘肺：由于长期吸入含煤尘及碳素为主的粉尘所引起，如石墨尘肺、炭黑尘肺。

（4）混合性尘肺：由于长期吸入含二氧化硅和其他成分的混合性粉尘所引起，如煤工尘肺。

（5）金属尘肺：由于长期吸入某些金属粉尘所引起，如铝尘。

2013年我国公布实施的《职业病分类和目录》规定了12种尘肺病名单，即矽肺、石棉肺、滑石尘肺、水泥尘肺、云母尘肺、煤工尘肺、石墨尘肺、炭黑尘肺、陶工尘肺、铝尘肺、电焊工尘肺、铸工尘肺，以及根据《尘肺病诊断标准》和《尘肺病理诊断标准》可诊断的其他尘肺病，共13种。

2. 有机粉尘引起的肺部病变　有机粉尘主要引起呼吸系统炎症和过敏反应，包括急慢性炎症、慢性阻塞性肺部疾病、支气管哮喘、过敏性肺炎等。不同类型的有机粉尘，其致病作用有差异，如吸入棉、亚麻粉尘引起的棉尘病，常表现为休息后第一天上班末出现胸闷、气急和/或咳嗽症状，可有急性肺通气改变；吸入带有霉菌孢子的植物性粉尘，或吸入被细菌或血清蛋白污染的有机粉尘可引起过敏性肺炎；吸入高分子化合物，如聚氯乙烯人造纤维粉尘，则可引起非特异性慢性阻塞性肺部疾病。

3. 金属肺病和硬金属病　有些生产性粉尘，如锡、铁、锑等金属及其化合物粉尘被吸入后，主要沉积于肺组织中，呈现异物反应，这类疾病又称金属及其化合物粉尘沉着病；接触硬金属钨、钛、钴等可引起硬金属病。

4. 呼吸系统肿瘤　有些粉尘本身为致癌物或含有人类肯定致癌物，如石棉、游离二氧化硅、镍、铬、砷等，含有这些物质的粉尘可能引发呼吸系统和其他系统肿瘤。此外，放射性粉尘也可能引起呼吸系统肿瘤。

5. 其他呼吸系统疾病　粉尘进入呼吸系统后，在其沉降部位会有大量巨噬细胞聚集，导致炎症反应，从而引起气管、支气管、肺部炎症及喘息性鼻炎和支气管哮喘等疾病。由粉尘诱发的肺组织纤维化、粉尘沉着病和炎症作用，可引起肺通气功能的改变，表现为阻塞性肺部疾病。尘肺病还常有并发症出现，如肺结核、肺气肿、肺心病等。

（二）局部作用

粉尘作用于呼吸道黏膜，早期引起呼吸道黏膜功能亢进，黏膜下毛细血管扩张、充血，黏液腺分泌增多；长期刺激可形成黏膜肥大性病变，然后由于黏膜上皮细胞营养不足，造成萎缩性病变，从而引起呼吸道抵御功能下降。皮肤长期接触粉尘可导致阻塞性皮脂炎、粉刺、毛囊炎、脓皮病等。金属粉尘还可引起角膜损伤、混浊。沥青粉尘可引起光感性皮炎。

（三）中毒作用

粉尘本身含有或者吸附的可溶性有毒物质，如铅、砷、锰等，可在呼吸道黏膜溶解吸收，从而导致相应中毒症状的出现。

五、生产性粉尘的控制与防护

无论发达国家还是发展中国家，生产性粉尘的危害都是非常普遍的，尤其以发展中国家更为严重。我国政府对粉尘控制工作一直给予高度重视，在防止粉尘危害和预防尘肺发生方面做了大量的工作。但是，我国接尘作业人数众多、产生粉尘的企业众多，而粉尘检测合格率却很低，因此，减少或消除粉尘危害任重而道远。

（一）粉尘危害的防护原则

目前，粉尘对人体造成的危害，尤其是尘肺病，尚无特效治疗方法，主要采取对症支持疗法。因此，预防粉尘危害，加强对粉尘作业的劳动防护管理十分重要。

1. 一级预防 是防护粉尘危害的根本措施。包括：①尽可能采用不含游离二氧化硅或其含量低的材料替代游离二氧化硅含量高的材料。②采用以工程防护措施为主的综合防尘，即改革生产工艺、革新生产设备、采用自动化操作、加强通风除尘、湿式作业等。③加强个人防护，为岗位工人配备防尘的面罩、口罩、眼镜、防护服、鞋、手套等。④加强健康教育，普及防尘的基本知识。⑤建立完善的工作制度和岗位工作流程，定期对工程防护措施进行维护和检修。⑥建立完整的健康管理制度，对工人上岗前进行健康检查，及时发现职业禁忌证。⑦对作业环境中存在的粉尘定期进行检测，及时发现问题，以便采取措施加强防护。

2. 二级预防 定期对在岗工人进行职业健康检查，对离岗的工人进行离岗时的医学检查，做到早发现、早诊断、早治疗。

3. 三级预防 对于已经确诊为尘肺病的职工，及时调离工作岗位，安排合理的治疗和疗养。

（二）综合防尘和降尘措施

综合防尘和降尘措施可以概括为"革、水、密、风、护、管、教、查"八字方针，对控制粉尘危害具有指导意义。

（1）革：即改革生产工艺和革新生产设备，这是消除粉尘危害的根本途径。如使用遥控操纵、计算机控制、隔室监控等措施，避免工人接触粉尘。

（2）水：即湿式作业，可减少粉尘的产生，防止粉尘飞扬，降低环境粉尘浓度。

（3）密：即将尘源密闭，对产生粉尘的设备尽可能在密闭环境中，如通风罩中，再与通风结合，经降尘处理后再排入大气。

（4）风：即加强通风及抽风除尘，包括：①局部机械通风，适用于工厂。在局部密闭尘源的基础上，进行局部机械通风，使密闭系统保持负压，粉尘不致飞扬出来。②全面机械通风，适用于矿井。有送风（将新鲜空气输入）和抽风（在生产场所排出含尘空气）两套系统，保证工作场所内良好的空气。

（5）护：即个人防护，是防尘、降尘措施的补充，也是防止粉尘进入呼吸系统的最后一道防线。个人防护用品包括防尘口罩、防尘眼镜、防尘安全帽、防尘衣、防尘鞋等。此外，应加强锻炼，增强体质，注意个人卫生。

（6）管：即防尘管理制度，包括经常性的维修和管理工作以及合理调配劳动组织，降低接尘人数，减少接尘时间。

（7）教：即加强劳动者的宣传教育，加强管理人员的培训。

（8）查：即定期检查环境空气中粉尘浓度和接尘者的定期体格检查。①体格检查：包括岗前、岗中、离岗后的体检。就业前健康检查的目的是发现职业禁忌证，对于患有活动性肺结核、各种严重的呼吸系统疾病、显著影响肺功能的疾病以及严重的心血管疾病等人群，均不得从事接尘工作。在岗期间的体检间隔应根据作业场所中粉尘的浓度及类型而定。离岗后体检的间隔可根据接触的粉尘的性质确定，粉尘的致纤维化程度越强，间隔时间越短。②粉尘浓度检测：定期测定生产环境空气中粉尘的浓度，及时发现超标的粉尘，以便采取有效措施，控制粉尘的浓度。

知识拓展

职业病防治法律、法规、标准逐步完善

中华人民共和国成立以来，我国政府陆续颁布了一系列的政策、法令、条例来防止粉尘危害。如1956年国务院颁布了《关于防止厂、矿企业中的矽尘危害的决定》；1987年颁布了《中华人民共和国尘肺防治条例》和修订了《粉尘作业工人医疗预防措施实施办法》；2002年开始实施《中华人民共和国职业病防治法》，并于2011年、2016年、2017年和2018年四次对该防治法进行修订，修订后的法律更加充分体现了职业病预防为主的方针，为控制粉尘危害和预防尘肺病提供了明确的法律依据。我国还从卫生标准上逐步制定、修订和完善了生产场所粉尘的职业接触限值，明确地确立了防尘工作的基本目标。2007年修订的《工作场所有害因素职业接触限值　第1部分：化学有害因素》（GBZ 2.1—2007）列出47种粉尘的8小时时间加权容许浓度，用超限倍数来限定短时间粉尘接触水平。

第二节　游离二氧化硅粉尘与矽肺

游离二氧化硅（SiO_2）在自然界中分布很广，是地壳的主要成分，95%的矿石中均含有数量不等的游离 SiO_2。游离 SiO_2 粉尘，俗称矽尘，石英中游离 SiO_2 含量达99%，故常以石英代表游离 SiO_2。游离 SiO_2 按照晶体结构可分为结晶型、隐晶型和无定型三种。结晶型 SiO_2 四面体排列规则，如石英、磷石英，存在于石英石、花岗石或夹杂于其他矿物内的硅石；隐晶型 SiO_2 的硅氧四面体排列不规则，主要有玉髓、玛瑙、火石和石英玻璃；无定型 SiO_2 主要存在于硅藻土、硅胶和石英熔炼产生的二氧化硅蒸气和空气中凝结的气溶胶中。

矽肺（silicosis）是由于在生产过程中长期吸入含游离 SiO_2 较高的粉尘所致的以肺组织纤维化为主的全身性疾病。我国矽肺病例约占尘肺病总病例的40%，位居第二位，是尘肺病中危害最严重的一种。一旦发病，即使脱离接尘作业，病情仍可缓慢进展，迄今无有效的治疗方法，给患者造成极大的经济负担和精神压力。

一、接触游离二氧化硅粉尘的主要作业

生产环境中，接触含有10%以上游离 SiO_2 的粉尘作业称为矽尘作业。常见的矽尘作业包括各种金属、非金属、煤炭等矿山采掘作业中的凿岩、掘进、爆破、运输等；修建公路、铁路、水利电力工程开挖隧道，采石、建筑、交通运输等行业和作业；冶金、制造、加工业等，如冶炼厂、石粉厂、玻璃厂、耐火材料厂生产过程中的原料破碎、研磨、筛分、配料等工序，机械制造业铸造车间的原料粉碎、配料、铸型、清砂、喷砂等生产过程，陶瓷厂原料准备，珠宝加工、石器加工等均能产生大量游离 SiO_2 粉尘。

二、影响矽肺发病的主要因素

矽肺发病主要与生产环境中粉尘的浓度、接尘时间、粉尘中游离 SiO_2 的含量、SiO_2 的晶型结构、粉尘的分散度、防护措施及接触者个体因素等有关。

（一）生产环境中粉尘的浓度与接触时间

生产环境中粉尘浓度越大，接触时间越长，造成的危害越大。矽肺发病一般较慢，接触低浓度游离 SiO_2 粉尘多在 15～20 年后才发病。但发病后，即使脱离粉尘作业，病变仍可持续发展。少数由于持续吸入高浓度、高游离 SiO_2 含量的粉尘，经 1～2 年即可发病，称为"速发型矽肺"（acute silicosis）。还有些接尘工作者，虽然接触较高浓度的矽尘，但接触时间不长，在脱离矽尘作业时 X 线胸片未发现明显异常，或发现异常但尚不能诊断为矽肺，在脱离粉尘作业若干年后被诊断为矽肺，称为"晚发型矽肺"（delayed silicosis）。

（二）游离 SiO_2 含量及类型

粉尘中游离 SiO_2 含量越高，矽肺发病时间越短，病情越严重。SiO_2 晶体结构不同，致纤维化能力也不同，依次为结晶型＞隐晶型＞无定型。

（三）粉尘分散度

粉尘分散度越高，小颗粒所占的比例越大，在空气中飘浮的时间越长，被人体吸入的机会就越大，越易发生矽肺。

（四）防护措施

防护措施越差，粉尘进入机体的机会就越大，越容易发生矽肺。

（五）个体因素

工人个体的因素，如营养状况、年龄、遗传、个体易感性、个人卫生习惯以及呼吸系统疾病对矽肺的发生也起一定的作用。既往患有肺结核以及其他慢性呼吸系统疾病者易罹患矽肺。

粉尘的浓度、分散度、接尘时间和防护措施等，决定了粉尘在肺内蓄积的量。粉尘在体内蓄积量与矽肺发生发展及病变程度密切相关。

三、矽肺发病机制

矽肺发病机制的探讨不仅对矽肺的早期诊断，而且对治疗和预防均具有十分重要的意义。矽肺发病机制至今未完全阐明，学者们提出了多种假说，如最初的机械刺激学说，到后来的化学溶解学说、硅酸聚合学说、免疫学说等，概括起来主要包括：①SiO_2 尘粒表面附有硅烷醇基团（活性基团，活性部位为羟基—OH），可与肺泡巨噬细胞膜构成氢键，产生氢的交换和电子交换，造成细胞膜通透性改变。②SiO_2 直接损害巨噬细胞膜，改变细胞膜通透性，促使细胞外钙离子内流，使细胞内钙离子浓度升高，造成巨噬细胞损伤及功能的改变。③尘细胞可释放活性氧（ROS），激活白细胞产生活性氧自由基，参与细胞膜脂质过氧化反应，引起细胞膜损伤。④巨噬细胞受损后释放白细胞介素-1（IL-1）、肿瘤坏死因子（TNF）、转化生长因子β（TGF-β）等各种细胞因子，这些因子参与刺激成纤维细胞增生或网织纤维及胶原纤维的合成。⑤肺泡 I 型上皮细胞在矽尘作用下，变性肿胀，脱落，当肺泡 II 型上皮细胞不能及时修补时，基底膜受损，暴露间质，激活成纤维细胞增生。⑥巨噬细胞损伤或凋亡释放脂蛋白等，可成为自身抗原，刺激产生抗体，抗原抗体复合物沉积于胶原纤维上发生透明变性。但这些假说均不能圆满解释其发病过程。矽肺发病是一个复杂的过程，与 SiO_2 本身的理化特性、巨噬细胞的坏死及机体本身的免疫反应作用有关。

四、矽肺的病理改变

早期矽肺患者肺体积增大，晚期肺体积缩小，呈黑白或灰白色，似花岗岩样。肺重量增大，一般含气量少，入水下沉。质地硬如橡皮，弹性降低。

矽肺病理形态可分为结节型、弥漫性间质纤维化型、矽性蛋白沉积和团块型。其中矽结节形成和弥漫性间质纤维化是矽肺的基本病理改变，矽结节是矽肺的特征性病理改变。

（一）结节型矽肺

结节型矽肺是由于长期吸入游离 SiO_2 含量较高的粉尘而引起的肺组织纤维化，典型病变为矽结节。肉眼观，矽结节隆起于肺表面，呈半球形。先在肺门淋巴结内形成，逐渐在肺小叶间隔、肺泡周围和胸膜上出现，大小为 $1 \sim 5mm$。镜下观，可见不同发育阶段和类型的矽结节。早期矽结节胶原纤维排列疏松，胶原纤维间有大量尘细胞和成纤维细胞。随着矽结节的成熟，胶原纤维越来越粗大密集，细胞越来越少，最终胶原纤维发生透明性变，中心管腔受压，成为典型矽结节。典型矽结节横断面似葱头，为圆形或椭圆形，由胶原纤维构成，胶原纤维呈同心圆层状排列，中心或偏侧为一闭塞的小血管或小气管。

粉尘中 SiO_2 含量越高，矽结节形成时间越长，结节越成熟、典型。有的矽结节直径虽然很小，但很成熟，中心出现钙盐沉积，多见于长期吸入游离 SiO_2 含量高的低浓度粉尘引起的进展缓慢的病例，淋巴结内也可见矽结节。

（二）弥漫性间质纤维化型矽肺

弥漫性间质纤维化型矽肺多见于长期吸入含游离 SiO_2 浓度较低的粉尘，或虽然游离 SiO_2 含量较高，但累计接尘总量较少的病例。病变进展缓慢，以肺间质弥漫性纤维化为主，主要在肺泡、肺小叶间隔及小血管和呼吸性细支气管周围，纤维组织呈弥漫性增生，相互连接呈放射状、星芒状，肺泡容积缩小，偶有大块纤维化形成。其间夹杂粉尘颗粒和尘细胞。

（三）矽性蛋白沉积

矽性蛋白沉积多见于短期内接触高浓度、高分散度的游离 SiO_2 粉尘的年轻工人，又称急性矽肺。病理特征为肺泡腔内有大量乳白色的蛋白分泌物，称为矽性蛋白，随后可伴有纤维增生，形成小纤维灶乃至矽结节。

（四）团块型矽肺

团块型矽肺可见矽结节增多、增大、融合，其间继发纤维化病变，融合扩展而形成团块状。多见于两肺上叶后段和下背段，一般由上述类型矽肺进一步发展，病灶融合而形成。肉眼观，病灶为黑色或灰黑色，索条状，呈圆锥、条索状或不规则形，界限清晰，质地坚硬；切面可见原结节轮廓、索条状纤维束、薄壁空洞等病变。镜下观，可见结节型、弥漫性间质纤维化型病变、大量胶原纤维增生及透明性变，还可见被压神经、血管及所造成的营养不良性坏死、薄壁空洞及钙化病灶；萎缩的肺泡组织泡腔内充满尘细胞和粉尘，周围肺泡壁破裂呈代偿性肺气肿，贴近胸壁形成肺大疱；胸膜增厚，广泛粘连。病灶如被结核菌感染，则会形成矽肺结核病灶。

多数矽肺病例，由于长期吸入混合型粉尘，兼有结节型和弥漫性间质纤维化型病变，难分主次，称混合型矽肺；有些严重病例兼有团块型病变。

五、矽肺的临床表现

（一）症状与体征

肺具有很强的代偿功能，即使X线胸片已呈现典型矽肺影像，患者也可长时间无明显症状。早期患者多无明显症状和体征，少数患者两肺可闻及呼吸音粗糙、减弱或干啰音；支气管痉挛时可闻及哮鸣音，合并感染可有湿啰音。随着病情进展，或有合并症时，可出现胸闷、气促、胸痛、咳嗽、咳痰等症状和体征，但症状的严重程度和X线胸片表现的严重程度不一定平行。

（二）X线胸片表现

矽肺X线影像是矽肺病理改变在X线胸片上的反映，因病变组织和正常组织对X线吸收率的不同，X线胸片改变表现为病变组织呈现发白的圆形或不规则形阴影。一般用小阴影、大阴影等术语来描述矽肺X线胸片改变，作为矽肺诊断的依据。X线胸片的其他表现，如肺门改变、肺气肿、肺纹理和胸膜改变等也有重要参考价值。

1. 小阴影 指肺野内直径或宽度不超过10mm的阴影，根据形态可分为圆形和不规则形，其中以圆形表现为主。

（1）圆形小阴影：是矽肺最常见和最重要的一种X线影像，呈圆形或近似圆形，散在、孤立、边缘整齐或不整齐，直径小于10mm，其病理基础是结节型矽肺。按直径大小进一步分为p（<1.5mm）、q（1.5～3.0mm）、r（3.0～10mm）三种类型。p型主要是不太成熟的矽结节或非结节性纤维化灶的影像，q型、r型小阴影主要是成熟和较成熟的矽结节，或为若干小矽结节的影像重叠。圆形小阴影早期多分布在两肺中下区，随病变进展，数量增多，直径增大，密度增加，可逐渐波及两肺上区。

（2）不规则形小阴影：多为接触游离SiO_2含量较低的粉尘所致矽肺患者的X线胸片影像，表现为粗细、长短、形态不一的致密线条状阴影。阴影可互不相连呈条索状，也可杂乱无章地交织在一起，呈网状或蜂窝状。其病理基础为肺间质纤维化。按其宽度进一步分为s（<1.5mm）、t（1.5mm～3.0mm）、u（3.0mm～10mm）三种类型。早期小阴影多弥漫分布于两肺中、下区，可随着病变进展而逐渐波及两肺上区。

2. 大阴影 指长径大于10mm的阴影，为晚期矽肺的重要X线表现，呈长条形、圆形、椭圆形或不规则形，可由圆形小阴影或不规则形小阴影增多、增粗、集结、重叠而成。其病理基础是团块状纤维化。大阴影多在两肺上区出现，逐渐融合成边缘较清楚、密度均匀一致的大阴影，形态多样，呈"八"字形对称出现，也有先在一侧出现。大阴影周围一般伴有肺气肿带的X线表现。

3. 肺纹理及肺门改变 肺纹理改变出现较早，但并非特异性改变。表现为肺纹理增多、增粗、扭曲、变形或交叉成网状。早期肺门阴影扩大、密度增高、边缘模糊不清，有时可见淋巴结增大，包膜下钙质沉着呈"蛋壳样钙化"。晚期矽肺时，因肺组织大量纤维化和团块形成，牵引肺门上举外移，肺纹理减少或消失，仅见肺门较粗大的血管、支气管而呈"残根"样改变。矽性蛋白沉积X线表现为双肺弥漫性细小的羽毛状或结节状浸润影，边界模糊，并可见支气管充气征。

4. 胸膜改变 胸膜粘连增厚，最早在肺底出现，可见肋膈角变钝或消失；晚期膈面粗糙，由于肺纤维组织收缩和膈胸膜粘连，呈"天幕状"阴影。

5. 肺气肿 多数为弥漫性肺气肿，部分为局限性、边缘性、灶周性肺气肿及泡性肺气肿，严重者可见肺大疱。

（三）肺功能改变

矽肺早期即有肺功能的损害，但由于肺代偿功能很强，临床功能检查多属正常。随着病变进展，肺组织纤维增多，肺弹性下降，可出现肺活量及肺总量降低；病变发展至弥漫性纤维化和并发肺气肿时，肺活量进一步降低，最大通气量减少；当肺泡大量损害、毛细血管壁增厚时，可引起肺弥散功能障碍。

（四）并发症

矽肺一旦出现并发症，病情进展加速，甚至可发生死亡。矽肺常见的并发症有肺结核、肺及支气管感染、自发性气胸及肺心病等，其中最常见、危害最大的是肺结核。矽肺一旦合并结核，可加速矽肺病情恶化，结核难以控制。矽肺并发结核是矽肺患者死亡最常见的原因。

六、诊断

（一）诊断原则和方法

根据可靠的生产性粉尘接触史、现场劳动卫生学调查资料，以及技术质量合格的X线高千伏或数字化摄影（DR）后前位胸片表现为主要依据，结合工作场所职业卫生学、尘肺流行病学调查资料和职业健康监护资料，参考临床表现和实验室检查，排除其他肺部类似疾病后，对照尘肺诊断标准片作出尘肺病的诊断和X线分期。劳动者临床表现和X线胸片符合尘肺病的特征，在没有证据否定其与接触粉尘之间存在必然联系的情况下，可由有诊断资质的尘肺病诊断专家组作出尘肺病诊断。

（二）鉴别诊断

尘肺病诊断时注意与下述疾病鉴别：急性和亚急性血行播散型肺结核、浸润型肺结核、肺含铁血黄素沉着症、肺癌、特发性肺间质纤维化、变态反应性肺炎、肺真菌病、肺泡微石症等。

（三）尘肺诊断标准

2015年，我国重新修订的《职业性尘肺病的诊断》（GBZ 70—2015）如下。

1. **尘肺壹期** 有下列表现之一者：①有总体密集度1级的小阴影，分布范围至少达到2个肺区。②接触石棉粉尘，有总体密集度1级的小阴影，分布范围只有1个肺区，同时出现胸膜斑。③接触石棉粉尘，小阴影总体密集度为0，但至少有2个肺区小阴影密集度为0/1，同时出现胸膜斑。

2. **尘肺贰期** 有下列表现之一者：①有总体密集度2级的小阴影，分布范围超过4个肺区。②有总体密集度3级的小阴影，分布范围达到4个肺区。③接触石棉粉尘，有总体密集度1级的小阴影，分布范围超过4个肺区，同时出现胸膜斑并已累及部分心缘或膈面。④接触石棉粉尘，有总体密集度2级的小阴影，分布范围达到4个肺区，同时出现胸膜斑并已累及部分心缘或膈面。

3. **尘肺叁期** 有下列表现之一者：①有大阴影出现，其长径不小于20mm，短径大于10mm。②有总体密集度3级的小阴影，分布范围超过4个肺区并有小阴影聚集。③有总体密集度3级的小阴影，分布范围超过4个肺区并有大阴影。④接触石棉粉尘，有总体密集度3级的小阴影，分布范围超过4个肺区，同时单个或两侧多个胸膜斑长度之和超过单侧胸壁长度的1/2或累及心缘使其部分显示蓬乱。

七、尘肺病患者的处理

(一)治疗

目前尘肺病尚无根治办法。我国学者多年来研究了多种治疗尘肺病的药物,在动物模型上显示具有一定的抑制胶原纤维增生等作用,临床上也显示某种程度上的减轻症状、延缓病情进展的疗效,但有待继续观察和评估。大容量肺泡灌洗术是目前尘肺病治疗的一种探索性方法,可排出一定量的沉积在呼吸系统的粉尘及尘细胞,一定程度上缓解患者的临床症状及疾病进展。但由于存在术中及术后并发症,因此存在一定的治疗风险,远期疗效需要进一步观察研究。尘肺病应根据患者病情需要进行综合治疗,积极预防和治疗并发症,以期减轻症状、缓解病情进展、提高患者生命质量。

1. 对症治疗 针对尘肺病患者因肺组织纤维化、感染等引起的咳嗽、缺氧的症状采取对症支持疗法。可选用适当的镇咳药治疗,当患者痰量较多时,采用先祛痰后镇咳的治疗;保持呼吸道通畅、解痉、平喘;根据实际情况可采取间断或持续低流量吸氧以纠正缺氧状态,改善肺通气功能和缓解呼吸肌疲劳。

2. 保健康复治疗 尘肺病患者需及时脱离接尘作业,定期复查、随访,积极预防呼吸道感染等并发症的发生;适当进行体育锻炼,加强营养,提高机体抵抗能力,进行呼吸肌功能训练;养成良好的生活习惯,饮食、起居规律,戒掉不良生活习惯,如吸烟、酗酒等。

3. 并发症治疗

(1)积极控制呼吸系统感染:呼吸系统炎症,特别是肺内感染(包括肺结核)是尘肺病患者最常见、最频发的并发症,而肺内感染又是加速尘肺病进展的重要因素,因此,尽快尽早控制肺内感染对尘肺病患者来说非常重要。抗感染治疗时,应避免滥用抗生素,并密切关注长期使用抗生素后引发的真菌感染的可能。

(2)慢性肺源性心脏病的治疗:利用强心药(如洋地黄),利尿药(如氢氯噻嗪),血管扩张药(如酚妥拉明、硝普钠)等措施对症处理。

(3)呼吸衰竭的治疗:可采用氧疗、抗炎、纠正电解质紊乱和酸碱平衡失调等综合治疗,注意采用解痉、平喘、祛痰等措施保持呼吸道通畅。

(二)尘肺病致残程度鉴定及患者安置原则

尘肺病患者一旦确诊,应立即调离接尘作业,并根据患者全身状况,X线诊断分期及结合肺功能代偿能力等进行劳动能力鉴定,同时根据《劳动能力鉴定 职工工伤与职业病致残等级》(GB/T 16180—2014)对患者进行安置处理。

1. 尘肺病伤残程度分级 根据《劳动能力鉴定 职工工伤与职业病致残等级》(GB/T 16180—2014),尘肺病致残程度由重到轻依共分为6级。

(1)一级:尘肺叁期伴肺功能重度损伤和/或重度低氧血症(PO$_2$<40mmHg)。

(2)二级:具备下列3种情况之一。①尘肺叁期伴肺功能中度损伤和/或中度低氧血症。②尘肺贰期伴肺功能重度损伤和/或重度低氧血症(PO$_2$<40mmHg)。③尘肺叁期伴活动性肺结核。

(3)三级:具备下列3种情况之一。①尘肺叁期。②尘肺贰期伴肺功能中度损伤和/或中度低氧血症;③尘肺二期合并活动性肺结核。

(4)四级:具备下列3种情况之一。①尘肺贰期。②尘肺壹期伴肺功能中度损伤或中度低氧血症。③尘肺壹期伴活动性肺结核。

（5）六级：尘肺壹期伴肺功能轻度损伤和/或轻度低氧血症。

（6）七级：尘肺壹期，肺功能正常。

2. 尘肺患者安置原则

（1）尘肺病一经确诊，不论期别，均应及时调离接尘作业。不能及时调离的，必须报告当地劳动、卫生行政部门，设法尽早调离。

（2）伤残程度轻者（六级、七级），可安排在非接尘作业岗位从事劳动强度不大的作业。

（3）伤残程度中等者（四级），可安排在非接尘作业岗位做些力所能及的工作，在医务人员的指导下进行康复活动。

（4）伤残程度重者（一级、二级、三级），不负担任何工作，在医务人员指导下进行康复活动。

第三节　硅酸盐尘与硅酸盐尘肺

一、概述

硅酸盐（silicates）是指由 SiO_2、金属氧化物和水组成的矿物质，按其来源可分为天然硅酸盐和人造硅酸盐两类。天然硅酸盐广泛存在于自然界中，是地壳的主要构成成分，由 SiO_2 与钾、铝、铁、镁、钙等元素以不同形式结合而成，如石棉、滑石、云母、长石、陶土等。人造硅酸盐是由石英与钙、镁、铝及其他碱类经焙烧化合而成，如水泥、陶瓷、玻璃纤维及其他各种硅酸盐人工合成材料等。硅酸盐有纤维状和非纤维状两类。一般认为，纤维是指纵横径之比大于3∶1的粉尘。石棉、滑石等属于纤维状硅酸盐，云母、水泥和高岭土属于非纤维状硅酸盐。直径<3μm、长度≥5μm的纤维称为可吸入性纤维（respirable fibers），纤维直径≥3μm、长度≥5μm的纤维称为非可吸入性纤维（non-respirable fibers）。

硅酸盐粉尘多数可致尘肺，在生产环境中因长期吸入硅酸盐粉尘所引起的尘肺统称为硅酸盐尘肺。我国现行法定《职业病目录》中的石棉肺、滑石尘肺、云母尘肺和水泥尘肺属于硅酸盐肺。其中，石棉肺最为常见，且危害最严重。硅酸盐尘肺具有以下共同特点。

1. 病理改变　主要表现为肺间质弥漫性纤维化，组织切片中可见含铁小体（如石棉小体、滑石小体等）。

2. 胸部X线表现　以不规则形小阴影为主，呈网状扩展。

3. 自觉症状和体征　一般较为明显，肺功能改变出现较早，早期为气道阻塞和进行性肺容量降低，晚期出现"限制性综合征"以及气体交换功能障碍。

4. 并发症　气管炎、肺部感染、胸膜炎等并发症多见，肺结核合并率较矽肺低。

二、石棉肺

石棉肺（asbestosis）是生产过程中长期吸入石棉粉尘而引起的以肺组织弥漫性纤维化为主的疾病。其特点是全肺弥漫性纤维化，是弥漫性纤维化型尘肺的典型，不出现或极少出现结节性损害。长期吸入石棉粉尘可导致石棉肺、肺癌及间皮瘤的发生。

（一）石棉的种类

石棉是天然的纤维状的硅酸盐类矿物质的总称，是一种具有纤维结晶状结构的物质，由镁和少量铁、铝、钙、钠等金属的氧化物和结合型SiO_2组成的矿物，分为蛇纹石类和闪石类。蛇纹石类主要有温石棉，为银白色片状结构，并卷成中空的管状纤维丝，柔软可弯曲，具有可织性。使用量占全世界石棉产量的95%以上，主要产于加拿大、俄罗斯和中国；闪石类为硅酸盐链结构，如青石棉、铁石棉、直闪石、透闪石等，质硬而脆，其中以青石棉和铁石棉的开采和使用量最大，主要产于南非、澳大利亚和芬兰等。

（二）石棉的理化特性及其卫生学意义

石棉为纤维状和多丝状结构，其长短、粗细随品种而异，其直径大小依次为直闪石＞铁石棉＞温石棉＞青石棉。不同类型的石棉在不同的温度下可以分解碎裂。青石棉的粒径最小，易沉积于肺组织，穿透力强，致癌性最强；温石棉富含氧化酶，在肺内易溶解，因而在肺内清除速度比青石棉和铁石棉快。动物实验研究发现，青石棉细胞毒性大于温石棉。

（三）石棉的接触机会

石棉具有耐酸、耐碱、耐热、坚固、拉力强度大、耐腐蚀、绝缘等良好的物理特性和工艺性能，在工业上应用广泛。接触石棉纤维机会最多的是石棉的开采、加工和使用，如石棉采矿、选矿、运输、纺织、建筑、造船、造炉、电焊、耐火材料、石棉制品检修、保温材料制造和使用等。

（四）石棉的吸入及在体内的过程

石棉粉尘进入呼吸道后，多通过截留方式沉积，较长的纤维易在支气管分叉处截留，直径小于3μm的纤维易进入肺泡。进入肺泡的石棉纤维大多被巨噬细胞吞噬，小于5μm的纤维可被完全吞噬，较长的石棉纤维只能被部分吞噬或由几个巨噬细胞共同吞噬。吞噬后大部分由黏液纤毛系统排出体外，部分由淋巴系统廓清，部分滞留于肺内，还有部分穿过肺组织到达胸膜。

（五）影响石棉肺发病的因素

石棉种类、石棉纤维长度、石棉粉尘浓度、接触时间以及接触者个体差异等因素均可影响石棉肺的发生。温石棉较柔软而易弯曲，易被阻留于细支气管上部气道并清除；直而硬的闪石类纤维，如青石棉和铁石棉纤维，可穿透肺组织并到达胸膜，导致胸膜疾病；不同长度石棉纤维致纤维化能力也不同，过去认为只有长度＞20μm的石棉纤维有致纤维化作用，现已证实长度＜5μm的石棉纤维也能引起肺纤维化；粉尘中石棉纤维含量越高，接触时间越长，吸入肺内纤维越多，发生石棉肺的可能性越大，即使脱离粉尘作业后仍可发生石棉肺。此外，接触者个体差异及其生活习惯，如吸烟等均与石棉肺发病有关。

（六）石棉肺的发病机制与病理改变

1. 发病机制　石棉肺的发病机制目前尚不清楚，根据近年来的研究，将石棉损伤细胞和致肺纤维化的发病机制归纳为以下几个方面。

（1）机械刺激作用：石棉的纤维性和多丝状结构，决定其进入呼吸系统后易以截留方式沉积于呼吸性细支气管而引起原发病损。进入细支气管和肺泡的石棉纤维可被巨噬细胞吞噬，长纤维（＞10μm）被吞噬后，可使尘细胞死亡破裂，释放出被吞噬的石棉纤维而再次被巨噬细胞吞噬。这种过程反复发生，最终导致弥漫性肺间质纤维化，在壁层胸膜可出现不含细胞的胶原性结缔组织的胸膜斑；短纤维（＜5μm）则因其具有更强的穿透力而大量进入肺深部，甚至聚集于胸膜，因此不仅有致弥漫性纤维化潜能，还可引起严重的胸膜病变，如胸膜斑、胸膜积液、间皮瘤。

（2）细胞毒性作用：研究表明，石棉对巨噬细胞生物膜的作用可能是石棉致纤维化的重要机制。温石棉纤维的细胞毒性作用强于青石棉和铁石棉，当温石棉纤维与细胞膜接触时，其表面的镁离子和正电荷与巨噬细胞的膜性结构相互作用，致膜上的糖蛋白特别是唾液酸基团丧失活性，使生物膜功能失调，通透性增高，流动性减低，进而细胞肿胀崩解释放出多种细胞因子。

（3）自由基介导损伤：石棉可诱导刺激肺巨噬细胞产生活性氧自由基（ROS），过量的ROS造成染色体DNA和细胞膜的氧化损伤，导致生物膜大分子不饱和脂肪酸过氧化，释放氧化物、生长因子和细胞因子等，ROS损伤细胞抗氧化系统，引起上皮细胞凋亡，导致基底膜损伤和细胞因子的释放，诱导成纤维细胞到损伤部位，继而促进成纤维细胞增殖和胶原蛋白沉积，最终导致肺组织纤维化。

2. 病理改变　石棉肺的病变特点是肺间质弥漫性纤维化，石棉小体形成及脏层胸膜肥厚和壁层胸膜斑形成。由于吸入肺内的石棉纤维易随气流沿支气管长轴进入肺下叶，故肺部病变以两肺下部为重。

（1）肺间质弥漫性纤维化：肉眼观，早期仅两肺胸膜轻度增厚，并丧失光泽。随着病变进展，两肺切面出现粗细不等的灰黑白色弥漫性纤维化索条和网架，为石棉肺的典型特征。晚期，肺间质纤维化更广泛而明显，两肺显著缩小、变硬，常因伴有明显的肺气肿和支气管扩张，切面呈现典型的弥漫性纤维化伴蜂窝状改变。镜下观，病变初期可见呼吸性细支气管及其邻近部位有大量中性粒细胞渗出，伴有浆液进入肺泡腔内，基底膜肿胀或裸露，上皮细胞坏死脱落。病变过渡到修复和纤维化阶段后，肺泡腔内巨噬细胞大量集结，与成纤维细胞共同形成肉芽肿，逐渐产生网状纤维和胶原纤维，导致呼吸性细支气管肺泡结构破坏。病变进展到中期时，纤维化纵深扩延超出小叶范围，致使小叶间隔和胸膜以及血管支气管周围形成纤维肥厚或索条，相邻病灶融合成网架，以两肺下叶为主。病变晚期，胸膜下区大块纤维化广泛严重纤维化伴蜂窝状改变。石棉肺大块纤维化的显著特点在于几乎全部由弥漫性纤维组织、残存的肺泡小岛和集中靠拢的粗大血管、支气管构成。

（2）石棉小体（asbestos body）：系石棉纤维被巨噬细胞吞噬后，由一层含铁蛋白颗粒和酸性黏多糖包裹沉积于石棉纤维之上所形成，铁反应呈阳性，故又称含铁小体（ferruginous bodies）。石棉小体为金黄色，呈哑铃状、鼓槌状、分节或念珠样结构，长10～300μm，宽1～5μm。石棉小体是病理诊断石棉肺的重要依据。

（3）胸膜病变：胸膜在石棉作用下可出现胸膜增厚、胸膜渗出和胸膜斑。胸膜增厚以下叶胸膜显著，早期两肺胸膜轻度增厚，晚期肺与胸膜的纤维性增厚更广泛，甚至全肺均为灰白色的纤维瘢痕组织包裹。胸膜斑（plaque）是指厚度大于5mm的局限性胸膜增厚，典型胸膜斑主要在壁层形成，常位于两侧中、下胸壁，高出表面，乳白色或象牙色，表面光滑与周围胸膜分界清楚。胸膜斑也被看作是接触石棉的一个病理学和放射学标志，它可以是接触石棉者的唯一病变，可不伴有石棉肺。

（七）临床表现

1. 症状和体征　患者自觉症状出现较矽肺早，主要症状有咳嗽、呼吸困难。咳嗽一般为阵发性干咳，或少许黏液性痰，难以咳出。呼吸困难早期出现于体力活动时，随着病情发展逐渐趋于明显，晚期患者在静息时也可发生气急、胸闷。石棉肺若累及胸膜，即有胸痛。若有持续性胸痛，首先要考虑的是肺癌和恶性间皮瘤。石棉肺特征性体征是双下肺区捻发音，随病情加重，捻发音可扩展至中、上肺区，其声音也由细小变粗糙。晚期患者或严重病例可有杵状指（趾）等体征，伴肺源性心脏病者，可有心肺功能不全症状和体征。

2. 肺功能改变　石棉肺患者由于肺间质弥漫性纤维化，严重损害肺功能。早期肺功能损害是由于弥漫性纤维化后，肺硬化，从而导致肺顺应性降低，表现为肺活量下降，这是石棉肺肺功能损害的特征。弥散量改变是发现早期石棉肺的最敏感指标之一，有报道认为它的下降早于肺活量。如果同时伴有肺气肿，则残气量和肺总量可能正常或稍高。随着病情加重，多数石棉肺患者肺活量、用力肺活量、肺总量下降，而第一秒用力呼气容积/用力肺活量变化不大，提示肺纤维化进行性加重，呈限制性肺功能损害的特征。

3. X线胸片表现　石棉肺X线胸片主要表现为不规则形小阴影和胸膜改变。

（1）不规则形小阴影：是石棉肺X线表现的特征，也是我国进行石棉肺诊断分期的主要依据。早期多在双肺下区近肋膈角出现密集度较低的不规则形小阴影，随着病变进展，小阴影逐渐增粗、增多，呈网状并逐渐向上扩展到达中、上肺区。

（2）胸膜改变：主要包括胸膜增厚、胸膜斑和胸膜钙化斑。石棉肺患者X线胸片上可见弥漫性胸膜增厚、粘连。胸膜斑是我国石棉肺诊断分期的指标之一，其多分布在双下肺侧胸壁第6～10肋间，不累及肺尖和肋膈角，不发生粘连。斑影外缘与肋骨重合，内缘清晰，呈致密条状或不规则阴影。弥漫性胸膜增厚呈不规则阴影，中、下肺区明显，有时可见到条、片或点状密度增高的胸膜钙化影。晚期石棉肺可因纵膈胸膜增厚并与心包膜和肺组织纤维化交错重叠，致使心缘轮廓不清，形成"蓬发状心"影像，此为诊断三期石棉肺的重要依据之一。

4. 并发症　晚期石棉肺患者并发呼吸道及肺部感染较矽肺多见，但合并结核者较矽肺少见。由于反复感染，往往可致心力衰竭。石棉肺患者并发肺心病的概率较矽肺患者常见，且更为严重。肺癌和恶性间皮瘤是石棉肺的严重并发症。

（八）诊断

石棉肺按《职业性尘肺病的诊断》（GBZ 70—2015）进行诊断和分期。

（九）石棉粉尘的致癌性

石棉是公认的致癌物，石棉纤维在肺中沉积可导致肺癌和恶性间皮瘤。

1. 肺癌　石棉是国际癌症研究中心（IARC）确认的致癌物，其导致的癌症是肺癌。研究发现，石棉接触者或石棉肺患者肺癌发生率显著增高。不同类型石棉致癌作用不同，一般认为青石棉致癌作用最强，其次是温石棉、铁石棉。石棉诱发肺癌发病潜伏期一般是15～20年，石棉纤维的特殊物理性能、吸附于石棉纤维的多环芳烃物质、石棉中混杂的某些稀有金属或放射性物质、吸烟的协同作用等与其致癌作用密切相关。

2. 间皮瘤　间皮瘤分良性和恶性两类，石棉接触与恶性间皮瘤有关。间皮瘤可发生于胸、腹膜，以胸膜更为常见。间皮瘤潜伏期一般是15～40年，其发生与接触的石棉类型有关，致恶性间皮瘤的强弱顺序为：青石棉＞铁石棉＞温石棉。石棉具有较强的致恶性间皮瘤的潜能，可能与其纤维形状和多丝结构容易断裂成巨大数量的微小纤维富集于胸膜有关。此外，石棉纤维的耐久性和表面活性也是致癌的重要因素。

（十）预防

预防石棉肺及其有关疾病的关键在于从源头上消除石棉粉尘的危害。近年来一些发达国家已经禁止使用石棉，并积极研制石棉替代品；发展中国家也尽可能安全生产和使用石棉，坚决贯彻执行国家有关加强防止石棉粉尘危害的规定。同时，对接触石棉的岗位工人进行健康教育，加强宣传吸烟的危害，说服其戒烟。

三、其他硅酸盐尘肺

（一）滑石尘肺

滑石尘肺（talc pneumoconiosis）是长期吸入滑石粉尘而引起的慢性肺组织纤维增生为主的疾病。

1. 理化性质 滑石是一种次生矿物，由含镁的硅酸盐或碳酸盐蚀变而成。滑石通常为结晶型，呈颗粒状、纤维状、片状及块状等多种形态。根据性状不同，可分为纤维滑石和颗粒状滑石。纯滑石为白色，不溶于水，具有化学性质稳定、耐热、耐酸碱、润滑性、绝缘性及强吸附性等性能。

2. 接触机会 滑石开采、加工、储存、运输和使用过程中可接触到大量滑石粉尘。滑石的工业应用极为广泛，用于橡胶、建筑、纺织、造纸、涂料、陶瓷、雕刻、高级绝缘材料、医药及化妆品等，日常接触的机会也较多。

3. 临床表现 滑石尘肺病程长、进展缓慢，发病工龄一般在10～35年。早期无明显症状，随着病情的进展可出现咳嗽、咳痰、胸痛、气急等症状。早期亦无异常体征，当结节型病例出现融合块时，胸腔扩张度受限，局部呼吸音减弱；弥漫性肺间质纤维化病例可随病情进展伴有不同程度的支气管炎和肺气肿征象。晚期病例可并发呼吸道感染、肺源性心脏病、肺结核等。X线胸片表现由于接触的滑石粉尘中所含杂质不同，其病变类型不同，可有不规则形的s型、t型小阴影，也可有p型、q型圆形小阴影，晚期病例可见大阴影。

（二）云母尘肺

云母尘肺（mica pneumoconiosis）是长期吸入云母粉尘而引起的慢性肺组织纤维增生为主的疾病。

1. 理化性质 云母为天然的铝硅酸盐，自然界分布很广，成分复杂，种类繁多，其晶体结构均含有硅氧层。云母质地柔软，弹性良好，易剥离呈薄片状，且具有耐酸、隔热、绝缘等性能。

2. 接触机会 云母开采、加工和使用过程中可接触大量云母粉尘。

3. 临床表现 云母尘肺一般进展缓慢，发病工龄较石棉肺和滑石尘肺更长，采矿工11～38年，云母加工工人20年以上。临床表现主要为胸闷、胸痛、气急、咳嗽、咳痰等，无明显阳性体征，且很少有其他并发症。胸部X线表现以不规则形小阴影（s型）为主，也可见边缘模糊的圆形小阴影（p型），主要分布于两肺中下肺区。胸膜改变不明显。

（三）水泥尘肺

水泥尘肺（cement pneumoconiosis）是长期吸入高浓度水泥粉尘而引起的慢性肺组织纤维增生的疾病。

1. 理化性质 水泥是人工合成的无定型硅酸盐，它是以石灰石、黏土为主要原料与少量校正原料（如铁粉等）经破碎后按一定比例混合、磨细、混匀而成原料，原料煅烧至部分熔融时即为熟料，再加适量石膏、矿渣等磨细、混匀而成水泥。

2. 接触机会 在水泥生产、使用和运输过程中会接触水泥粉尘。水泥原料的化学成分较多，因此水泥生产过程中由水泥原料粉尘引起的尘肺属混合性尘肺，水泥成品粉尘引起的尘肺为水泥尘肺。

3. 临床表现 水泥尘肺的发病工龄为8～34年，一般接触粉尘在20年以上。临床症状主要为气短、咳嗽、咳痰和慢性鼻炎等，体征不明显。X线胸片表现为不规则形小阴影和圆形小阴影同时存在。

第四节　煤矿粉尘与煤工尘肺

煤炭是我国主要能源和化工原料之一，在其生产、运输、加工、利用过程中产生的粉尘，可对接触者健康造成危害。煤工尘肺是指煤矿工人长期吸入生产性粉尘所引起的尘肺的总称。在煤炭开采过程中由于工种不同，工人可分别接触煤尘、煤矽尘和矽尘，从而引起肺弥漫性纤维化，统称为煤工尘肺。我国报告的尘肺病多发生于煤矿企业，占尘肺病总数的50%以上，位居第一。

一、煤矿粉尘

（一）煤矿粉尘的来源

我国地质构造复杂多变，煤层和岩层常交错存在，煤炭开采方式通常采用井下开采和露天开采两种方式。煤矿井下开采过程中的掘进、凿岩、爆破、装载、运输等各生产环节均可产生煤矿粉尘。据统计，井下开采80%的粉尘来自掘进工作面，在掘进过程中，使用风钻打眼、机械割煤和爆破产生的粉尘量最大，在无防护措施的情况下，空气中粉尘浓度在 $1000mg/m^3$ 以上。露天采集过程中的剥离岩层、采掘煤层过程中的钻孔、爆破、装载、运输等作业中均会产生粉尘。

（二）煤矿粉尘的理化性质及卫生学意义

煤矿粉尘简称煤尘，其化学成分与沉积岩层密切相关。由于煤矿所在地的地质构造不同，煤种不同，各煤矿产生的粉尘成分不同。煤矿粉尘的化学成分主要有游离 SiO_2、硅酸盐、氧化物（三氧化二铝、三氧化二钛、氧化钙、氧化镁、氧化钠、氧化钾、二氧化硫、二氧化铁）、碳、氢、氮及氧等。煤尘中游离 SiO_2 含量较低，通常低于10%，一般将煤尘中游离 SiO_2 含量小于5%的粉尘称为单纯性煤尘。

煤尘的物理特性与矽尘相同，粉尘的浓度、游离 SiO_2 含量、分散度、爆炸性、荷电性等都与其致病性有关。浓度越高、接触时间越长、游离 SiO_2 含量越高，致纤维化能力越强；分散度越高，单位体积总表面积越大，理化活性越高，易与空气中的氧气发生反应而引起粉尘的自燃或爆炸；煤尘可吸附氡及其子体，引起肺癌或加强粉尘的致纤维化作用；煤的炭化程度越低，挥发分越高，爆炸性就越强。一般煤尘的爆炸下限为 $30\sim50g/m^3$。采掘工作面的新鲜粉尘较回风巷中的粉尘容易荷电。

二、煤工尘肺

煤工尘肺（coal worker pneumoconiosis，CWP）是煤矿作业工人长期吸入生产性粉尘所引起的尘肺的总称。煤矿工人接触的粉尘较为复杂，可以暴露于矽尘、煤尘和两者的混合尘。岩石掘进工作面的凿岩工、露天煤矿剥离过程中的钻孔机、装载机操作工接触岩石粉尘（粉尘中游离 SiO_2 含量在10%以上），其所患尘肺为矽肺，发病工龄多在 $10\sim15$ 年，病变进展快，危害严重，约占煤工尘肺患者总数的 $20\%\sim30\%$；采煤、选煤、装卸煤工作面的工人主要接触单纯性煤尘，其所患尘肺为煤肺，发病工龄多在 $20\sim30$ 年以上，病情进展缓慢，危害较轻；既在岩巷工作，也在采煤工作面工作的煤矿工人，既接触矽尘，又接触煤尘，其所患尘肺在病理上兼有矽肺和煤肺的特征，这类尘肺称为煤矽肺，是我国煤工尘肺最常见的类型，发病工龄多在15～20年，病情发展较快，危害较重。

（一）接触机会

煤炭开采、加工、运输和使用过程中均可接触到煤尘。煤矿地质勘探过程中的钻孔、坑探、物探、采样分析等岗位；地下开采过程中的凿岩、爆破、装载、掘进打眼采煤、运输、支柱、井下通风等岗位；露天开采的钻孔、爆破、挖掘、采装、运输等岗位；洗煤厂的煤炭装卸、破碎、筛选或水洗、浮选、设备维护岗位可接触不同类型的煤尘。此外，煤球制造工、车站和码头煤炭装卸工也可接触煤尘。

（二）病理改变

煤工尘肺的病理改变随吸入的矽尘与煤尘的比例不同而有所差异，除凿岩工所患矽肺外，基本上属混合型，多兼有肺间质弥漫性纤维化和结节型两者特征。主要病理改变如下。

1. 煤斑　又称煤尘灶，是煤工尘肺最常见的原发性特征性病变，是病理诊断的基础指标。肉眼观，病变呈灶状，色黑、质软、直径2～5mm，圆形或不规则形，边界不清，呈网状或条索状分布。镜下观，肉眼所见的煤斑在显微镜下是由很多的煤尘细胞灶和煤尘纤维灶组成。煤尘细胞灶是由数量不等的煤尘以及吞噬了煤尘的巨噬细胞，聚集于肺泡、肺泡壁、细小支管和血管周围形成的，特别是在二级呼吸性小支气管的管壁及其周围肺泡最为常见。煤尘纤维灶是由煤尘细胞灶进一步发展形成的，早期以网状纤维为主，后期可有少量的胶原纤维交织其中，构成煤尘纤维灶。

2. 灶周肺气肿　煤工尘肺常见的肺气肿有局限性肺气肿和小叶中心性肺气肿。前者为散在分布于煤斑旁的扩大气腔，与煤斑共存；后者在煤斑的中心或煤尘灶的周边，有扩张的气腔，居小叶中心。小叶中心性肺气肿是由于煤尘和尘细胞在二级呼吸性细支气管周围堆积，使管壁平滑肌等结构受损，从而导致灶周肺气肿的形成。如果病变进一步发展，向肺泡道、肺泡管及肺泡扩展，即波及全小叶形成全小叶肺气肿。

3. 煤矽结节　肉眼观察呈圆形或不规则形，大小为2～5mm或稍大，色黑，质坚实。在肺切面上稍向表面凸起。镜下观察可见到两种类型，典型煤矽结节其中心部由漩涡样排列的胶原纤维构成，可发生透明样变，胶原纤维之间有明显煤尘沉着，周边则有大量煤尘细胞、成纤维细胞、网状纤维和少量的胶原纤维，向四周延伸呈放射状；非典型煤矽结节无胶原纤维核心，胶原纤维束排列不规则并较为松散，尘细胞分散于纤维束之间。吸入粉尘中含游离二氧化硅高者，也可见部分典型矽结节。

4. 弥漫性间质纤维化　当粉尘及尘细胞损害肺泡壁或经淋巴管道进入肺间质时，在胸膜、胸膜下、小叶间隔、肺泡间隔、小血管和细支气管周围集结，出现程度不同的间质细胞和纤维增生，并有煤尘和尘细胞沉着，间质增宽变厚，互相连接成网，即为间质纤维化。随着胶原纤维增多，肺泡间隔不断被胶原纤维代替，肺泡间隔愈加增厚，而肺泡腔亦随之变小。当间质纤维化弥漫而广泛时，可突破小叶界限，形成粗细不等的条索和弥漫性纤维网架，可伴局限性蜂房变。

5. 大块纤维化　又称为进行性块状纤维化（progressive massive fibrosis，PMF），是煤工尘肺晚期的一种表现，但不是晚期煤工尘肺的必然结果。肉眼观，肺组织出现2cm×2cm×1cm的一致性致密的灰黑色或黑色块状病变，质地坚韧，甚至形成大理石样外观的纤维团块。多分布在两肺上部和后部，右肺多于左肺。病灶呈长梭形、不整形，少数似圆形，边界清楚，也就是通常X线检查所述的融合块状阴影。切面上进行性块状纤维化呈一致性致密黑色，难以查见结节性病变，而结节融合块则可辨认出结节的轮廓。镜下观察，其组织结构有两种类型，一种为弥漫性纤维化，由密集的粉尘、大量束状胶原纤维及塌陷崩解的肺组织构成，在大块纤维组织中和大块病灶周围有很多煤尘和煤尘细胞，且可见玻璃样变性及坏死，而见不到或偶见结节改变；另一种为结节融合型的大块纤维化，病灶中可见煤矽结节或借助于增生的胶原纤维束将结节网络而成，其中亦可有网络状尘灶或有非特异性炎症，但间质纤维化和煤尘仍为主要病变。块状病变的出现意味着尘肺进入晚期阶段。

6. 肺门及胸膜改变 胸膜呈轻度至中度增厚，在脏层胸膜下，特别是与小叶间隔相连处有数量不等的煤尘、煤斑、煤矽结节等。肺门和支气管旁淋巴结有不同程度肿大。切面色黑、质硬，有时可见灰黑色结节，坚硬，触之有砂粒感，钙化时有白垩样小灶。镜下可见煤尘颗粒、煤尘细胞灶和煤矽结节。

7. 含铁小体 煤矿工人尸检肺组织中可见含铁小体，检出率约为83.8%。光镜下含铁小体普鲁士蓝染色（铁染色）呈阳性，在肺内分布广泛，多游离存在。无尘肺者含铁小体检出率与平均数明显低于尘肺者，且随着尘肺病变加重，含铁小体的数量有增加的趋势。在煤矿粉尘游离 SiO_2 含量相近的情况下，含铁小体越多，引起的病变越重。

（三）临床表现

1. 症状与体征 患者早期一般无症状，当病变进展，尤其发展为大块纤维化或合并支气管或肺部感染时才会出现呼吸系统症状和体征。从事稍重劳动或爬坡时，气短加重。

2. 肺功能改变 煤工尘肺患者由于广泛的肺纤维化，呼吸道狭窄，特别是由于肺气肿导致肺泡大量破坏，才会出现通气功能、弥散功能和气体交换功能都有减退或障碍。

3. X线胸片表现 胸片上的主要表现为圆形小阴影、不规则形小阴影和大阴影，还有肺门和肺纹理的异常改变。

（1）圆形小阴影：煤工尘肺患者X线胸片以圆形小阴影较为多见，多为p型和q型圆形小阴影。圆形小阴影的形态、数量和大小往往与病人长期接触粉尘的性质和浓度有关。掘进工接触的粉尘游离 SiO_2 较多，可为典型矽肺表现；以掘进作业为主，接触含游离 SiO_2 较多的混合性粉尘患者，以典型的小阴影居多；以采煤作业为主的工人主要接触煤尘并混有少量岩尘，所患尘肺胸片上圆形小阴影多不太典型，边缘不整齐，呈星芒状，密集度低。圆形小阴影最早出现在右中肺区，其次为左中、右下肺区，左下及两上肺区出现的较晚。

（2）不规则形小阴影：煤矽肺患者中不规则形小阴影较圆形小阴影少见。多呈索条状，交织成网状，有的密集呈蜂窝状，致密度不高。其病理基础为煤尘灶、弥漫性间质纤维化、细支气管扩张、肺小叶中心性肺气肿。

（3）大阴影：晚期矽肺和煤矽肺患者胸片上可见到大阴影，胸片动态观察可看到大阴影多是由小阴影增大、聚集、融合而形成；也可由少量斑片、条索状阴影逐渐相连并融合而成。多在两肺上、中区出现，左右对称，呈长条形、圆形、椭圆形、翼状或"八"字形。煤肺患者晚期罕见大阴影。

（4）肺门和肺纹理改变：肺门阴影增大，密度增高，有时还可见到淋巴结蛋壳样钙化或桑葚样钙化阴影。肺纹理增多、增粗、扭曲、变形，形成串珠样。胸膜增厚、钙化改变者较少见，但常可见到肋膈角闭锁及粘连。此外，可见弥漫性、局限性和泡性肺气肿。泡性肺气肿表现为成堆小泡状阴影，直径为1～5mm，即"白圈黑点"，晚期可见到肺大疱。

（四）诊断

煤工尘肺按《职业性尘肺病的诊断》（GBZ 70—2015）进行诊断和分期。

（五）预防

2015年国家煤矿安全监察局在《煤矿作业场所职业病危害防治规定》中将煤矿粉尘的职业接触

限值定为：游离 SiO_2 含量 < 10% 的煤尘，呼吸性粉尘浓度为 2.5mg/m³；游离 SiO_2 含量为 10% ~ 50%、50% ~ 80%、≥ 80% 的岩尘，其呼吸性粉尘浓度分别为 0.7mg/m³、0.3mg/m³、0.2mg/m³。各作业场所应严格按照规定，采取工艺、通风、除尘等措施，严格控制生产环境中粉尘的浓度。

知识拓展

类风湿尘肺

类风湿尘肺（Caplan综合征）是指煤矿工人在类风湿病的影响下，X线胸片中出现密度高而均匀、边缘清晰的圆形块状阴影，是煤工尘肺的并发症之一。1953年英国的Caplan首先在英国南威尔士煤矿工人及尘肺患者中发现，后人将该病称为Caplan综合征。国外报道，类风湿尘肺在煤工尘肺患者中占 2.3% ~ 6.2%，国内报告 3.76% 的煤工尘肺患者合并类风湿关节炎，比普通人群高出 7 ~ 9 倍。病因尚不十分清楚，但与类风湿关节炎有较密切的关系，两者病因可能是一致的。

类风湿尘肺的肺部病理特征是在轻度尘肺的基础上出现类风湿性尘肺结节，其早期为胶原纤维增生，很快转为特殊性坏死，围绕坏死的核心发生成纤维细胞炎症反应而形成类风湿肉芽肿。大结节一般由数个小结节组成，结节直径在 3 ~ 20mm，融合可达 50mm 以上。结节切面呈一种特殊的明暗相间的多层同心圆排列。浅色区多为活动性炎症，而暗区则为坏死带，较暗区多是煤尘蓄积带。

患者临床症状和体征较少，只有少数病例肺功能具有不同程度损害。胸部X线检查有特征阴影，为圆形或椭圆形致密影，边缘较清楚，大小不等，直径为 0.5 ~ 1.5cm，偶见 3 ~ 5cm 者，常在中下肺野的中外带，可为单发，更多的为多发。注意与结核球、转移性肺癌、三期尘肺等病鉴别。粉尘作业工人X线胸片有典型的特殊阴影，并伴有类风湿关节炎，皮下结节和血清试验阳性（类风湿因子阳性可达80%）即可诊断。

本章小结	教学课件

执考知识点总结

本章涉及的2019版及2024版公共卫生执业助理医师资格考试考点对比见表4-1。

表4-1　2019版及2024版公共卫生执业助理医师资格考试考点对比

单元	细目	知识点	2024版	2019版
生产性粉尘与尘肺	概述	（1）生产性粉尘的概念	已删除	√
		（2）生产性粉尘的来源	新增	—
		（3）生产性粉尘的分类、理化特性及卫生学意义	√	√
		（4）粉尘对人体的致病作用	修订为生产性粉尘对人体呼吸系统的影响	√
		（5）尘肺的概念与分类	√	√
		（6）尘肺的诊断与处理	修订为尘肺的诊断与预防	√
	矽肺	（1）矽尘、矽肺的概念	√	√
		（2）影响矽肺发病的因素	√	√
		（3）矽肺的病理改变	√	√
		（4）矽肺的X线表现及并发症	√	√
	硅酸盐尘肺	（1）概述	新增	—
		（2）石棉的接触机会	新增	—
		（3）石棉肺的病理表现与X线表现	√	√
		（4）石棉肺的并发症	已删除	√
		（5）石棉粉尘的致癌性	新增	—
	煤工尘肺	（1）煤矿粉尘的接触机会	新增	—
		（2）煤工尘肺的病理变化	新增	—

拓展练习及参考答案

（张学艳　孙子君）

第五章　物理因素对健康的影响

素质目标： 树立以"预防为主"的职业健康观，深化职业病防治理念，关注职业病危险因素，并积极参与职业病防治工作，为自身和他人的职业健康贡献知识力量。

知识目标： 掌握中暑的概念、类型、临床表现、职业性中暑的诊断及处理原则、防暑降温措施，职业性噪声聋的概念、预防噪声危害的措施，手臂振动病病因及临床表现、防治原则，各种非电离辐射的预防措施；熟悉等响曲线、噪声对听觉系统的危害、生产环境的气象条件，物理性有害因素的分类和特点，振动的接触机会，非电离辐射对人体的危害，电离辐射对机体的作用；了解声音的物理特性，振动对人体的危害及预防措施，电离辐射及非电离辐射的概念。

能力目标： 能够识别并避免接触有害健康的物理因素；遇到职业病患者能合理作出诊断并实施相应措施；辨认防护用品，并能熟练穿戴个人防护装备。

案例导入

【案例】

凿岩工作引发的职业病

王某，男，57岁，因"双手变白、疼痛30年，关节变形20年"入院。患者30年前遇冷或用力后出现双手变白，由手指远端向近端发展，十指均受累，范围可达手掌根部，界限较分明，伴手麻、手胀，感觉迟钝，关节疼痛，脱离寒冷半小时后可逐渐恢复常色。

职业史及个人史：曾在河北省铁矿从事凿岩工作6年，用双手操作过凿岩机、风镐、风钻等工具，每天接触振动工具3～4小时，每周工作6天。

查体：双手表皮温度降低、多汗，关节变形。关节压痛，双手肌力下降为Ⅳ级。双手触觉和痛觉明显减退，振动觉消失。

【问题】

1. 患者最有可能患有何种职业病？
2. 职业病诊断的原则有哪些？如何预防其带来的危害？

核心知识拆解

第一节　概　　述

一、物理因素的分类

根据《职业病危害因素分类目录》，物理因素分为噪声、高温、低气压、高气压、高原低氧、振动、激光、低温、微波、紫外线、红外线、工频电磁场、高频电磁场、超高频电磁场，以及以上未提及的可导致职业病的其他物理因素。在生产和工作环境中，与劳动者健康密切相关的物理因素包括气象条件，如气温、气湿、气流和气压；噪声和振动；电磁辐射，如X线、γ射线、紫外线、红外线、可见光、激光、微波和射频辐射等。

二、物理因素的特点

1. 在作业场所中，常见的物理因素中除激光是由人工产生外，其他因素均存在于自然界。正常情况下，有些因素不但对人体无害，反而是人体生理活动或从事生产劳动中所不可或缺的，如可见光、气温等。

2. 作业场所中的物理因素一般来源明确，当产生物理因素的装置处于工作状态时，这种因素出现在作业环境中并可能造成健康危害。一旦装置停止工作，相应的物理因素也会消失。

3. 每一种物理因素都具有特定的物理参数，如表示气温的温度、振动的频率和速度、电磁辐射的能量或强度等。物理因素对人体造成危害以及危害程度的大小，与这些参数紧密相关。

4. 在许多情况下，物理因素对人体的损害效应与物理参数不呈直线的相关关系，常表现为在某一强度范围内对人体无害，高于或低于这一范围，才对人体产生不良影响，并且影响的部位和表现形式可能会完全不同。例如正常气温对人体生理功能是必需的，而高温可引起中暑，低温可引起冻伤或冻僵；高气压可引起减压病，低气压可引起高山病等。

5. 有些物理因素，如微波、噪声等，可有连续波和脉冲两种传播形式。不同的传播形式使得这些因素对人体危害程度产生较大差异，因此在制定卫生标准时应分别加以考虑。

6. 作业场所空间物理因素的强度一般是不均匀的，多以发生装置为中心，向四周传播。如果没有阻挡，则随着距离的增加呈指数衰减。当进行现场评价时要关注这一特点，并在采取保护措施时充分加以利用。

物理因素致病的特异性

　　除某些放射性物质进入人体可以产生内照射外，绝大多数的物理因素在脱离接触后，体内便不再残留。因此对物理因素所致损伤或疾病的治疗，并不需要使用驱除或排除的方法，而主要是针对损害的组织器官和病变的特点采取相应的治疗措施。根据物理因素的特点，对作业场所劳动卫生学调查时要对有关参数进行全面测量。同时，针对物理因素采取的预防措施既不是设法消除这些因素，也不是将其减少到越低越好，而是设法将这些因素控制在正常范围内，当条件允许时能使其保持在适当范围则更好。如果由于某些原因，作业场所的物理因素已超出正常范围且对人体健康构成危害，但难以通过采取技术措施和个人防护来达到要求时，需要缩短接触时间来保护劳动者身体健康。

第二节　异常气象条件

一、生产环境的气象条件

气象条件是指各种天气现象的水热条件。生产环境的气象条件主要是指气温、气湿、气流和热辐射。

（一）气温

气温是表示空气冷热程度的物理量，一般指大气的温度；国际上标准气温度量单位是摄氏度（℃）。生产环境中的气温是生产环境中空气的温度，生产环境中气温高低取决于自然环境中的气温、生产工艺过程中的热源、太阳辐射、人体散热、机器转动产热等。气温是诱发人体大部分气象敏感性疾病的主导因素，被认为是最重要的气象因子。

（二）气湿

气湿是用于描述生产环境中的大气干燥程度的物理量；常用绝对湿度和相对湿度表示，生产环境中的气湿用相对湿度表示。相对湿度30%以下称为低气湿，80%以上称为高气湿。高气湿环境在纺织、印染、制革、造纸、缫丝、屠宰以及潮湿的矿井等作业场所可见；冬季高温车间中的作业可见低气湿。某温度、压力条件下空气的水蒸气压强（f）与相同温度、压力条件下的空气饱和水蒸气压强（F）的百分比，称为该温度、压力条件下的相对湿度。

（三）气流

气流指流动的空气。生产环境中的气流动力来自外界风力和厂房中的热源。生产环境中的气流除受自然风力和机械通风系统的影响外，生产中的热源产生的热压也是其动力源之一。室内外温差越大，产生的气流越大。

（四）热辐射

热辐射指物体本身的温度以电磁辐射（主要是红外线和部分可见光的形式）向外散发的能量。当周围物体表面温度超过人体体表温度时，周围物体向人体传递热辐射而使人体受热，称为正辐射；人体体表温度高于周围物体表面温度时，人体向周围物体辐射散热称为负辐射。热辐射能量与辐射源的距离的平方成反比。热辐射的能量（E）大小取决于辐射源的温度，并与其绝对温度（T）的4次方成正比。热辐射强度以每分钟每平方厘米表面接受多少焦耳热量表示（$J/cm^2 \cdot min$）。

生产环境中的气象条件，除随着不同季节中大气条件的变动而改变外，也受生产场所的生产设备、生产情况、热源的数量和距离、厂房建筑、通风设备等条件影响。当进行职业病危害评价时应综合考虑多种因素。

二、高温作业

（一）概念

高温作业指工作地点有生产性热源，以本地区夏季室外平均温度为参照基础（夏季室外通风计算温度），工作地点的气温高于室外2℃或2℃以上的作业。

（二）高温作业的分类

1. 高温、强热辐射作业　特点是气温高、热辐射强度大、相对湿度低。常见于冶金工业、机械制造工业、使用锅炉等。

2. 高温、高湿作业　特点是高气温、高气湿，而热辐射强度不大。主要是由于生产过程中大量水蒸气蒸发散热极为困难或生产上要求车间内保持较高的相对湿度所致。常见于纺织印染、造纸等车间和潮湿的深矿井中。

3. 夏季露天作业　热辐射强度比高温车间低，但作用时间长，中午前后是明显的高温热辐射作用。常见于夏季高温自然气象环境下进行的作业，如港口、码头货物搬运的从业人员、建筑业户外作业人员、室外线路安装的电力行业从业人员、快递人员、环卫人员等。

（三）高温作业对机体生理功能的影响

高温作业时，人体可出现一些生理功能变化，主要表现为体温调节、循环系统、水盐代谢、神经系统、消化系统、泌尿系统和热适应及热耐受性等的适应性变化。如果生理功能变化超过生理适应的限度，则对机体产生不良影响。

1. 体温调节　在人体体温调节系统的调控下，通过机体的产热和散热，体温保持在相对恒定的水平。机体产热除基础代谢和食物的特殊动力作用外，体力劳动是产热的主要来源。随着劳动强度的增加和劳动时间的延长，产热也不断增加，使机体不断蓄热。此时，必须加强散热，才能保持体温恒定。

人体散热最主要的方式是辐射，还包括对流、蒸发和传导等。当周围环境温度低于体表温度时，人体可通过辐射和对流散热。当周围环境温度等于或高于体表温度时，蒸发是唯一的散热形式，只能通过汗液和呼吸蒸发而散热，如高热酒精拭浴降温。

蒸发汗液的散热量占人体总散热量的25%左右。每蒸发1g（约1ml）汗液，可散热2.4kJ。当环境温度过高、穿着衣物过多及摄入过高热量时，机体蒸发散热会相对困难。皮肤温度在34℃时，普通劳动者每小时蒸发300～500ml汗液，8小时劳动则可散热5709～9640kJ，足以散发人体劳动时产生的热量。但高温作业工人排出的汗液较多，不能完全起到蒸发散热的作用，特别是在高湿、高温、低风速等条件下进行重体力劳动时，易造成机体热蓄积，引起高温中暑。

注意：①若环境温度高于体表温度（一般以平均皮温35℃为界限），机体只能通过蒸发散热。②湿热环境可降低蒸发散热的效率。③中枢体温（深部体温）指下丘脑灌流血液温度，一般以直肠温度表示。中心体温38℃一般被认为是高温作业工人生理应急范围。

2. 水盐代谢 机体的出汗量取决于气湿、气温、热辐射和劳动强度等因素，有学者提出，出汗量可作为人体受热程度和劳动强度的综合指标之一，高温作业时，出汗量明显增加，并随劳动强度增大而增多。以一个工作日出汗量6L或失水不超过体重的1.5%为生理极限。

汗液的主要成分是水，占99.2% ~ 99.6%，其次是电解质，钠的含量约占电解质含量的99%。一般每日随食物摄取的食盐10 ~ 20g，而高温作业随汗排出的盐可超过20g。因此大量出汗易引起机体缺盐、尿中盐量减少。据调查资料表明，尿盐的测定可作为判断机体内是否缺盐的指标。尿盐量为10 ~ 15g/24h，如果尿盐量降至2g/8h或5g/24h以下时，表示机体缺盐。

3. 循环系统 高温作业时皮肤血管扩张，大量出汗使血液浓缩，造成心率加快、血压升高、心血管负担增加。同时，为了适应散热的需要，需要向皮肤输送足够的血容量以加大散热量，为保证肌肉工作的需要还需向肌肉供给一定量的血液。为保持血循环，致使心率加快，造成心血管负荷加重，久之可使心肌发生生理性肥大，进而形成病理性改变。体力劳动可使收缩压升高，舒张压一般不升高，甚至稍有下降，出现脉压差增大的趋势。从事重体力劳动时，由于心脏容量负荷增加和交感神经兴奋性增强，血压会升高。

4. 消化系统 机体消化腺功能在高温作用下减弱，表现为唾液、胃液分泌减少，胃液酸度下降及消化酶活性降低；胃肠道的蠕动和收缩减弱、胃排空速度减慢，使高温工作的人群出现食欲缺乏和消化不良等情况。

5. 神经系统 高温作业可出现中枢神经系统受到抑制，注意力和肌肉的工作能力、动作的准确性和协调性及反应速度降低，容易发生工伤事故。高温环境下发生的一系列生理变化超过机体的正常调节功能时，会导致中暑。

6. 泌尿系统 高温作业导致大量水和盐随着汗液排出，通过肾的血流量减少，肾小球过滤率降低，尿量明显减少。此外，由于失水失盐，若不及时补充水分，则会导致肾功能不全。

7. 热适应及热耐受性 人在高温环境下工作一段时间后，对热负荷产生适应的能力称为热适应。热适应是机体在高温环境中工作一段时间后对热负荷产生适应或耐受的现象。此时从事同等强度的劳动，汗量增加，汗液中的无机盐含量减少，皮温和中心体温先后降低、心率明显下降。此外，机体热适应后合成一组新的蛋白质即热应激蛋白，可保护机体免受高温的致死性损伤。

热耐受性是指人对热作用的耐受能力，若超过热耐受力可出现生理功能失调。人对热的耐受能力主要决定于气象因素，其次与劳动强度、年龄、性别、身体素质和健康状况等个人因素有关。

高温、强热辐射和高湿度等不良气象条件反复作用于机体，破坏了机体的热适应限度，耐热性下降，机体蓄热，并发生一系列生理系统功能紊乱，引起中暑。热适应的状态不稳定，停止接触热源1周左右可回到适应前的状况。

（四）中暑

中暑是指在高温环境下，由于热平衡或水盐代谢紊乱而引起的一种以中枢神经系统或心血管系统障碍为主要表现的急性疾病。

1. 中暑的类型 除高温、烈日暴晒之外，工作强度过大、时间过长，或者睡眠不足、过度疲劳等均是常见诱因。根据临床表现的轻重，中暑可分为先兆中暑和重症中暑（热射病、热痉挛和热衰竭）。

（1）先兆中暑：高温环境下，出现头痛、口渴、头晕、多汗、四肢无力、动作不协调、注意力不集中等症状。体温正常或略有升高。若及时转移到阴凉通风处，补充水和盐分，短时间内可恢复。

（2）重症中暑：是中暑中情况最严重的一种，若不及时救治会危及生命。重症中暑分为热射病、热痉挛、热衰竭。

1）热射病：又称为"中暑性高热"，是中暑最严重的一种，病情危急、死亡率高。由于人体受外界环境中热源的作用，体内热量不能通过生理性散热以达到热平衡，致使体内热蓄积而体温升高，体温调节中枢失控，汗腺功能衰竭，使散热量减少，体温骤增。当体温＞42℃时，蛋白质变性，体温＞50℃时数分钟内细胞即可发生死亡。多发生在强干热型或湿热型高温作业。

2）热痉挛：又称为"中暑痉挛"，是由于高温环境中人体大量出汗造成氯、钠、钾等严重丢失，水和电解质紊乱，引起神经肌肉产生自发性冲动，出现肌肉痉挛，多见于干热型高温作业。

3）热衰竭：又称为"中暑虚脱"，是一种较轻的热相关疾病，是机体对过度脱水及电解质丢失的一种反应。热衰竭的发病也与心血管功能失代偿、导致脑部暂时血供减少等有关。多发生在高气温、强热辐射的工作场所。

2. 中暑的诊断 根据高温作业的职业史，出现以体温升高、肌痉挛、晕厥、低血压、少尿、意识障碍为主的临床表现，结合辅助检查结果，参考工作场所职业卫生学调查资料，综合分析，排除其他原因引起的类似疾病，方可诊断。

（1）中暑先兆：在高温作业环境下工作一定时间后，出现头晕、头痛、乏力、口渴、多汗、心悸、注意力不集中、动作不协调等症状，体温正常或略有升高但低于38.0℃，可伴有面色潮红、皮肤灼热等，短时间休息后症状即可消失。

（2）热痉挛：在高温作业环境下从事体力劳动或体力活动，大量出汗后出现短暂、间歇发作的肌痉挛，伴有收缩痛，多见于四肢肌肉、咀嚼肌及腹肌，尤以腓肠肌为著，呈对称性；体温一般正常。

（3）热衰竭：在高温作业环境下从事体力劳动或体力活动，出现以血容量不足为特征的一组临床综合征，如多汗、皮肤湿冷、面色苍白、恶心、头晕、心率明显增加、低血压、少尿，体温常升高但不超过40℃，可伴有眩晕、晕厥，部分患者早期仅出现体温升高。实验室检查可见血细胞比容增高、高钠血症、氮质血症。

（4）热射病（包括日射病）：在高温作业环境下从事体力劳动或体力活动，出现以体温明显增高及意识障碍为主的临床表现，表现为皮肤干热，无汗，体温高达40℃及以上，谵妄、昏迷等；可伴有全身性癫痫样发作、横纹肌溶解、多器官功能障碍综合征。

3. 中暑的治疗原则

（1）中暑先兆：立即脱离高温环境，到通风阴凉处休息、平卧。予含盐清凉饮料及对症处理，并密切观察。

（2）热痉挛：纠正水与电解质紊乱及对症治疗。

（3）热衰竭：予物理降温和/或药物降温，并注意监测体温，纠正水电解质紊乱，扩充血容量、防止休克。

（4）热射病：快速降温，持续监测体温，保护重要脏器功能，呼吸循环支持，改善微循环，纠正凝血功能紊乱，对出现肝肾衰竭、横纹肌溶解者，早期予以血液净化治疗。

4. 中暑的预防 预防职业性中暑是保护劳动者健康的重要措施。可通过采取以下措施预防中暑。

（1）改善工作环境：合理安排工作时间，避免高温时段作业，减少劳动者暴露在高温环境中的时间。同时，加强通风、除湿措施，降低室内温度，以改善工作环境。

（2）加强锻炼：良好的身体素质可以提高劳动者的抵抗力，降低中暑的风险。鼓励劳动者参加适当的体育锻炼，提高身体适应高温环境的能力。

（3）合理饮食：保证充足的饮水，合理搭配食物，避免过度劳累导致脱水。同时，增加水果、蔬菜的摄入，补充必要的维生素和矿物质。

（4）配备防护用品：为劳动者提供必要的防护用品，如防晒霜、遮阳帽、防护眼镜等，以减少皮肤和眼受到的辐射热影响。

（5）培训教育：加强劳动者的高温防护知识培训，提高他们对高温作业环境的认识和重视程度，掌握必要的防护措施和急救技能。

（五）防暑降温措施

1. 存在生产性热源的高温作业

（1）热源布置：热源布置应符合以下要求。①热源应尽量设置厂房之外，夏季主导风向的下风侧。②存在余温的成品和半成品尽量放置在室外，夏季主导风向的下风侧。③热源所在的厂房宜采用单层建筑。当厂房是多层建筑物时，热源宜布置在建筑物的高层。④厂房内热源应采取有效的隔热及降温措施。采用穿堂风为主的自然通风时，热源应尽量布置在夏季主导风向的下风侧；采用以热压为主的自然通风时，热源应尽量布置在厂房天窗的下方。⑤热源之间可设置隔墙（板），使热气沿隔墙上升，通过天窗排出。⑥作业人员操作位宜位于热源的上风侧。

（2）隔热措施：①生产及辅助建筑物应采取外窗遮阳、屋顶隔热等措施。②高温、强热辐射作业，应根据工艺、室内微小气候、供水等条件采用隔热水箱、隔热屏、水幕等有效的隔热措施，工作人员经常停留或靠近的高温区域，其表面平均温度不宜超过40℃，瞬间最高温度不宜超过60℃。③对产生热辐射的热源应采取屏蔽措施，根据生产工艺及劳动操作的实际情况采用一种或多种屏蔽热辐射措施。

（3）通风降温措施：高温作业厂房在满足工艺和卫生要求的情况下，宜采取自然通风，并符合下列要求：①新建存在高温作业的厂房等建筑物的纵轴宜与当地夏季主导风向垂直，当受条件限制时，其夹角应不小于45°。②单跨和双跨车间应尽量采用以穿堂风为主的自然通风，可根据气候情况、工艺特点、车间散热量大小等设计"侧窗式"或"开敞式"建筑维护结构。③利用普通天窗自然通风时，以侧窗为进风口，天窗为排风口。天窗应与厂房长轴平行，可根据迎风或背风情况进行调节，进风侧窗下端距地面不宜大于1.2m。④天窗和侧窗应便于开关调节和清扫。⑤天窗应安装挡风板，挡风板的长度应与天窗全长相同，上沿应与屋檐高度相同。

2. 高温天气户外作业　应根据气象台发布的当日预报气温，按下列要求调整作业时间（因人身财产安全和公众利益，需要紧急处理的除外）：①日最高气温≥40℃，应当停止当日室外露天作业。②日最高气温≥37℃而＜40℃时，在12：00至15：00不得安排室外露天作业。③日最高气温≥35℃而＜37℃时，用人单位应采取换班轮休等方式，缩短劳动者连续作业的时间。

知识拓展

避开"防暑误区"！

错误的防暑做法可能引起中暑，甚至加重症状，大家应避免采用这些错误的做法。

误区一：白天在室外才会中暑

中暑跟人所处环境的温度、湿度、通风条件等相关，并不是只有在太阳下暴晒才会中暑。即使是室内，如果环境密闭无风、高温高湿，同样容易中暑。有些老年人因担心电费而不使用空调、电扇等电器，在高温时待在室内仍有可能中暑。

误区二：防暑即防晒，捂严实了最好

人体主要散热器官是皮肤，在炎热的夏天，主要靠汗液蒸发和空气对流带走热量。如果穿得太厚或是穿透气性不好的衣服，人体散热受阻，更容易中暑。建议在高温高湿环境中停留时，注意科学补充水分和电解质，选择撑伞等物理防晒，穿凉爽透气的衣服。

误区三：中暑发热后口服退烧药

中暑引起的体温升高与普通的发热需区别对待。中暑引起的体温升高主因是散热障碍，退热药会使已经大量出汗的患者进一步出汗，加重电解质紊乱，加重病情。中暑发热的正确应对方式是物理降温，如将患者移到阴凉通风处，用20℃左右的温水擦拭身体，水分蒸发加速散热，避免用大量酒精擦拭身体。

误区四：中暑后大量饮水

中暑后适当补水是正确的，但切勿大量饮用纯净水。只补充水分不补充电解质会导致电解质平衡被打破，出现稀释性低钠血症，还可能出现脑水肿昏迷。正确的补水方法是少量多次，并且最好饮用含有多种电解质的液体，如果汁、淡盐水等。

三、低温作业

（一）概念

低温作业是指在生产劳动过程中，工作地点平均气温等于或低于5℃的作业。低温作业多见于寒冷季节从事室外作业；需要在低温环境下的操作，如食品、药品生产加工；冬天室内无采暖的情况下工作；冷冻冷藏室或冷库工作等。

（二）低温对生理功能和作业的影响

1. 体温调节　寒战、脂肪和碳水化合物动员等可以使代谢产热增加，体温能够维持恒定。人体具有适应寒冷的能力，但有一定的限度。如果在寒冷（5℃以下）环境下工作时间过长，或浸于冷水中（使皮温及中心体温迅速下降），超过适应能力，体温调节发生障碍，则体温降低，甚至出现体温过低，影响机体功能。寒冷刺激皮肤冷感受器发放神经冲动传入脊髓和下丘脑，反射性地引起皮肤血管收缩、寒战、立毛及动员贮存的脂肪和碳水化合物。血液由于外周血管收缩而转向流入深部组织，热量不易散失。

2. 心血管系统　轻度低温时，体温在32～35℃，交感神经兴奋，心率加快，心收缩力增强，心排血量增加，外周血管收缩，血压上升。体温继续下降达中度低温时，体温在28～32℃，出现心动减慢，但此时由于自主神经进一步兴奋，儿茶酚胺释放增加，加剧外周血管收缩，可以维持较正常的心排血量。传导障碍可在心电图上有明显变化。重度低温时，将出现严重的心功能异常。体温28℃时，心率减慢到30～40次/分，体温降至20℃时，心率只有10次/分。

3. 中枢神经系统　当机体核心温度在33～35℃时会造成中枢神经系统损伤、中枢神经系统功能紊乱，患者出现健忘、注意力下降、冷漠、行为异常；当核心温度在30℃～33℃时患者出现昏睡、意识模糊甚至昏迷。

4. 体温过低　一般将中心体温在35℃或以下称为体温过低或失温症。其症状取决于温度，轻度失温可能造成发抖与意识模糊；中度失温时发抖症状消失，但精神错乱的状况则会加剧；重度失温时会有反常脱衣现象，也就是患者开始脱去衣物，这也同时增加了心搏骤停的风险。

（三）预防措施

1. 实现自动化、机械化作业，避免（或减少）低温作业、冷水作业。控制低温作业及冷水作业的时间。

2. 使用个人防护用品，如穿戴防寒服（手套、鞋）等。

3. 设置采暖操作室、休息室等。

4. 低温封闭场所（如冷库）应设置通信报警装置，防止误将人员关在封闭场所内。

第三节　噪　声

一、基本概念

（一）噪声的概念

噪声（noise）通常是指一类引起人烦躁或音量过强而危害人体健康的声音。噪声不仅会影响听力，而且还对人的心血管系统、内分泌系统、神经系统产生不利影响。由于长时间接触噪声导致听阈升高，不能恢复至原有水平，称为"永久性听阈位移"，其所产生的职业病即临床上所称"噪声聋"。

（二）生产性噪声的来源及分类

生产性噪声指在生产过程中，由于机器转动、气体排放、工件撞击与摩擦等所产生的噪声，称为生产性噪声或工业噪声。

1. 按生产性噪声的来源分类

（1）机械性噪声：指机械撞击、摩擦或质量不平衡旋转等机械力作用下引起固体部件振动所产生的噪声。如各种球磨机、车床、织布机等发出的噪声。

（2）流体动力性噪声：指由于气体压力变化引起气体扰动，气体与其他物体相互作用所引起的噪声。如各种风机、空气压缩机等压力脉冲和气体排放发出的噪声。

（3）电磁性噪声：指由于磁场脉冲、磁致伸缩导致电气部件振动所引起的噪声。如电磁式振荡器和变压器等产生的噪声。

2. 按噪声的时间分布分类　根据噪声随时间的分布不同，生产性噪声可分为连续性和间断性噪声。连续性噪声包括稳态噪声和非稳态噪声。随着时间变化，声压波动小于3dB的称为稳态噪声，否则为非稳态噪声。间断性噪声又称为脉冲噪声，即声音持续时间小于0.5秒，间隔时间大于1秒，声压有效值变化大于40dB的噪声。

3. 按噪声的频率成分分布分类　可将噪声分为低频噪声（主频率低于300Hz）、中频噪声（主频率在300 ~ 800Hz）、高频噪声（主频率高于800Hz）。也可分为宽频带噪声（从低频到高频较为均匀的噪声）、窄频带噪声（主要成分集中分布在狭窄的频率范围内的噪声）、有调噪声（既有连续噪声，又有离散频率成分存在的噪声）。不同的生产性噪声具有各自特殊的频谱，其中以宽频带、中高频噪声多见（表5-1）。

表5-1　某些噪声源的声级和频谱特性

噪声源	A声级/dB	频谱特性
晶体管装配	75以下	低中频
上胶机、蒸发机	75	低频

续　表

噪声源	A声级/dB	频谱特性
针织机、挤塑机	80	高频、宽频带
机床、制砖机	85	高频、宽频带
梳棉、并条机、空压机、轧钢机	90	中高频、宽频带
细纱机、轮转印刷机	95	高频、宽频带
织毛机、鼓风机	100	高频
有梭织布机、破碎机	105	高频
电锯、喷沙机	110	高频
振筛机、振捣台	115	高频、宽频带
球磨机、加压制砖机	120	高频
风铲、铆钉机、锅炉排气放空	130	高频

二、声音的物理特性及评价

（一）声强与声强级

声强（I）是指单位时间内，声波通过垂直于传播方向单位面积的声能量，单位为瓦/平方米（W/m^2）。表示声强大小的指标为声强级，其计算公式如下：

$$L_1 = logI/I_0$$

式中：L_1为声强级（dB），I为被测声强（W/m^2），I_0为基准声强（即1000Hz纯音的听阈声强，10^{-12}W/m^2）。

在实际生活中，测量声强比较困难，常采用测量声压的方法表示声音强度。

（二）声压与声压级

1. 概念　声压是由于声波的存在而引起的压力增值，单位为帕（Pa）。表示声压大小的指标称为声压级（sound pressure level，SPL），用某声音的声压（p）与基本声压值（P$_0$）之比的常用对数的20倍来表示，单位为dB，计算公式如下：

$$SLP = 20lgP/P_0$$

式中：SLP为声压级（dB），P为声压（Pa），P_0为基准声压，为$2×10^{-5}$Pa，该值是800Hz声音人耳刚能听到的最低声压。

从上述公式可计算出，听阈和痛阈之间声压级相差120dB。普通谈话60～70dB，载重卡车行驶声音80～90dB，球磨机为120dB，喷气式飞机附近可达140～150dB甚至更高。1000Hz纯音的听阈声压级为0。

2. 声压级的叠加　指多源声压级叠加计算，即把多个声源中放出的声音，依次叠加到一起，计算出其最终的声压级。

声压级叠加计算公式指在同一个空间或同一个区域，使用它来计算多源声压级叠加所得的最终的声压级。它的计算方法如下：

确定多个声源的声压级，并把这些声源的声压级简单地分别标记为P1、P2、P3……然后，求多个声源的声压级的总和，即可得到最终的多源声压级叠加结果。最终的声压级叠加计算公式为：

$$叠加后的总声压级＝10×lg（10^{P_1/10}+10^{P_2/10}+10^{P_3/10}…）$$

$$叠加后的总声压级＝10×lg（10^{70/10}+10^{50/10}+10^{90/10}+10^{60/10}）＝95dB$$

例如，当声源1、声源2、声源3、声源4的声压级分别为70dB、50dB、90dB、60dB时，最终的叠加后的总声压级的计算结果如下：叠加后的总声压级＝10×log（70＋50＋90＋60）/10＝95dB。详见表5-2。

表5-2　声压级（dB）相加时的增值表

声压级差	0	1	2	3	4	5	6	7	8	9	10
增加值	3.0	2.5	2.1	1.8	1.5	1.2	1.0	0.8	0.6	0.5	0.4

（三）频谱

由单一频率组成的声音称纯音，而各种频率组成的声音称复合音。把复合音的频率从低到高进行排列所形成的频率谱称为频谱（frequency spectrum）。

在实际工作中，常把声频范围划分为若干小频段，称为频带或频程（octave band）。工作中常用倍频程，有时也可用1/2倍频程或1/3倍频程。倍频程按倍比关系将声频划分为若干小段，每个频段的上限频率是下限频率的2倍，即$f_上＝2f_下$，每一频段用中心频率代表。中心频率按下列公式计算：

$$f_中＝\sqrt{f_上 f_下}$$

（四）等响曲线

正常人可以听到的声音的频率范围在20Hz至20kHz，不同个体略有差别。在高频率范围和低频率范围，人耳的灵敏度都会降低。人耳灵敏度的变化可以用等响曲线表示，等响曲线表示响度相等时声压级与频率的关系曲线，即等响曲线刻画了不同频率的声音与1000Hz纯音等响时的声压级随频率变化情况。等响曲线是统计曲线，来源于大量人群听觉特征的统计结果。等响曲线是通过主观测定所得出的声音响度主观感量（响度级，单位为昉）一致的一簇曲线。当某一声音的响度与标准音的响度相同时，标准音的这个声强级就是该声音的响度级。

（五）声级

为准确地评价噪声对人体的影响，根据人耳的感音特性，测量噪声的声级计中设置了A、B、C三种类型的滤波器，形成不同的计权网络。有时还需要D计权网络，用于飞机噪声的测量。其中A声级用来模拟人耳对55dB以下低强度噪声的频率特性，能够较好地反映人对噪声的主观评价，因此被国际标准化组织和绝大多数国家用作评价噪声的主要指标。经频率计权网络滤波后所测得的声压级称为声级，分别以dB（A）、dB（B）、dB（C）表示。其中A声级是由国际标准化组织（ISO）推荐用作噪声卫生学评价的指标。C声级可作为总声级。

三、噪声对人体健康的影响

（一）听觉系统

1. 暂时性听阈位移（temporary threshold shift，TTS） 暂时性听阈位移，是指人或动物接触噪声后引起听阈变化，脱离噪声环境后经过一段时间听力可恢复至原来水平。

根据变化程度不同分为听觉适应和听觉疲劳。听觉适应指短时间暴露在强烈噪声环境中，感觉声音刺耳、不适，停止接触后，听觉器官敏感性下降，脱离接触后对外界的声音有"小"或"远"的感觉，听力检查听阈可提高10 ~ 15dB（A），离开噪声环境1分钟之内可以恢复。听觉疲劳指较长时间停留在强烈噪声环境中，引起听力明显下降，离开噪声环境后，听阈提高超过15 ~ 30dB（A），需要数小时甚至数十小时听力才能恢复。

2. 永久性听阈位移（permanent threshold shift，PTS） 指噪声引起的不能恢复到正常水平的听阈升高。

根据损伤的程度，永久性听阈位移又分为听力损伤及噪声性耳聋。听力损伤是指听力曲线在3000 ~ 6000Hz出现"V"形下陷。此时患者一般无主观耳聋感觉，交谈和社交活动能够正常进行。噪声性耳聋是人们在工作过程中，由于长期接触噪声而发生的一种进行性的感音性听觉损伤。随着损伤程度加重，高频听力下降明显，同时语言频率（500 ~ 2000Hz）的听力也受到影响，正常语言交谈能力出现障碍。

3. 噪声性耳聋（occupational noise-induced deafness） 由于听觉长期遭受噪声影响而发生缓慢的、进行性的感音性耳聋，早期表现为听觉疲劳，离开噪声环境后可以逐渐恢复，久之则难以恢复，终致感音神经性聋。噪声除对听觉有损伤外，还可引起头痛、头昏、失眠、高血压等，影响胃的蠕动和分泌。

根据国家职业卫生标准《职业性噪声聋的诊断》（GBZ 49—2014）诊断原则及分级标准如下。

（1）诊断原则：根据连续3年以上职业性噪声作业史，出现渐近性听力下降、耳鸣等症状，纯音测听为感音神经性聋，结合职业健康监护资料和现场职业卫生学调查，进行综合分析，排除其他原因所致听觉损害，方可诊断。

（2）诊断分级：符合双耳高频（3000Hz、4000Hz、6000Hz）平均听阈≥40dB者，根据较好耳语频（500Hz、1000Hz、2000Hz）和高频4000Hz听阈加权值进行诊断和诊断分级。①轻度噪声聋：26 ~ 40dB（HL）。②中度噪声聋：41 ~ 55dB（HL）。③重度噪声聋：≥56dB（HL）。

双耳高频平均听阈，按下列公式计算：

$$BHFTA = \frac{HL_L + HL_R}{6}$$

式中：$BHFTA$ 为双耳高频平均听阈，单位为dB；HL_L 为左耳3000Hz、4000Hz、6000Hz听力级之和，单位为dB；HL_R 为右耳3000Hz、4000Hz、6000Hz听力级之和，单位为dB。

单耳听阈加权值，按下列公式计算：

$$MTMV = \frac{HL_{500Hz} + HL_{1000Hz} + HL_{2000Hz}}{3} \times 0.9 + HL_{4000Hz} \times 0.1$$

式中：$MTMV$ 为单耳听阈加权值，单位为dB；HL 为听力级，单位为dB。

4. 爆震性耳聋（explosive deafness） 是指强烈的爆炸所产生的振动波造成的听觉器官急性损伤，引起听力丧失。发生强烈爆炸时，听觉器官在强大的声压和冲击波气压的作用下，可出现鼓膜破裂，以及听骨链断裂或错位，内耳组织出血，柯蒂器的毛细胞损伤。患者常出现耳鸣、眩晕、恶心、呕吐、耳痛、听力严重障碍或完全丧失。轻症可部分或大部分恢复，重症可致永久性耳聋。

噪声所致的听力损伤和噪声聋尚无特效的治疗方法。对急性听力损伤，应及时给予促进内耳血液循环和改善营养的药物；有鼓膜、中耳、内耳外伤的应防止感染并及时对症治疗。

（二）听觉外系统

噪声可对神经系统造成影响，表现为头痛、头晕、睡眠障碍、心悸、记忆力减退、全身乏力、情绪不稳等一系列神经症状。在噪声作用下，心率可表现为加快或减慢，血压不稳，长期接触噪声者可以引起心电图ST段或T波缺血性改变，血压升高等。消化系统可出现胃肠功能紊乱，胃紧张度降低，食欲缺乏，胃液分泌减少，胃蠕动减慢等。还可导致肾上腺皮质功能改变，脂质代谢紊乱，免疫功能降低以及女性健康影响（如月经周期异常、痛经、妊娠期高血压疾病）等。此外，噪声还可影响工作效率，当噪声达65dB以上，可干扰普通谈话，达90dB时大声叫喊也不易听见。在噪声环境下作业，人的注意力不易集中，易出现反应迟钝、烦躁，对工作效率影响较大。

四、影响噪声危害的因素

（一）噪声强度和接触时间

噪声强度大、频率高则对人体危害大。连续接触要比间断接触的危害大。现场调查表明，接触噪声强度越大，工人耳鸣、耳聋等检出率也越高。噪声强度一定，接触时间越长对人体危害越大，噪声聋检出率与工龄有密切关系。

（二）噪声的性质

脉冲噪声比稳态噪声的危害大。接触脉冲噪声人群无论噪声聋、中枢神经系统调节功能失调还是高血压等检出率均显著高于接触稳态噪声人群。

（三）与其他因素的联合作用

振动、低温或有毒物质共同存在时，可加重噪声的不良作用，表现出对听觉器官和心血管系统等的影响。

（四）个体敏感性与个体防护

对噪声敏感和机体健康状态不良，特别是有耳病者会加重噪声的危害程度。戴防声耳塞等可减轻噪声引起的听力损伤。

五、防止噪声危害的措施

（一）工业企业噪声卫生标准

我国《工作场所有害因素职业接触限值　第2部分：物理因素》（GBZ 2.2—2007）规定，工人每周工作5天，每天工作8小时，稳态噪声限值为85dB（A），非稳态噪声等效声级的限值为85dB（A）。每周工作5天，每天工作时间不等于8小时，需计算8小时等效声级，限值为85dB（A）；每周工作不是5天，需计算40小时等效声级，限值为85dB（A）。脉冲噪声工作场所的接触限值规定，脉冲次数≤100、101～1000、1001～10 000所对应的声压级峰值分别为140dB（A）、130dB（A）、120dB（A）。

（二）控制噪声源

改造声源、降低噪声。改革工艺，以无声工具代替有声工具，如用液压铆钉机代替风动铆钉机，用液压机代替锻造机等。

（三）控制噪声的传播

合理布局，新建、改建、扩建的企业在总体设计时，提前进行合理布局，把高噪声车间、作业场所与其他车间分隔，把有噪声的各种机械安装消声器，采用消声器或用吸声、消声、隔声材料阻隔声源。

（四）个体防护

戴耳罩、耳塞、防声帽等。进行宣传教育，使职工认识到噪声的危害和治理噪声的重要性，自觉做好个人防护。

（五）健康监护

定期进行健康体检，对于从事噪声接触工作或计划从事噪声接触工作的人员，应该开展关于噪声的职业健康监护，特别是那些本身有过听力受损的情况，或者患有职业禁忌证的劳动者。

（六）合理安排劳动和休息

避免噪声作业时间过长，适当安排休息，休息时应减少或避免接触高强度的噪声，保证睡眠质量。

第四节 振 动

振动（vibration）是指一个质点在外力作用下沿直线或弧线围绕平衡位置来回重复的运动。由生产或工作设备产生的振动称为生产性振动或职业性振动。

一、振动的物理参量

评价振动的物理参量包括频率、位移、振幅、速度和加速度。单位时间内完成的振动次数称为频率，单位为赫兹（Hz）。振动物体离开中心位置的瞬时距离称为位移（displacement），单位为毫米（mm）。振动物体离开中心位置的最大距离称为振幅（amplitude）。振动物体单位时间位移变化的量称为速度（velocity），单位为米每秒（m/s）。振动物体单位时间速度变化的量称为加速度（acceleration），单位为米每二次方秒（m/s^2）。

振动频率、加速度和振幅是决定职业性振动危害的主要参数。频率相同的振动，其加速度和振幅越大，危害性也越大。当前国际上越来越倾向于用8小时等能量频率计权加速度有效值（a$_{hw(8)}$）作为评价职业性振动强度的指标。我国目前用于生产性振动卫生学评价的强度指标是4小时等能量频率计权加速度有效值

（four hour energy equivalent frequency weighted acceleration rms，$a_{hw(4)}$）。该指标是在固定每天4小时接振时间的原则下，用1/3倍频程测定各频段的振动加速度有效值，乘以相应的频率计权系数（K_i值），见表5-3，算出的加速度有效值用于表示人体接振强度。若每天接触时间不是4小时，需用公式换算成$a_{hw(4)}$。

表5-3 振动频率计权系数（K_i值）

中心频率/Hz	K_i值	中心频率/Hz	K_i值
6.3	1.0000	100.0	0.1600
8.0	1.0000	125.0	0.1250
10.0	1.0000	160.0	0.1000
12.5	1.0000	200.0	0.0800
16.0	1.0000	250.0	0.0630
20.0	0.8000	315.0	0.0500
25.0	0.6300	400.0	0.0400
31.5	0.5000	500.0	0.0300
40.0	0.4000	630.0	0.0250
50.0	0.3000	800.0	0.0200
63.0	0.2500	1000.0	0.0160
80.0	0.2000	1250.0	0.0125

根据振动作用于人体的方式，振动分为全身振动（whole body vibration）和手臂振动（hand-arm vibration）。全身振动是由振动源（振动机械、车辆、活动的工作平台）通过身体的支持部分（足部和臀部），将振动沿下肢或躯干传布全身引起。有意义的频率范围为2～100Hz。手臂振动又称手传振动或局部振动，是指振动通过振动工具、振动机械或振动工件传向操作者的手和前臂，振动通过手臂传导至躯体。有意义的频率范围在8～1500Hz。

二、接触机会

（一）全身振动的接触机会

1. 运输工具 火车、船舶、汽车、飞机、摩托车等。

2. 农业机械 收割机、拖拉机等。

（二）手臂振动的接触机会

1. 风动工具 风铲、铆钉机、凿岩机、气锤、砂型捣固机、雕刻机等。

2. 电动工具 电钻、电刨、电锯、砂轮机及油锯、抛光机等其他高速转动工具。

三、振动对人体的危害

（一）全身振动

全身振动可引起前庭器官刺激和自主神经功能紊乱症状，如血压升高、心率加快、眩晕、恶心、疲倦、睡眠障碍等；全身振动引起的功能性改变，脱离接触和休息后，可自行恢复。

（二）手臂振动

手臂振动对人体的主要危害是手臂振动病，或称手臂振动综合征（hand-arm vibration syndrome）。手臂振动病是我国法定职业病，是长期从事手传振动作业而引起的以手部末梢循环和/或手臂神经功能障碍为主的疾病，并能引起手臂骨关节–肌肉的损伤。典型表现为振动性白指（vibration-induced white finger，VWF）。

1. 发病机制　手臂振动病的发病机制尚未阐明。目前提出的学说包括内皮细胞的内分泌功能失调、自主神经功能紊乱、免疫功能异常等。交感神经功能亢进、迷走神经功能下降，以及内皮细胞所释放的血管收缩因子（如内皮素等）增多等，可引起血管内膜增厚、管腔变窄，抗血小板凝聚功能减低，血液黏稠度增加，容易造成血管阻塞，与振动所致的周围血管收缩痉挛的表现一致。但这些学说均未能解释振动性白指发作呈一过性的特点，也无法解释振动性神经损伤的发病机制。

2. 临床表现　手臂振动病患者多表现为手部症状和类神经症，手部症状主要为手痛、手麻、手胀、手指变白等，类神经症表现为头痛、头昏、失眠、记忆力减退等。

手臂振动病典型表现为手指间歇性发白或发绀，即振动性白指（VWF），又称职业性雷诺现象，是诊断手臂振动病的重要依据。其发作特点为一过性，一般在手冷后，患指出现胀、痛、麻，并由灰白变为苍白，手指发白一般由远端向近端发展，界限分明，可持续数分钟甚至数十分钟，再逐渐恢复。白指以中指多见，其次是环指和示指，拇指、小指罕有发生。白指在振动作业工龄长者中多见，严重病例可见手部肌肉萎缩和指关节变形等。

3. 诊断　具有长期手传振动作业的职业史，出现手臂振动病的主要症状和体征，结合末梢循环功能、周围神经功能检查，进行综合分析，并依据我国《职业性手臂振动病诊断标准》（GBZ 7—2014）作出诊断及分级。

（1）轻度手臂振动病：出现手掌多汗、手麻、手胀、手痛、手臂无力和关节疼痛等症状，可有手部冷水复温试验的复温时间延长或复温率降低，并具有下列表现之一者：①白指发作累及手指的指尖部位，未超出远端指节的范围，遇冷时偶尔发作。②手部痛觉、振动觉明显减退或手指关节肿胀、变形，经神经–肌电图检查出现神经传导速度减慢或远端潜伏时延长。

（2）中度手臂振动病：具有下列表现之一者。①白指发作累及手指的远端指节和中间指节（偶见近端指节），常在冬季发作。②手部肌肉轻度萎缩，神经–肌电图检查出现神经源性损害。

（3）重度手臂振动病：具有下列表现之一者。①白指发作累及多数手指的所有指节，甚至累及全手，经常发作，严重者可出现指端坏疽。②手部肌肉明显萎缩或出现"鹰爪"样手部畸形，严重影响手部功能。

4. 处理原则

（1）根据病情进行综合性治疗。采用扩张血管及营养神经的药物治疗、中医药治疗，并可结合物理疗法、运动疗法等。必要时进行外科治疗。

（2）加强个人防护，注意手部和全身保暖。

（3）其他处理：观察对象一般无须调离振动作业，但应每年复查一次，密切观察病情变化。轻度手臂振动病者应调离接触手传振动的作业，进行适当治疗，并根据情况安排其他工作。中度手臂振动病和重度手臂振动病者必须调离振动作业，积极进行治疗。如需做劳动能力鉴定，参照《劳动能力鉴定　职工工伤与职业病致残等级》（GB/T 16180—2014）处理。

四、影响振动危害的因素

1. 振动本身的特性

（1）频率：人体能够感受得到的振动频率在1～1000Hz，高频率（40～300Hz）振动对末梢循环和神经功能损害明显。20Hz以下大振幅的振动使全身受振时，主要影响前庭和内脏器官；而当局部受振时，骨关节和局部肌肉组织受损较明显。

（2）振幅：在一定的频率下，振幅越大，对机体的影响越大。高频率、低振幅的振动主要对组织内的神经末梢起作用。大振幅、低频率的振动作用于前庭，并使内脏移位。

（3）加速度：加速度越大，振动性白指的发生频率越高，从接触到出现白指的时间越短。

2. 接振时间　接振时间越长，振动对机体危害越大。

3. 体位和操作方式　对全身振动而言，卧位时对水平振动敏感，立位时对垂直振动敏感。强制体位如手持工具过紧、手抱振动工具紧贴胸腹部时，使机体受振过大或血液循环不畅，促使局部振动病的发生。

4. 环境噪声和温度　寒冷和噪声均可导致振动病的发生。

5. 工具重量和加工件的硬度　工具重量和加工件的硬度均可增加作业负荷和静力紧张程度，加剧对人体的损伤。

五、预防措施

有计划地对从业人员进行健康检查，采取个体防护等综合措施，通过消除或减弱振动工具的振动，限制接触振动的时间，改善寒冷等不良作业条件，预防振动造成的健康危害。

1. 消除或减少振动源的振动　是控制噪声危害的根本性措施。工艺改革，消除或减少产生振动的工艺过程，如水利清砂代替风铲清砂，焊接代替铆接。采取减振措施，减少手臂直接接触振动源。

2. 限制作业时间和振动强度　若限制接触振动强度不能达到理想状态，则限制作业时间是防止和减轻振动危害的重要措施。制定合理的作息制度和工间休息。我国《工作场所有害因素职业接触限值第2部分：物理因素》（GBZ 2.2—2007）规定，使用振动工具或工件的作业，工具手柄或工件的4小时等能量频率计权加速度有效值不得超过5.0m/s²，当振动工具的振动暂时达不到标准限值时，可按振动强度大小相应缩短日接振时间，振动容许值和日接振时间限值见表5-4。我国尚未制定全身振动的卫生标准，如工作需要，可参考国际化组织（ISO）发布的《全身振动评价标准》。

表5-4　振动容许值和日接振时间限值

频率计权加速度/m·s⁻²	日接触容许时间/h
5.00	4.0
6.00	2.8
7.00	2.0
8.00	1.6
9.00	1.2
10.00	1.0
>10.00	<0.5

3. 改善作业环境，加强个体防护　是指控制工作场所的噪声、毒物、寒冷、高气湿，特别是注意防寒保暖。合理使用防护用品也是减轻振动危害的一项重要措施（如戴减振保暖的手套）。

4. 职业卫生教育和职业培训　进行职工健康教育，对新工人进行技术培训，尽量减少作业中的静态作用。

5. 卫生标准　国家对局部振动作业制定了卫生标准，故通过预防性卫生监督和经常性卫生监督，严格执行国家标准，也可预防振动危害。

6. 医疗保健措施　就业前进行体检，检出职业禁忌证。定期体检争取早期发现手振动危害的个体，及时治疗和处理。

第五节　非电离辐射

非电离辐射与电离辐射均属于电磁辐射，电磁辐射是指能量以电磁波的形式通过空间传播。电磁辐射在介质中的波动频率，用赫兹（Hz）表示。波长长、频率低、辐射能量小的电磁辐射，生物学作用弱；反之，生物学作用强。

当电磁辐射量子能量达到12eV以上时，对生物体有电离作用，这类辐射称为电离辐射。量子能量低于12eV时，不足以引起生物体电离，称为非电离辐射，如射频辐射、可见光、红外辐射、紫外辐射、激光等，其中紫外线的量子能量介于非电离辐射与电离辐射之间。

一、射频辐射

射频辐射指频率在100kHz至300GHz、波长1mm至3km的电磁辐射，射频辐射是具有危害作用的电磁辐射，是电磁辐射中能量较小、波长较长的频段。射频辐射主要分为高频电磁场和微波，其划分标准见表5-5。

表5-5　高频电磁场与微波划分标准

	高频电磁场			微波			
波段	长波	中波	短波	超短波	分米波	厘米波	毫米波
频谱	低频（LF）	中频（MF）	高频（HF）	甚高频（VHF）	特高频（UHF）	超高频（SHF）	极高频（EHF）
频率	100kHz～	300kHz～	3MHz～	30MHz～	300MHz～	3GHz～	30～300GHz
波长	3km～	1km～	100m～	10m～	1m～	10cm～	1mm至1cm

（一）高频电磁场

高频电磁场指频率从100kHz到300MHz的频段范围的高频电磁辐射。

1. 职业接触　存在高频电磁辐射的作业主要有：金属熔炼、热扎工艺、钢管焊接、塑料热合、高频胶合木材与电木粉加热等。

2. 对人体的危害　主要表现为类神经症，如全身无力、胸闷、心悸、记忆力衰退、头晕头痛、脱发、肢体酸痛等。女工有月经周期紊乱，少数男工有性功能减退。

3. 预防措施 场源屏蔽和接地、距离防护、合理布局等，定期检查，严格执行国家职业卫生标准，做好个人防护和健康监护。

（二）微波

微波指频率为300MHz到300GHz，波长为1m到1mm的电磁波。

1. 职业接触 存在微波的行业有：医学上使用微波进行理疗，应用微波导航、测距、探测雷达等方面，用微波加热干燥粮食、木材等。

2. 对人体的危害 主要表现为如下。①神经系统：自主神经系统功能紊乱、中枢神经系统功能紊乱。②心律：窦性心律过缓或不齐。③血液改变：微波使外周血白细胞计数下降。④眼：微波导致晶状体点状或小片状混浊。⑤生殖系统：男性性功能减退，女性月经紊乱。

3. 预防措施 屏蔽微波源，用吸收材料防止微波辐射、加大辐射源与作业点的距离、严格执行国家职业卫生标准、合理个人防护等。

二、红外辐射

红外辐射，即红外线，是指波长范围在760nm至1mm的电磁辐射。按波长可分为长波红外线（远红外线）、中波红外线（中红外线）、短波红外线（近红外线）。

（一）划分标准

（1）短波红外线（近红外线）：波长为760nm～1400nm。
（2）中波红外线（中红外线）：波长为1400nm至3μm。
（3）长波红外线（远红外线）：波长为3μm至1mm。

（二）职业接触

生产过程中的红外辐射源包括熔融态金属、熔融态玻璃、强红外线光源、烘烤加热设备、熔炉等。

（三）对人体的危害

1. 皮肤灼伤 高强度的红外线可能对皮肤产生灼伤，特别是当人在长期接触高温工作环境时，很容易受到皮肤灼伤的危害。其中易受到灼伤的部位包括面颊、鼻和眼角等。

2. 视力损伤 长时间接触高强度的红外线可对眼产生损伤，尤其是光谱范围在0.8～1.5μm的红外线特别危险。如果眼长时间暴露在高强度的红外线下，可能会导致眼干涩、疼痛，视力下降等问题。

3. 新陈代谢障碍 红外线可以影响人体的新陈代谢，导致身体功能减弱、疲劳等问题。长期暴露在高温环境下，身体会消耗更多的能量，从而增加患病的风险。

4. 其他 除以上相对常见危害外，一般还有免疫力下降、发热、心悸等危害。

（四）预防措施

1. 在工业上采用改革工艺，隔热，例如通过机械化、自动化，使工人远离红外线源。
2. 封闭光源和光路。
3. 加强个人防护，避免直接裸眼观看强光源。强红外辐射作业人员要常规戴合适的防护镜，镜片内含有氧化亚铁及伽马射线暴（BRB）无色镜，能有效地吸收90%以上的红外光谱。
4. 采用远距离隔离和材料隔离防护，高温作业时穿白色防护衣帽。

5. 加强健康宣教，开展定期检查。

三、紫外辐射

紫外线辐射又称紫外线，指波长 100 ～ 400nm 的电磁辐射。

（一）划分标准

1. **远紫外区（短波紫外线，UV-C）** 波长 100 ～ 290nm，具有杀菌和微弱致红斑作用，灭菌波段。
2. **中紫外区（中波紫外线，UV-B）** 波长 290 ～ 320nm，具有明显的致红斑和角膜、结膜炎症效应，为红斑区。
3. **近紫外区（长波紫外线，UV-A）** 波长 320 ～ 400nm，可产生光毒性和光敏性效应，为黑线区。

（二）对人体的危害

1. **加速皮肤衰老** 紫外线可以破坏皮肤中的胶原蛋白和弹力蛋白，从而导致皮肤失去弹性，出现皱纹。
2. **诱导色素沉着** 紫外线可以刺激皮肤中的色素细胞合成过量黑色素，导致皮肤颜色加深，形成雀斑、老年斑等。
3. **损伤血管** 紫外线辐射可以使皮肤毛细血管扩张，长期下来会使血管破裂、扩张，形成细小血管瘤。
4. **致癌作用** 紫外线可以破坏DNA结构，诱导基因突变，从而引起皮肤癌等疾病。
5. **抑制免疫功能** 紫外线能抑制皮肤中的免疫细胞如树突状细胞的功能，影响机体免疫监视作用。
6. **光敏反应** 紫外线可能引起某些药物或化学品与皮肤发生光敏反应，导致皮肤红肿、水疱等。

（三）预防措施

1. 电焊工操作时应使用移动屏障把操作区包围住，以免其他工人受到紫外线照射。
2. 宜采用局部排风排除电焊时产生的有害气体和烟尘。
3. 加强个人防护，如工作时必须穿戴个人防护服、手套和防护镜。

四、激光

波长为200nm至1mm的相干光辐射称为激光。

（一）种类及应用范围

1. **红光激光** 波长一般为630 ～ 680nm，发出的光是红色的，也是最常见的激光，主要用于医疗哺光仪领域等。
2. **绿光激光器** 波长一般在532nm左右，主要用于激光测距领域等。
3. **蓝光激光** 波长一般在400 ～ 500nm，主要用于激光手术和雕刻领域等。
4. **紫外激光** 波长一般在350 ～ 400nm，主要用于生物医学和材料加工领域等。

（二）职业接触

使用激光的作业领域包括：军事和航天事业上的激光雷达、激光通讯、激光制导等，医学上外科、眼科、肿瘤科等多种疾病的激光治疗，核物理学领域应用激光进行科研活动等。

（三）对人体的危害

1. 对皮肤的影响 激光会破坏皮肤表层组织，可能导致皮肤红肿、疼痛、过敏、出疹、出现瘢痕等问题。

2. 对眼的影响 直接照射到眼会导致视力大幅下降，严重的会导致视网膜脱落，甚至失明，后果严重。

（四）预防措施

1. 穿戴个人防护装备 对于激光操作人员，应当穿戴适当的个人防护装备，如激光防护镜、手套、防护衣等，以保护眼、皮肤等。

2. 限制激光辐射范围 在激光使用过程中，应当限制激光辐射的范围，避免让激光照射到没有必要的区域和人员身上。

3. 设置安全警示标识 在激光使用现场，应当设置明显的安全警示标识，指明激光辐射的范围、功率等信息，以提醒人员注意安全。

4. 进行定期检测和维护 激光设备应当定期进行检测和维护，确保设备的稳定性和安全性。

第六节 电离辐射

凡作用于物质能使其发生电离的辐射称为电离辐射，如X线、γ射线、α射线、β射线、质子射线、中子射线等。

一、概述

（一）接触机会

射线发生器的生产和使用，如加速器、X线和γ射线的医用和工农业生产用辐射源；放射物质的开采、冶炼和加工，以及核反应堆的建立和运转；天然放射性核素伴生或共生矿生产，如磷肥、稀土矿、钨矿等开采和加工；放射性核素的加工生产和使用；医源性接触等。

（二）常用电离辐射剂量和单位

1. 放射性活度，原专用单位为居里（Ci）。
2. 照射量，保留单位名称为伦琴。
3. 吸收剂量，国际单位制单位为戈瑞（Gy），原用单位拉德（rad）。
4. 剂量当量，国际单位制单位为西沃特（Sv），原用单位为雷姆（rem）。

二、影响电离辐射对机体损伤作用的因素

（一）电离辐射因素

1. 辐射的物理特性 辐射的电离密度和穿透力，是影响损伤的重要因素。

2. 剂量与剂量率 一般情况下，剂量越大，效应越大。

3. 照射部位 以腹部照射的反应最强，其次为盆腔、头颈、胸部和四肢。

4. 照射面积 照射面积越大，作用越明显。

（二）机体因素

1. 种系演化越高，机体组织结构越复杂，辐射易感性越强。

2. 辐射敏感性还与细胞间期染色体的体积成正比，即与细胞的DNA含量有关。

3. 组织对辐射的易感性与细胞的分裂活动成正比，与分化程度成反比。

4. 具有增殖能力的细胞，所处的细胞周期不同，辐射敏感性也不同，以DNA合成期敏感性最高。

三、电离辐射的生物效应

1. 随机性效应 指发生概率（而不是严重程度）与剂量有关，但不存在剂量的阈值。

2. 确定性效应 也称非随机性效应，指严重程度随剂量而变化的效应。

四、电离辐射对人体的危害

放射病是指一定剂量的电离辐射作用于人体所引起的全身性或局部性的放射损伤，是电离辐射所致不同类型和不同程度的损伤和疾病的总称，也是指劳动者在职业活动中由于电离辐射引起的职业病。

（一）外照射急性放射病

1. 概念 外照射急性放射病是指人体一次或短时间内分次受到大剂量外照射，吸收剂量达到1Gy以上所引起的全身性疾病。

2. 临床表现

（1）骨髓型（1～10Gy）：最为多见，一次或短时间（数日）内分次接受1～10Gy的均匀或比较均匀的全身照射，主要引起骨髓等造血系统损伤。临床表现为白细胞计数减少和感染性出血，口咽部感染灶最为明显。

（2）胃肠型（10～50Gy）：一次或短时间（数日）内分次接受大于10Gy的均匀或比较均匀的全身照射，表现为频繁呕吐、腹泻、血水便或水样便，可导致失水，并常发生肠套叠、肠麻痹、肠梗阻等。

（3）脑型（＞50Gy）：受照后患者短时出现精神萎靡，很快转为意识障碍、共济失调、抽搐、躁动和休克。

3. 诊断标准 根据明确的大剂量照射史、初期表现、血象检查结果和估算受照剂量，按照《职业性外照射急性放射病诊断》（GBZ 104—2017）标准进行分类诊断和处理。

4. 治疗 主要包括改善微循环、防感染、使用抗放射药物、防治出血、造血干细胞移植和应用细胞因子等。

（二）外照射亚急性放射病

1. 概念 外照射亚急性放射病是指人体在长时间内受到电离辐射连续或间断较大剂量外照射，累计剂量大于1Gy时所引起的一组全身性疾病。

2. 临床表现

（1）轻度：①发病缓慢。贫血、感染、出血较轻。血常规各项数值下降较慢，骨髓有一定程度损伤。②血象。血红蛋白男性＜120g/L，女性＜100g/L，白细胞计数＜4×10⁹/L，血小板计数＜80×10⁹/L。早期可能仅出现其中1～2项异常。③骨髓象。骨髓粒、红、巨核系中二系或三系减少，至少有1个部位增生不良，巨核细胞明显减少。

（2）重度：①发病较急，贫血进行性加剧，常伴感染、出血。②血象。血红蛋白计数＜80g/L，网织红细胞百分比＜0.5%，白细胞计数＜1.0×10⁹/L，中性粒细胞绝对值＜0.5×10⁹/L，血小板计数＜20×10⁹/L。③骨髓象可见多部位增生减低，粒、红、巨核三系造血细胞明显减少，如增生活跃须有淋巴细胞增多。

3. 诊断标准 根据受照史、受照剂量、临床表现和实验室检查，结合健康档案综合分析，并在排除其他疾病的基础上作出诊断。

4. 治疗 保护和促进造血功能恢复，加强营养，改善全身状况，预防感染和出血等并发症。

（三）外照射慢性放射病

1. 概念 外照射慢性放射病是指放射工作人员在较长内连续或间断受到超剂量当量限值（0.05Sv）的外照射而引起的全身性疾病。

2. 临床表现 早期症状为无力型神经衰弱综合征，表现为头痛、头昏、睡眠障碍、记忆力下降、疲乏无力等，伴有消化系统障碍和性功能减退。早期可无明显体征，后期可见腱反射、腹壁反射减退等神经反射异常。妇女可有月经紊乱、经量减少或闭经。

3. 诊断标准 ①具有接触射线和超当量剂量限值职业史。②具有接触射线的剂量记录。③出现临床症状和体征。④有阳性实验检查结果。⑤结合既往体检情况，并排除其他疾病等进行综合分析。

4. 治疗 尽早脱离接触，改善患者全身健康状况。采取中西医相结合的治疗措施促进患者造血功能的恢复，是外照射慢性放射病治疗中的主要环节。

（四）内照射放射病

1. 概念 内照射放射病是指大量放射性核素侵入体内而引起的全身性疾病。

2. 临床表现 放射性核素在体内持续作用，新旧反应或损伤与修复并存，日积月累，造成临床上无典型的分期表现；过量的放射性核素进入人体，当积累剂量到达一定程度时，会出现损害紧要器官的症状。某些放射性核素本身放射性很弱，但具有很强的化学毒性，如铀对机体的损伤即以化学毒性为主，可导致远期效应。对机体某些器官和组织的损伤明显，如骨髓、肝、肾、甲状腺等。

3. 诊断标准 诊断时要全面掌握现场劳动学检查、职业史、临床症状、体征和实验室检查。包括放射性核素沉积器官功能检查和体内放射性核素测定，现场污染水平，呼出气、排出物（痰、尿、粪）、血液等放射性定性和定量测定和体外全身放射性测量等。

4. 治疗 除一般治疗与外照射急性放射病相同外，需要时应有计划地进行放射性核素的加速排出和综合对症治疗。治疗"沉积器官"损伤，常用的络合剂包括喹替酸钙钠、喹胺酸和二巯基丙磺酸钠（DMPS）。

（五）放射性复合伤

放射性复合伤是指在战时核武器爆炸及核事故发生时，人体同时或相继出现以放射损伤为主的复合烧伤或冲击伤等的复合伤。

（六）电离辐射的远后效应

电离辐射的远后效应是指受照后数月、数年、数十年或直至终身才发生的慢性效应。

五、辐射防护的基本方法

辐射防护的目标是防止对健康危害的确定性效应，采取积极措施，使随机效应的发生概率尽可能降低，使照射量达到可接受的安全水平。我国目前已经颁布了一系列放射卫生防护、管理的规定和标准，在实际工作中要严格遵照执行。

1. **时间防护** 尽量缩短受照时间，特别是在长时间暴露于辐射源附近的情况下。
2. **距离防护** 增大与辐射源的距离，尤其是电离辐射源，采用远距离操作。
3. **屏蔽防护** 设置防护屏障，利用厚重的材料如铅、钨等进行屏蔽。
4. **个人防护装备** 穿戴防护服、手套、帽子等，以减少辐射对人体的直接暴露。
5. **辐射监测** 定期监测环境和人员辐射水平，确保其在安全范围内。
6. **教育培训** 为从事与辐射源相关工作的人员提供相关知识和技能培训。

知识拓展

核事故、放射性事故及其处理原则

1. 事故发生后，要及时采取妥善措施，尽可能缩短被照射时间和远离放射源，注意屏蔽。及时接受当地放射卫生防护机构的监督及有关部门的指导。

2. 认真收集与事故有关的材料并仔细分析事故发生的原因，判定事故级别。处理事故措施时要讲究社会效益和经济效益，尽可能降低事故造成的损失，保护好国家和公众的财产。

3. 处理事故时应首先考虑工作人员和公众的生命安全，及时控制事故，防止扩散。避免农作物以及水源受到污染。

4. 当人体皮肤、伤口被污染时，通过科学的防护和自救措施，对患者采取相应的医学处理措施。

5. 发生地面、场所、设备污染时，要在确定污染的核素、范围和水平后，再采取相应的去污染措施，做到"内外兼防"。

6. 发生放射性气体、气溶胶和粉尘污染等空气事故时，要根据监测数据，及时采取相应的通风、换气、过滤等净化措施。

7. 对事故中受照人员，可通过生物及物理检测、个人剂量仪、模拟实验等方法迅速估算其受照剂量。

8. 凡事故受照人员的医学处理及有关的资料，应由发生事故的单位及放射事故业务管理部门立档存查。

本章小结

教学课件

执考知识点总结

本章涉及的2019版及2024版公共卫生执业助理医师资格考试考点对比见表5-6。

表5-6 2019版及2024版公共卫生执业助理医师资格考试考点对比

单元	细目	知识点	2024版	2019版
物理因素对健康的影响	概述	（1）物理因素分类	√	√
		（2）物理因素的特点	√	√
	异常气象条件	（1）生产环境的气象条件	√	√
		（2）高温作业的概念及其主要类型	√	√
		（3）高温作业对机体生理功能的影响	√	√
		（4）中暑的概念	√	√
		（5）中暑的类型、机制及临床表现	√	√
		（6）职业性中暑的诊断及处理原则	√	√
		（7）防暑降温措施	√	√
		（8）低温作业概念	√	√
		（9）低温对生理功能和作业的影响及预防措施	√	√
	噪声	（1）生产性噪声的概念、来源及分类	√	√
		（2）噪声对听觉系统的危害	√	√
		（3）预防噪声危害的措施	√	√
	振动	（1）振动对人体的危害	√	√
		（2）手臂振动病	√	√
		（3）预防措施	√	√
	非电离辐射	（1）非电离辐射概念	新增	√
		（2）微波对机体的影响	√	√
		（3）高频电磁场与微波的范围	已删除	√
		（4）高频电磁场对机体的影响	已删除	√
		（5）红外辐射对机体的影响	新增	√
		（6）紫外辐射对机体的影响	√	√
	电离辐射	（1）电离辐射的概念	√	√
		（2）电离辐射对机体的作用	√	√
		（3）放射防护的基本方法	√	√

拓展练习及参考答案

（李秀婷　堵庆苏）

第六章　职业性致癌因素与职业性肿瘤

学 习 目 标

素质目标： 培养对职业卫生和职业性致癌问题的敏感性，明确职业健康对个人和社会的重要性。培养对科学研究和证据的理解和应用能力，以及批判性思维和问题解决能力。

知识目标： 掌握职业性肿瘤的概念、职业性致癌因素的概念、职业性致癌因素的特征及分类，常见职业性肿瘤类型（如肺癌、皮肤癌等），职业性肿瘤的预防原则；熟悉常见职业性肿瘤及其诊断条件。

能力目标： 能够分析和评估不同职业环境中的职业性致癌风险，并判断其危害程度；能够设计和实施相应的职业卫生管理措施，以减少职业性致癌的风险；能够运用所学知识，学会识别和确认职业性致癌因素。

案例导入

【案例】

深圳市华生电机厂5名工人发生白血病事件

深圳市华生电机厂是生产汽车零配件的企业，其中最主要的业务是生产汽车马达和冷却设备，这些汽车零配件在生产时需要经过含有苯的制剂擦拭、清洗、浸泡。

2010—2017年，深圳市华生电机厂共发生5例白血病，5名患者分布在5个不同的车间，属不同工种，入职年限为2～16年。5名工人在工作期间均有不同程度的苯化学制剂接触史，其中吴某在电机厂担任技术员，主要负责设备的保养维护、机器调试等工作。在生产时会接触到含有苯的化学制剂，如在设备上有胶水需要清洗的时候，就会接触到天那水、二甲苯等制剂；邹某在电机厂负责生产发动机马达的外壳，在制作时要将铁皮过一道油再冲压，而油是含有苯的制剂。工厂每星期发3双棉布手套，但手套接触过油后的铁壳很快就会湿透，一天要换好几双，手套不够用，相当于徒手接触含苯制剂。同时车间里的化学味道也很大，工厂并没有给工人提供完善的防护器具，工人也没有戴口罩或呼吸设备。

截至2019年5月10日，5名白血病患者均已完成职业病诊断，广东省职业病诊断鉴定委员会的最终结果均为"职业性肿瘤（苯所致白血病）"。

【问题】

1. 本次职业性肿瘤的致癌因素是什么？
2. 如何防范职业性肿瘤？

核心知识拆解

肿瘤的主要特征是细胞异常增殖，这种异常增殖除了表现为肿瘤组织本身异常增长以外，还表现为对周边组织的侵犯，肿瘤细胞通过血管、淋巴管、体腔转移至其他脏器，这种转移往往是导致肿瘤患者死亡的重要原因。人类80%～90%的恶性肿瘤直接或间接与环境因素有关，职业和生活环境中的化学致癌物在恶性肿瘤病因中居首位。我国卫生健康事业发展统计公报显示，2022年全国共报告各类职业病新病例11 108例，其中职业性肿瘤71例。因此，重视和开展职业相关的恶性肿瘤调查研究，有助于探索人类肿瘤的病因和发病机制，有利于针对致癌因素采取预防措施，有效降低因职业接触所致的超额发病率。

第一节　概　述

一、基本概念

职业性致癌因素（occupational carcinogen）是指与职业有关，在一定条件下能使正常细胞转化为肿瘤细胞，且能发展为可检出肿瘤的致病因素。

职业性肿瘤（occupational tumor）又称职业癌（occupational cancer），是在工作环境中由于接触致癌因素，经过较长的潜隐期而患的某种特定肿瘤。职业性肿瘤的潜隐期可长达十几年甚至数十年，易被忽略而低估。

二、职业性肿瘤的发展史

职业性肿瘤的历史可追溯到1775年，英国外科医生波特（Pott）首次揭示了扫烟囱工人中阴囊癌发病率显著增高的情况。据波特推测，这种高发病率可能与工人长期暴露于烟囱中的烟尘密切相关。他首次提出了化学物、职业与癌症存在关联的观点。1895年，德国外科医生雷恩（Rehn）首次报道染料厂工人因接触苯胺发生职业性膀胱癌。1922年，英国化学家肯纳韦（Kennway）成功从煤焦油中分离出多种多环芳烃化合物，其中部分化合物已被证实具有诱发动物皮肤癌的能力。1954年，英国学者凯斯（Case）针对染料行业的膀胱癌患者开展流行病学调查，结果证实β-萘胺及联苯胺具有致癌性。

自1972年起，国际癌症研究机构（International Agency for Research on Cancer，IARC）开始陆续发布《对人类的致癌风险评估专著》，公布全球性的肿瘤病因研究进展与评审结果，对环境因素的致癌性作出最具权威性的评价。

由于恶性肿瘤患者生活质量差，且目前治疗技术不够成熟，临床预后不佳，因此职业性肿瘤被认为是最严重的一类职业病。职业性肿瘤与非职业性肿瘤在发病部位、病理组织学类型、发展过程和临床症状等均无较大差异，但诊断为职业性肿瘤影响较大，且职业性肿瘤患者享受《中华人民共和国职业病防治法》规定的经济救济和补偿。随着经济的发展，我国职业危害及由此引发的职业性肿瘤呈严重态势。2013年12月发布的《职业病分类及目录》中规定的职业性肿瘤包括：①石棉所致肺癌、间皮瘤。②联苯胺所致膀胱癌。③苯所致白血病。④氯甲醚、双氯甲醚所致肺癌。⑤砷及其化合物所致肺癌、皮肤癌。⑥氯乙烯所致肝血管瘤。⑦焦炉逸散物所致肺癌。⑧六价铬化合物所致肺癌。⑨毛沸石所致肺癌、胸膜间皮瘤。⑩煤焦油、煤焦油沥青、石油沥青所致皮肤癌。⑪β-萘胺所致膀胱癌。另外，还包括职业性放射性疾病中的放射性肿瘤。

三、职业性肿瘤的诊断

2017年10月我国颁布的国家职业卫生标准《职业性肿瘤的诊断》（GBZ 94—2017）规定了职业性肿瘤的诊断与处理原则。职业性肿瘤的诊断原则如下。①职业暴露史明确：有明确的致癌物长期职业接触史，排除其他可能的非职业性暴露途径为致癌主因。②临床诊断明确：出现原发性肿瘤病变，肿瘤发生部位与所接触致癌物的特定靶器官一致。③与职业性肿瘤发生、发展的潜隐期要求一致。④累计接触年限符合要求：根据现场职业卫生学调查，原发性肿瘤的发生应满足工作场所致癌物的累计接触年限要求。

第二节　职业性致癌因素

通常情况下，临床上个体罹患的肿瘤往往病因难以准确判断，而职业性肿瘤则病因明确，都有职业性致癌因素的接触史。这些职业性致癌因素包括化学性因素、物理性因素和生物性因素，其中化学性因素尤为常见。若控制或消除了职业性致癌因素，相关职业性肿瘤的发病率就会明显降低甚至完全避免。

一、职业性致癌因素的特征

（一）致癌潜隐期

一般将机体自接触职业性有害因素至出现确认的健康损害效应（最早临床表现）所需的时间称为潜伏期，也可将从接触致癌物到出现确认的职业性肿瘤的间隔时间称为潜隐期。DNA碱基对发生突变形成的非正常细胞最终是否能发生或何时发展为肿瘤，受多种因素的综合影响，如免疫系统的有效性，细胞损伤的修复能力以及是否存在肿瘤发生的内外源促进因子等。因此，不同的致癌因素引起的职业性肿瘤有不同的潜隐期，如接触苯所致白血病最短时间为4～6个月，石棉诱发间皮瘤最长可达40年以上，大多数职业性肿瘤的潜隐期为12～25年。职业性肿瘤的发病年龄比非职业性同类肿瘤提前是确定职业性肿瘤的重要依据之一，主要原因是职业性致癌因素接触强度一般都较高。例如，芳香胺引起的泌尿系统癌症发病年龄以40～50岁多见，非职业人群为60～75岁，职业性同类癌症较非职业人群早10～15年。

（二）致癌阈值

大多数毒物的毒性作用都存在阈值或阈剂量，即超过这个剂量时才可引起健康损害，阈剂量是制定安全接触剂量的主要依据。但是对于职业性致癌因素来说，是否存在阈值尚有争论。主张致癌物无阈值的理由是单个细胞只要一次小剂量接触致癌物，甚至接触一个致癌分子就可能导致DNA改变，从而启动肿瘤发生的连锁过程，这就是"一次击中"学说（one hit theory）。由此推论致癌效应无剂量阈值，致癌因素不存在安全接触剂量，人类不应该接触任何致癌物质。但目前多数学者认为职业性致癌因素存在阈值，理由如下：①即使单个致癌物分子可能诱导细胞的基因改变，但这个分子达到其靶器官的可能性是很小的。②致癌分子还可以与细胞其他的亲核物质，如蛋白或DNA的非关键部分结合被代谢。③细胞有修复DNA损伤的能力，机体的免疫系统又有杀伤癌变细胞的能力。若DNA损伤被修复或癌变细胞被杀灭，就可能存在无作用水平值。④大多数致癌物的致癌过程都有前期变化，如增生、硬化等，肿瘤是继发产物。因此，确定致癌阈值成为可能。一些国家已据此规定了尽可能低的职业性致癌物接触的技术参考值。我国《工作场所有害因素职业接触限值　第1部分：化学有害因素》（GBZ 2.1—2019）不仅规定了具有致癌作用的化学物质，还依据IARC已公布的潜在化学致癌性物质分类，在备注栏内加注致癌性分级标识作为职业病危害预防控制的参考。同时规定针对标有致癌性标识的化学物质，应当采用技术措施和个人防护，避免接触，尽可能保持最低接触水平。职业性致癌因素的阈值问题目前尚无确切结论，仍需深入研究。

（三）剂量–反应关系

当前，致癌物阈值问题尚未得到确认。然而大量动物实验和流行病学调查研究表明，多数致癌物都明显存在剂量–反应关系，即暴露于同一致癌物总剂量（累加上通过非职业途径接触剂量）较大的人群比接触剂量小的人群肿瘤发病率和死亡率都高。例如，接触二甲基氨基偶氮苯（奶油黄）30mg/d，34天诱发肝癌，接触总量为1020mg；若接触剂量为1mg/d，700天发生肝癌，接触总量为700mg。但也有例外，如小剂量接触石棉即可致癌。

（四）致癌部位

职业性肿瘤有相对固定的好发部位，一般为职业性致癌因素的经常接触的部位，如致癌因素的接触部位、代谢器官和排泄器官等。由于皮肤和肺是职业性致癌物进入机体的主要途径和直接作用的器官，故职业性肿瘤多见于呼吸系统和皮肤，并可能累及同一系统的邻近器官，如致肺癌的职业性致癌物可引发气管、咽喉、鼻腔或鼻窦的肿瘤；亦可发生在远隔部位，如皮肤接触芳香胺导致膀胱癌；同一致癌物也可能引起不同部位的肿瘤，如砷可诱发肺癌和皮肤癌。此外，还有少数致癌物引起大范围的肿瘤，如电离辐射可引起白血病、肺癌、皮肤癌、骨肉瘤等。

（五）病理类型

职业性致癌因素种类不同，各自导致的职业性肿瘤具有不同的特定病理类型。例如，铀矿工肺癌大部分为未分化小细胞癌、铬暴露多致肺鳞癌、家具木工和皮革制革工的鼻窦癌大部分为腺癌。接触的职业性致癌因素强度不同，亦可导致不同的特定病理类型。一般认为，接触强致癌物以及高浓度接触致癌物引发的肿瘤多为未分化小细胞癌，反之则多为腺癌。但是上述病理学特点不是绝对的，如苯所致白血病的类型不一，且无一定规律。所以，病理类型仅供与非职业性肿瘤做鉴别时参考。

另外，职业性肿瘤一般恶性程度较高，主要是与职业性致癌因素致癌性强或接触的强度较高有关。如芳香胺化合物引起的膀胱癌常为多发性，往往会累及泌尿系统，同时复发率也高；苯所致白血病，一般为急性且发展较快，患者存活期较短。

（六）致癌条件

职业性肿瘤的特征之一是病因明确，都有明确的致癌因素接触史，但不是人体接触职业性致癌因素后都会发生职业性肿瘤。职业性肿瘤需要在一定条件下才能发生，主要与职业性致癌因素的理化特性、强度、作用方式等有关。例如，金属镍微粒有致癌性，而块状金属镍无致癌性；苯胺的同分异构体中的β位异构体为强致癌物，而α位异构体则为弱致癌物；不溶性的铬盐及镍盐，只有经肺吸入人体才能致癌，而将它们涂抹皮肤或经口摄入均无致癌作用。职业性肿瘤是否发生还与接触者的健康状况、个体易感性、行为与生活方式等有关。如接触石棉且吸烟者，其肺癌发病率可以增加40～90倍。

二、职业性致癌因素的识别和确认

预防职业性肿瘤，首先是要识别和确认职业性致癌因素。识别和判定职业因素的致癌作用主要通过临床观察、实验研究和流行病学调查三种途径。

（一）临床观察

通过肿瘤的临床诊断和观察、分析探索肿瘤发生的环境因素，是识别和判定职业性致癌因素的重要方法。诸多职业性肿瘤的发现，均源于临床观察和病例分析，举例来说，1775年英国外科医生波特（Pott）揭示出阴囊癌与扫烟囱工人间的关系；1895年德国外科医生瑞恩（Rehn）报道了生产品红工人中膀胱癌高发的情况，并初步推测与苯胺有关；1964年，英国耳鼻喉科医生哈德菲尔德（Hadifield）观察到老年家具制作工人中鼻窦癌的发病率偏高。这些临床观察成果，虽然为肿瘤病因的探寻提供了宝贵的初步线索，但因其具备一定的偶然性，不能成为确定病因的最终依据，需通过流行病学调查研究进一步证实。

（二）实验研究

1. 动物实验设计　良好的动物实验能获得可靠的实验结果，用以判定某种因素是否对被试动物具有致癌性。例如，氯甲甲醚、氯乙烯、煤焦沥青所致的职业性肿瘤都是经动物实验得到肯定结果，然后通过接触人群的流行病学调查得到了证实。目前已有标准化的动物诱癌实验研究程序，IARC对动物实验设计的基本要求如下。

（1）要求用2种动物（一般为小鼠和大鼠），每组雌雄各半。

（2）每个实验组和相应对照组动物数要足够多，每种性别至少50只。

（3）投药和观察时间必须能够大于该种动物期望寿命的大部分（大鼠和小鼠一般为2年）。

（4）在实验组中，施加的剂量至少有2个，高剂量组和低剂量组，高剂量组剂量应接近最大耐受剂量（maximum tolerated dose，MTD）。如条件允许最好设3个剂量组。

（5）结果的确定要有足够量的病理学检查。

（6）用恰当的方法对资料进行统计学分析。

将动物致癌实验资料推及人的时候，同时需要关注两个方面：①是否已证实能使动物致癌的化学物质也能引起人类癌症。②使动物致癌的剂量是否对人也同样致癌。如能证实以上两点，表明动物实验结果与人类致癌有较好的相关性。但也有例外情况，例如，双对氯苯基三氯乙烷（DDT）可诱发动物肿瘤，但人群至今尚未见有关病例报告；流行病学已证实砷、苯对人有致癌作用，而动物实验多年来诱发肿瘤未获得成功。在动物和人的致癌性上即使有较强的相关性，靶器官及癌症发生部位在啮齿类动物与人中可能是不同的。例如，联苯胺可诱发大鼠、仓鼠及小鼠肝癌，对人和狗却诱发膀胱癌。目前，动物实验结果不能很好应用到人类的两个主要影响因素是种属差异和高剂量向低剂量推算，需要进一步研究。

2. 体外试验　指用体外试验的方法，不需要长期观察或随访就可检测某些化学物质是否具有致突变或诱导染色体损伤的能力，从而推断其致癌性。用这类试验判断和识别致癌物的依据是DNA突变能诱发肿瘤，故可以用短期试验检测化学物是否具有致突变性，如有致突变性则可认为该化学物有致癌的可能性。至于该化学物是否确能致癌，尚需进一步用动物实验加以验证。常用的各种体外试验类型效应不同；Ames试验可检测化学物质诱导DNA基因突变；DNA修复试验可用来证明DNA暴露于一种化合物时发生的损伤；DNA加合物试验用以检测与DNA共价结合的化学物质；染色体结构畸变分析可检测化学物质对细胞染色体的损伤作用；姐妹染色单体互换试验用以判定化学物质对遗传物质的影响；哺乳细胞恶性转化试验用于判定加入培养液中的化学物质是否具有使培养的细胞向恶性转化的能力。

目前多主张用组合试验来测试化学物的致突变性，其组合原则是：应包括低等动物、高等动物实验；体内、体外试验；体细胞、生殖细胞试验。但目前短期体外试验结果还不能确定预测化学物质对人致癌性的价值、体外试验与动物实验之间的关联程度。同时大量短期体外试验中所导致DNA突变的物质，在动物实验中并不显示致癌性，目前尚无法解释这些假阳性结果。大多数研究者提出，判断某一化学物质是否有致癌性时，如果短期试验阳性，应在动物实验和接触人群中做进一步详细研究；当短期试验和动物实验都获得阳性结果，该结果就可成为该物质是可疑致癌物的证据。

（三）流行病学调查

流行病学调查的研究对象是人群，可为识别和判定某种因素对人类的致癌性提供最强有力的证据。职业性肿瘤流行病学是研究职业性肿瘤流行规律的学科，其旨在揭示职业性肿瘤在人群中的分布情况，并探索其与致癌因素之间的复杂关系，为了从群体层面理解肿瘤发生的原因和规律，我们不仅需要依靠临床观察和实验研究，还必须通过流行病学调查在广大人群中收集确凿的证据。唯有如此，我们才能更准确地识别和判定职业性致癌因素，为预防和控制职业性肿瘤提供科学依据。

1. 在流行病学调查中出现以下情况，提示可能存在某种致癌因素的风险。

（1）出现非正常集群肿瘤病例（abnormal cluster cases of cancer）：即出现相对集中的肿瘤发病人群。在某些特定职业环境中，职业人群通常是因为长时间暴露于同一物质中，从而导致了较高的肿瘤发病率。这一现象强烈提示，该物质可能具备潜在的致癌作用。

（2）癌症高发年龄提前：一般职业性肿瘤发病可提前10～15年，发病年龄多在40岁左右，提示较强的职业性接触程度可能加速了致癌作用的发生。例如，我国湖南某砷矿职工中肺癌发病年龄比所在省居民小10～20岁。

（3）肿瘤发病性别比例异常：非职业性肿瘤如肺、肾，肝、食管癌等发病率都是男性高于女性，但在职业性同类肿瘤的发病上性别比例趋于相近。

（4）肿瘤的发病均与某一共同因素有关：特别是在不同地区、不同厂矿接触同一因素的人群，可出现同种肿瘤发病率的升高。如在接触砷致癌的调查中，先后调查了1948—1975年13个工厂和居民区，包括8个铜冶炼和生产三氧化二砷的工厂、3个含砷农药厂、1个应用含砷农药现场及一批冶炼厂周围居民，结果显示共同的暴露因素是砷，并发现肺癌死亡率都明显升高，说明砷是引起肺癌高发的致癌物。

（5）存在接触水平-反应关系：例如，上海市关于氯甲醚作业者的肺癌调查发现，肺癌发病率随接触年限延长而显著增高。

（6）出现罕见肿瘤高发现象：例如，生产氯乙烯单体的作业者发生的肝血管肉瘤、接触石棉作业者发生的间皮瘤等，无职业接触的居民中极少出现这两类肿瘤。

2. 不同的流行病学研究方法提供识别和判定致癌因素的证据具有不同的效力，须正确选用和采信。病例报告和描述性流行病学研究对致癌性只能提供建议性的证据，分析性流行病学研究则有可能对致癌的因果关系得出结论。大量的队列研究或病例-对照研究若产生阳性结果，则可为识别和判定致癌物提供有力证据。若采用干预研究，从工作环境或职业活动中消除某种特定的有害因素或减少其特定风险，可以消除相应的肿瘤或降低其发病率，说服力更强。确定流行病学研究中阳性结果是否表明因果关系，要遵循下列判定标准。

（1）因果关系强度：根据接触组与对照组发病率计算职业暴露因素的相对危险度，相对危险度（relative risk，RR）越高，说明发病率或死亡概率越大，这种接触的因果关系建立的可能性越大。但是在实际调查中，要注意统计分析不应以全单位从业者人数为基数，而应该以工种为基数，以免掩盖实际接触人群的高发病率。同时要注意发病率极低的肿瘤高发现象。

（2）因果关系的一致性：是指某致癌因素引起的因果关系在各种同类调查结果的一致性。即在不同的接触情况下，其致癌的结论一致性越强，则识别和判定该致癌物与所致恶性肿瘤的因果关系的证据越有力。

（3）接触水平–反应关系：接触可疑致癌因素的剂量或水平越高，癌症的发病率也越高，提示存在接触水平–反应关系。

（4）生物学合理性：研究结果应符合生物学合理性，肿瘤的发生应该是建立在该种职业暴露因素危害作用产生机制的基础上。

（5）时间依存性："效应"必须出现在"接触"之后。

三、职业性致癌因素的分类

评估职业、环境和生活方式暴露及物质的致癌性风险，是制定有效控制致癌性危害的社会决策的关键步骤。国际癌症研究机构集结了具备相关科学专业知识的科学家，成立工作小组，全面审视和评估大量研究的证据质量和强度，进行危害评估，以确定特定因素对人体可能造成的癌症风险。得出的结论受到了全球各国政府、机构及公众的广泛认可与参考。在判定单一因素、混合物或暴露环境对人类的致癌性并进行分类时，IARC制定了一套详尽的指导方针，致癌物分为1、2A、2B、3共四类：1类是"确认对人类有致癌性"，即现有流行病学资料明确证实其致癌作用，如黄曲霉毒素、砷等。2A类是"很可能对人类有致癌性"，此类物质虽然流行病学数据有限，但动物实验数据充分，如丙烯酰胺等。2B类是"可能对人类有致癌性"，这类物质的流行病学数据不足，但动物实验数据充分，或流行病学和动物实验数据均有限，如四氯化碳等。3类是"对人类致癌性不能分类"，因相关数据不足，无法明确其对人类的致癌性，如三氯乙烯等，或根据现有资料判断为"可能对人类没有致癌性"，详见表6-1。

表6-1　IARC评价人类致癌因素的指导方针

类别	单一因素、混合物或暴露环境致癌性	分类标准
1类	确定对人类具有致癌性	有足够的证据证明对人类具有致癌性；人类暴露有强有力的证据，同时在实验动物中显示出重要的致癌物特征和足够的致癌性证据
2A类	很可能对人类有致癌性	进行至少两次下列评价，包括至少一次涉及人体和人体细胞或组织的评价：①人类致癌性证据有限。②实验动物有足够的致癌证据。③强有力的证据显示具有致癌物质的关键特征。这类物质或混合物对人体致癌的可能性较高，在动物实验中发现充分的致癌性证据，对人体虽有理论上的致癌性，但实验性的证据有限
2B类	可能对人类有致癌性	该类别存在下列评价之一的情况：①人类致癌性证据有限。②动物实验中有足够的致癌证据。③强有力的证据表明具有致癌物关键特征（无论是暴露于人类还是人体细胞）
3类	对人类致癌性不能分类	不属于以上任何类别的因素通常被放在这个类别中。当在动物实验和人类致癌性证据均不足时，通常放在此类别；当有强有力的证据表明在实验动物中有致癌性机制但不能在人类身上起作用，在人类身上的证据还不够时，也可放在此类别中

第三节　常见的职业性肿瘤

随着社会经济的发展，职业性肿瘤逐渐得到重视。2022年，全球新增癌症病例约2000万例，死亡病例约970万例。癌症已经成为全球最重要的公共卫生问题之一。研究显示职业性肿瘤占全部肿瘤的比例为2%～8%，全世界每年有20万～80万人死于职业性肿瘤，其中最常见的职业性肿瘤为肺癌、恶性间皮瘤和膀胱癌。由于职业暴露致癌物所致肺癌死亡患者约占10%。

2013年我国新修订颁布《职业病分类和目录》，其中规定的职业性肿瘤包括石棉所致肺癌、间皮瘤；联苯胺所致膀胱癌；苯所致白血病；氯甲醚、双氯甲醚所致肺癌；砷及其化合物所致肺癌、皮肤癌；氯乙烯所致肝血管肉瘤；焦炉逸散物所致肺癌；六价铬化合物所致肺癌；毛沸石所致肺癌、胸膜间皮瘤；煤焦油、煤焦油沥青、石油沥青所致皮肤癌；β-萘胺所致膀胱癌等。另外还包括职业性放射性接触所致肿瘤（含矿工高氡暴露所致肺癌）。

一、职业性呼吸系统肿瘤

呼吸系统肿瘤在职业性肿瘤中占比极高。当前已知铬、镍、砷、石棉、煤焦油类物质、氯甲醚类、芥子气、异丙油、放射性物质、硬木屑、氯丁二烯等物质对人类呼吸道均有致癌作用。我国现行的《职业病分类和目录》中，能够引起职业性呼吸系统肿瘤的职业性有害因素包括石棉、氯甲醚、二氯甲醚、砷及其化合物、焦炉逸散物、六价铬化合物、毛沸石等。

知识拓展

石棉所致肺癌、间皮瘤的发展及诊断

石棉是指具有高抗张强度、高挠性、耐化学和热侵蚀、电绝缘和具有可纺性的硅酸盐类矿物产品，是重要的防火、绝缘和保温材料。石棉分蛇纹石石棉和角闪石石棉两大类，以蛇纹石石棉（温石棉）在工业上用途最广，角闪石石棉因具有较强致癌性，我国于2002年已禁止生产和使用。1934年有报道首次提出石棉致肺癌，直到1955年被正式确认。随后进行的大量调查研究证明肺癌是威胁石棉工人健康的主要疾病，占石棉工人总死亡的20%。从接触石棉至发病的潜伏期约为20年，并呈明显的接触水平－反应关系。早在20世纪70年代，国际癌症研究机构已将石棉列为人类的致癌物质之一。石棉致癌作用的强弱与石棉种类及纤维形态有关。此外，石棉还可致胸、腹膜间皮瘤，70%以上的间皮瘤发生与长期接触石棉有关。

对于同时患有石棉肺和肺癌的患者，应诊断为石棉所致肺癌。然而，对于未合并石棉肺的肺癌患者，在确诊时需满足以下三个条件：①原发性肺癌诊断明确。②患者有明确的石棉粉尘职业接触史，石棉粉尘的累计接触年限需在1年以上（含1年）。③患者的潜隐期需达到15年以上（含15年）。

若患者同时患有石棉肺和间皮瘤，应诊断为石棉所致间皮瘤。对于未合并石棉肺的间皮瘤患者，在诊断时应同时满足以下三个条件：①间皮瘤诊断明确。②患者有明确的石棉粉尘职业接触史，石棉粉尘的累计接触年限需在1年以上（含1年）。③患者的潜隐期需达到15年以上（含15年）。

二、职业性皮肤癌

职业性皮肤癌是人类最早发现的职业性肿瘤，通常发生在致癌物暴露部位和接触局部，约占人类皮肤癌的10%。能引起皮肤癌的主要化学物质有煤焦油、沥青、蒽、木馏油、页岩油、杂酚油、石蜡、氯丁二烯、砷化物等，其中煤焦油类物质导致的接触工人皮肤癌病例尤为多见。烟囱工人的阴囊皮肤癌是最早被发现的皮肤癌，这是由于阴囊皮肤直接接触煤焦油类物质所致，该病通常由乳头状瘤发展而来，并以扁平细胞角化癌最为常见。

知识拓展

煤焦油、煤焦油沥青、石油沥青所致皮肤癌的发展及诊断

煤焦油挥发物是焦炉逸散物的一组重要成分，煤焦油类物质中，苯并［a］芘是致癌力最强的成分，同时还含有少量其他多环芳烃，这些物质也具有较弱的致癌性。长期接触煤焦油、煤焦油沥青及石油沥青的工人是这类物质的主要接触人群，好发部位为暴露部位和接触局部。临床表现主要为出现煤焦油黑变病、痤疮及乳头状瘤等皮肤病变，尤其好发于手臂、面颈及阴囊等区域。初期症状多为红斑状皮损，伴随鳞片状脱屑或痂皮形成。长期（至少10年）接触煤焦油、页岩油等高沸点石油馏出物及沥青，可能导致表皮增生，形成角化性疣赘及肿瘤样损害。上皮癌多见于40岁以上的工人。甚至在脱离接触多年后，仍可能出现疣状损害及上皮癌。

诊断时需同时满足以下三个条件：①原发性皮肤癌诊断明确。②患者有明确的煤焦油、煤焦油沥青、石油沥青职业接触史，累计接触年限至少6个月及以上。③患者的潜隐期须达到15年及以上。

三、职业性膀胱癌

职业性膀胱癌在职业性肿瘤中占有重要地位，约20%的膀胱癌死亡病例有可疑致癌物接触史。致膀胱癌的物质主要为芳香胺类，高危职业包括生产萘胺、联苯胺和4-氨基联苯等化工行业，以及使用这些物质为原料的染料、橡胶添加剂、颜料制造业和电缆、电线行业等。

四、职业性白血病

苯引起白血病多见于长期、高浓度接触作业者。接触苯后，白血病发病最短可在4个月后出现，最长可达23年。即使停止接触多年，仍有可能发生苯中毒导致的造血异常。这是因为慢性苯中毒首先会刺激骨髓细胞增殖，随后抑制细胞分裂，导致核型异常或多倍体，最终发展为白血病。

五、氯乙烯所致肝血管肉瘤

肝血管肉瘤（angiosarcoma of the liver，ASL）又称肝血管内皮瘤，是一种罕见且难以诊断的高度恶性肝肿瘤，在普通人群中仅占原发性肝肿瘤的2%，多为先天性，常见于婴儿，偶见于老年人。职业性肝血管肉瘤与氯乙烯接触密切相关，尤其是高浓度的氯乙烯暴露者，如清釜工，潜伏期可长达

$10 \sim 35$ 年。

六、职业性放射性肿瘤

职业性放射性肿瘤（occupational radiation tumor）是指接受电离辐射后，经过潜伏期后发生的与所受照射具有一定程度病因学联系的恶性肿瘤。这类肿瘤可能因工作中或医疗等意外性照射或职业性照射而发生。职业性照射群体包括早年从事放射工作的医师和技师、铀矿工、核工业和核试验事故的受照者、表盘描绘工等。

第四节 职业性肿瘤的预防

职业性肿瘤作为职业病的一种，其病因清晰明确，是由人为因素导致的疾病。因此，可依据疾病的三级预防原则，对其进行有效的预防和控制，以保护职业人群的健康与安全。

一、职业性肿瘤的预防原则

职业性肿瘤一级预防，指的是针对致癌因素采取相应的预防或干预措施，或将其危险度控制在最低水平；二级预防的定期体检、早期发现、及时诊断治疗是已被证明行之有效的措施，应当作为职业性致癌因素接触者明确的预防制度；三级预防的核心在于积极、合理地进行临床治疗和康复治疗，以减缓肿瘤的进展并促进功能恢复。

职业性肿瘤的发生与发展阶段，与常见的一般肿瘤具有显著的相似性。除了职业性致癌因素的暴露，机体的免疫监视能力减弱、内分泌失调、神经功能紊乱、遗传性易感、营养缺乏以及蛋白质摄入不足等因素，均可能加速肿瘤的发展。因此，在职业性肿瘤的预防中，除了控制职业性致癌因素外，我们还需注重提升机体的免疫监视能力，确保饮食中蛋白质，维生素A、维生素C、维生素E、B族维生素等营养素的充足摄入，这些措施都能在不同程度上抑制职业性肿瘤的发生发展。

二、职业性肿瘤的预防措施

（一）加强对职业性致癌因素的控制和管理

1. 发现病因 对化学物质，尤其是新的化学物质，应加强登记管理，建立筛检化学物致癌性的体系和灵敏的方法，在化学物进入生产或流通领域前对其安全性进行准确的预测。对于已经使用的化学物质，通过人群流行病学调查研究，积累资料，提供线索，获得有效的证据。

2. 控制病因 对于已经明确的致癌物质，应尽可能予以消除、替换。对于那些无法立即消除或替换的物质，应从工艺改革入手，提升机械化、密闭化、管道化的程度，坚决杜绝任何形式的泄漏，同时加强个人防护，减少职业接触。积极推广和应用有利于职业病防治的新技术、新工艺、新材料，利用先进适用的技术改造和升级传统产业，倡导使用无毒材料替代有毒材料，低毒材料替代高毒材料，限制使用或淘汰那些对劳动者健康有害的落后技术、工艺和材料，严禁使用未经毒性鉴定的有毒化学品。

对于致癌物，应实施严格的管理措施，建立致癌物的登记制度。有些国家将致癌物分为两大类：

一类为可避免接触的，应停止生产和使用，如不生产和使用联苯胺、β-萘胺、亚硝胺；另一类为目前工艺无法改变或无法替代，仍需使用的致癌物，如铬、镍、镉、镀等金属的提炼与应用，对于这类物质，应依据目前现有的资料，提出暂行技术标准，严格控制作业者的接触水平和生产条件。例如，一些发达国家已经基本弃用石棉，转而使用矿化棉和各种塑制材料。对于新化学物质，应进行致癌性筛选，一旦发现其致癌性强，应立即停止其生产和使用。

3. 定期监测 对环境中致癌物浓度进行经常性定期监测，使其浓度或强度控制在规定的阈限以下，并尽最大可能使之降到最低量；防止致癌物污染厂外环境；降低并明确规定产品中致癌杂质的含量，以确保产品的安全性；针对已确认的职业性致癌因素，必须进行全面的风险评估，预测其对社会与人群可能造成的危害程度。

（二）建立健全健康监护制度

健康监护是通过作业环境评价和医学监护（健康检查）、分析和评价有害因素对接触者健康的影响及其程度，掌握作业者的健康状况，及时发现健康损害征象，以便采取相应的预防措施，防止有害因素所致疾病的发生和发展。健康监护是实现"早期发现、早期诊断、早期治疗"的有效手段，属于二级预防。职业性健康监护结合生产环境监测和流行病学分析，有利于掌握职业危害在人群中发生、发展的规律，了解接触-效应（反应）关系，评价防护措施的效果，为制定、修订作业环境卫生标准，采取相应的控制措施提供科学的依据。定期进行职业健康检查，皮肤、肺和膀胱是重点和应详细检查的部位。监护对象的选择，即癌症高危人群的确定，是监护工作成功的关键一环，除了考虑职业暴露的条件外，还需综合考虑年龄、性别、吸烟状况等多种因素。

医学监护对职业性肿瘤高危人群的有效性，主要依赖于以下特定情况。

1. 具有快速致癌性早期筛检方法，且易行、敏感 目前已建立若干快速的致癌性筛检试验方法，如回复突变、细胞转化、染色体畸变、姐妹染色单体互换、果蝇伴性隐性致死试验、枯草杆菌重组试验、精子和精细胞致死突变等。这些试验对于快速发现致癌物，预测某些化学物对人的致癌作用具有重要意义。但目前的致癌性快速筛检方法还不够理想，灵敏度高、特异度强的筛检方法仍需进一步研究开发。

2. 及时发现机体在肿瘤发生前期或早期的异常改变 职业性肿瘤中，对尿沉渣中脱落细胞进行涂片检查对膀胱癌的早期诊断有一定的意义，然而其他职业性肿瘤尚未建立有效的监护指标。因此，利用分子生物学方法寻找新的生物标志物是当前研究的热点和重点。

3. 健全的健康检查制度 就业前健康检查能够发现职业禁忌证及获得基础资料，必须认真实施并逐步完善。肿瘤有明显的种族、家族聚集性与个体差异性，遗传易感性主要取决于代谢活化或解毒酶系的多态性，例如与国外相比，我国人群膀胱癌低发而肝癌高发，前者可能与氮-乙酰化酶（N-acetyltransferase，NAT）的含量高有关，后者可能与谷胱甘肽S-转移酶（GSTs）的缺陷（或低下）有关。在符合国家法规和伦理学规范的前提下，就业前健康检查可筛选出基因多态缺陷型易感者，避免接触职业性致癌因素，是有效预防职业性肿瘤的措施。

（三）加强宣传教育，保持身心健康

加强职业健康教育，积极普及职业卫生知识，对于提高劳动者对职业病危害的认识，增强自我保护意识和能力至关重要。

（1）尽量减少与职业性致癌因素的接触，处理致癌物时应严防其污染工作以外的环境。

（2）工作服应集中清洗以消除污染，严禁穿带回家。

（3）由于吸烟与多种致癌物存在协同作用，应在接触人群中广泛开展戒烟的宣传教育。

（4）加强劳动保护，提升从业人员的自我保健意识是关键。职业健康教育的核心在于使从业人员认识到其行为和生活方式对健康的重要影响，理解规范操作的重要性，遵循健康检查制度，养成良好的卫生习惯，正确使用个人防护用品。此外，还需要预防感染易诱发肿瘤的疾病，如乙型肝炎、丙型肝炎、某些寄生虫病和慢性炎症。了解癌前病变的特征和表现，以利于早期发现、早期治疗。

（5）合理膳食，教育和引导职业人群选择低脂肪、高蛋白质的食物和新鲜蔬菜、水果，避免吃烟熏或霉烂的食物，保持良好的膳食习惯。富含维生素A、维生素C的食物及菌菇类食物有助于提高人体抗癌能力和循环系统生理功能，从而有效消除和减少致癌因素的作用。美国国立癌症研究所提出有益于健康的每天膳食方案：①每天吃5份水果和蔬菜。②每天至少吃1种富含维生素A的食物。③每天至少吃1种富含维生素C的食物。④每天至少吃1种高纤维食物。⑤每周吃几次卷心菜科（十字花科）的蔬菜。

（6）保持心情愉快，加强锻炼身体，提高自身免疫力，增强抗病能力。

（四）开展致癌风险评估，建立致癌危险性预测制度

致癌风险评估主要是结合实验室的证据和人群流行病学调查的资料，运用合理的数学模型，对职业性有害因素对人类的致癌危险性进行评估。对生产过程中使用和接触的职业性有害因素进行准确的致癌风险评估和预测，对有效管理致癌因素、加强职业性肿瘤的预防具有重要作用。

对致癌因素的危险性预测和致癌风险评估，直接影响对劳动者采取的监测方式。希金森（Higginson）提出下列简图（图6-1），用以概括致癌危险性预测和流行病学监护之间的关系，并以此作为制定法规的依据。

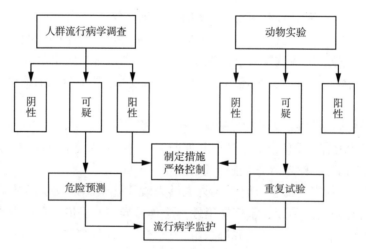

图6-1　致癌危险性的预测与监护的关系

在进行流行病学监护时，须正视其固有的局限性，如假阳性、难以确立接触水平－反应关系、选组困难、因潜伏期长需要长期追踪观察，以及缺乏敏感指标等。同样，利用动物实验进行致癌性鉴定时，也不能忽视其局限性。在获得动物实验的阳性结果时，也要充分考虑到种属差异可能导致的阴性结果，如苯、砷等致癌物在动物实验中可能表现为阴性。一些快速筛检致癌性的体外试验方法具有重要的应用价值，可以作为动物实验前的预筛手段。流行病学监护和动物实验资料共同为致癌风险评估提供了宝贵的基础数据，能够更全面了解和评估致癌风险。

（五）职业性肿瘤的化学预防

肿瘤化学预防是指用化学物预防肿瘤发生，或诱导肿瘤细胞分化逆转、凋亡，从而达到预防恶性肿瘤的目的。目前公认的肿瘤化学预防最好的方法是抑制癌前病变演变成肿瘤或使其逆转成正常细胞。由于癌前病变演变是一个相当缓慢的过程，为化学预防提供了可能性，如目前已将维生素A、维生素C、维生素E，硒和钼类化合物，天然产物中的胡萝卜素、异硫氰酸酯类、萜类化合物、酚类抗氧化剂等54种化合物作为备选的肿瘤化学预防物，用于相关的研究和应用。

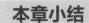

本章涉及的2019版及2024版公共卫生执业助理医师资格考试考点对比见表6-2。

表6-2　2019版及2024版公共卫生执业助理医师资格考试考点对比

单元	细目	知识点	2024版	2019版
职业性致癌因素与职业性肿瘤	职业性肿瘤	（1）职业性肿瘤的概念	已删除	√
		（2）职业性致癌因素概念	已删除	√
		（3）职业性致癌因素的作用特征及分类	√	√
		（4）职业性肿瘤的分类	新增	—
		（5）职业性肿瘤的预防原则	√	√

拓展练习及参考答案

（堵庆苏　李秀婷）

第七章　生物性有害因素与职业损伤

学 习 目 标

素质目标： 树立"预防为主"的职业健康观，做好职业病的健康宣教，不断提升全民职业病防治理念，提高职业工人健康水平。

知识目标： 掌握生物性有害因素的定义，职业性传染病的种类、病因和诊断原则；熟悉生物性有害因素的传播途径，职业性传染病的流行病学特征和防治措施；了解生物性有害因素的种类和特性，职业性传染病的临床表现。

能力目标： 明确生物性有害因素对职业人群的健康危害，能够利用所学知识进行健康宣教，能够利用职业卫生与职业医学的方法防治生物性职业病损，保障职业人群的健康。

案例导入

【案例】

蜱咬伤引起的森林脑炎

大兴安岭林区是森林脑炎的自然疫源地，年均蜱咬伤就诊人数为2000～3000人，在内蒙古林业总医院每年门诊收治的蜱咬伤患者中约5%的病例确诊为森林脑炎。临床中60%～70%表现为轻型，症状表现非特异性，主要表现为发热、头痛、周身乏力、肌肉酸痛、食欲缺乏、恶心、呕吐等。

【问题】

1. 森林脑炎的病因是什么？
2. 哪些人群为森林脑炎的易感人群？
3. 如何预防本病的发生？

核心知识拆解

第一节　概　　述

存在于生产原料和/或生产环境中，损害职业人群健康的致病微生物、寄生虫、昆虫和其他动植物及其所产生的生物活性物质统称为生物性有害因素。生物性有害因素种类繁多，如炭疽芽孢杆菌、布鲁氏菌、蜱媒森林脑炎病毒、支原体、衣原体、钩端螺旋体等。生物性有害因素经常附着在动物皮毛上。霉变蔗渣和草尘上也会滋生真菌或真菌孢子等有害微生物，它们产生的毒性产物对人体有害。此外，动植物生成的某些刺激性、毒性或变态反应性生物活性物质，如鳞片、粉末、毛发、粪便、毒性分泌物、酶、蛋白质和花粉等，也是潜在的危害源。畜禽类寄生虫如血吸虫尾蚴、钩蚴，以及蚕蛹、蚕丝、蚕茧、桑毛虫、松毛虫等同样对人体构成威胁。

这些生物性有害因素对职业人群的健康产生的负面影响，除了可引起法定职业性传染病，如布鲁氏菌病、炭疽、森林脑炎和莱姆病等，还是导致职业性哮喘、过敏性肺炎以及职业性皮肤病等非传染性职业病的重要因素。此外，鼠疫、土拉菌病、鸟疫、口蹄疫、挤奶工结节、牧民狂犬病、钩端螺旋体病以及各种寄生虫病，如牧民包囊虫病、绦虫病和矿工钩虫病等，也都源于生物性有害因素。

2003年暴发的严重急性呼吸综合征，以及近年来流行的人类禽流感和猪链球菌病等新兴传染性疾病，对从事禽畜相关职业的劳动者和医务人员的健康造成了较大损害。根据统计分析结果显示，生物因素导致的疾病占医务人员相关疾病总发病率的33.5%。由于医务人员的工作性质，他们有更多的机会密切接触各种病原体，如肝炎病毒、冠状病毒、结核分枝杆菌、禽流感病毒等。因此，在医务人员中，病毒性肝炎、肺结核、严重急性呼吸综合征和人类禽流感的检出率相对较高。

随着工农业生产科技的快速发展和经济体制改革的不断深化，畜牧业、养殖业、食品加工业、酿造业及第三产业迅猛发展，使劳动者接触生物性有害因素的机会日益增多，同时涉及的人数也在不断攀升。生物基因工程技术的发展为人类带来了巨大的财富，但也带来了新的挑战，如基因重组和基因突变可能产生新型生物致病原，基因产品对人类健康和安全性的潜在影响等都已成为不得不高度重视的问题。因此，必须正视生物性有害因素对职业人群健康的潜在威胁。

第二节　布鲁氏菌病

布鲁氏菌病（brucellosis），是由布鲁氏菌属的布鲁氏杆菌（brucella）所致的一种急性或慢性传染病（乙类），属自然疫源性人畜共患疾病，也是我国法定职业病之一。

知识拓展

布鲁氏菌病的发现

1814年，伯内特（Burnet）首次详细描述了地中海弛张热，并将其与疟疾进行了明确区分。1860年，马斯顿（Marston）对地中海弛张热进行了系统性的阐述，进一步将伤寒与其区分开来。1886年，苏格兰的病理学家和微生物学家大卫·布鲁氏（David Bruce）在地中海岛国马耳他担任军医时，成功地从因"马耳他热"去世的士兵的脾中分离出了"布鲁氏菌"，首次明确了该病的病原体。为了表彰Bruce的杰出贡献，学者们提议将这种疾病命名为"布鲁氏菌病"。1897年休斯（Hughes）根据本病的热型特征，建议称为"波浪热"。1897年，Wright与其同事发现患者血清与布鲁氏菌的培养物可发生凝集反应，称为Wright凝集反应，从而建立了迄今仍在使用的血清学诊断方法。

一、病原学

布鲁氏菌是一组微小的球状、球杆状、短杆状革兰阴性菌，无鞭毛，不形成芽孢，但光滑型菌株有荚膜。布鲁氏菌的生长繁殖速度缓慢，其完成一次增殖分裂所需的时间为132～227分钟。对于初代分离的野生菌株，其生长速度更为迟缓，往往需要5～7天的时间才能形成可见的菌落，甚至有些菌株需要长达20～30天的时间。

布鲁氏菌对营养要求比较高，最适宜的生长温度为37℃，个别种型初代生长需要一定浓度的CO_2。布鲁氏菌属于革兰阴性短小杆菌，两端呈钝圆形，其染色效果较弱，呈细沙般的外观，称为沙滩细沙样排列，这一特征对于疾病的初步诊断具有重要价值。

该菌在自然条件下易于生长、繁殖，对干燥、低温有较强的抵抗力，37℃，pH 6.6～7.4生长最佳。对紫外线、湿热、常用消毒剂敏感。直射日光10～20分钟，55℃湿热1小时或60℃湿热10～20分钟可杀灭，100℃立即死亡，75%乙醇、0.1%新洁尔灭、含氯消毒剂、3%漂白粉和甲醛皂溶液能在几分钟内有效杀灭布鲁氏菌。但布鲁氏菌对外界环境具有较强的抵抗力，其在衣物中能存活14天，在土壤中能存活24～40天，在畜尸和肉制品中能存活40天，在羊毛中能存活40～120天。

二、病因与发病机制

本病的发病机制较为复杂。细菌、毒素以及不同抗原组分的变态反应均不同程度地在疾病的发生和发展中起作用。因同一菌种可在不同宿主体内繁殖，发生遗传变异较多。根据宿主的不同，生化、代谢和免疫学等方面的关系，世界卫生组织布鲁氏菌病专家委员会将布鲁氏菌属划分为6个种、19个生物型。这些种类包括羊种菌（3个生物型）、牛种菌（8个生物型）、猪种菌（5个生物型）、犬种菌、绵羊附睾种菌和沙林鼠种菌。因不同种、不同生物型的布鲁氏菌在致病力上存在差异，布鲁氏菌属的分型在临床和流行病学上具有重要意义。其中，羊布鲁氏菌的致病力最强，其次是猪布鲁氏菌，而牛布鲁氏菌的致病力相对最弱，其余各型对人的危害性不大。布鲁氏菌含有20余种蛋白抗原和脂多糖，其中脂多糖（内毒素）在致病中起重要作用。

布鲁氏菌有荚膜，可产生透明质酸酶和过氧化氢酶，侵袭力强，能通过完整皮肤和黏膜进入宿主体内。布鲁氏菌产生的内毒素是重要的致病物质，在病理损伤、临床症状方面起着重要作用。布鲁氏菌在巨噬细胞内有特定的生存机制，通过阻断巨噬细胞凋亡、抑制Th1特异性免疫反应和抑制肿瘤坏死因子-α（TNF-α）的产生等免疫逃逸，使病原体不易被清除。

侵入人体的布鲁氏菌因其荚膜能抵抗吞噬细胞的裂解，因而本菌能在宿主的吞噬细胞内增殖成为胞内寄生菌，并随淋巴液进入局部淋巴结生长繁殖，形成感染灶，其产生的内毒素可毒害吞噬细胞，导致吞噬细胞破裂，随后大量细菌突破淋巴结屏障进入淋巴液和血液循环。当机体的免疫功能正常时，可以通过细胞免疫和体液免疫机制有效地清除病菌。然而，如果机体免疫功能存在缺陷，或者感染的病菌数量庞大、毒力强，那么部分病菌可能会逃脱免疫。这些逃脱的病菌随后会被血液中的单核细胞吞噬，并随着血液流动扩散至全身，在肝、脾、淋巴结和骨髓等处的单核吞噬细胞系统中进一步繁殖，引起细胞变性和坏死，形成多发性的病灶。

在血液中生长繁殖的布鲁氏菌，在机体多种因素的作用下，菌体破坏释放出内毒素和菌体其他成分，导致毒血症。当血液中的布鲁氏菌逐渐消失，体温逐渐恢复正常后，新感染灶内的细菌生长繁殖，当其再次被释放入血时，使体温再次升高，导致疾病复发。因细菌间断释放入血，反复引发菌血症，临床表现为不规则性波状热型。

三、流行特征

布鲁氏菌病为全球性疾病，在世界许多国家和地区流行，凡有牲畜的地区都有此病流行。每年上报WHO的布鲁氏菌病超过50万例，分别来自100多个国家。

在我国的《2015年全国职业病报告情况》中，共报告职业性传染病485例，其中布鲁氏菌病429例，在《2016年全国职业病报告情况》中，共报告职业性传染病610例，其中布鲁氏菌病535例。据国家统计局的公开资料显示，2018—2022年全国布鲁氏菌病发病人数分别为37947人、44036人、47245人、69767人、66138人，发病率从2018年的2.73/10万上升至2022年的4.69/10万，呈现逐年上升的趋势。在我国，布鲁氏菌病的主要流行区域为内蒙古、吉林、黑龙江、新疆、西藏等省、自治区的牧区和半农牧区，其他省份也有病例报告。

知识拓展

《国家布鲁氏菌病防治计划（2016—2020年）》

国家农业部、国家卫生计生委于2016年9月印发了《国家布鲁氏菌病防治计划（2016—2020年）》的通知。通知中根据畜间和人间布鲁氏菌发生和流行程度，综合考虑家畜流动实际情况及防治整片推进的防控策略布鲁氏菌病，对家畜布鲁氏菌病防治实行区域化管理，将全国划分为三类区域：一类地区，人间报告发病率超过1/10万或畜间疫情未控制县数占总县数30%以上的省市，包括北京、天津、河北、山西、内蒙古、辽宁、吉林、黑龙江、山东、河南、陕西、甘肃、青海、宁夏、新疆15个省、直辖市、自治区和新疆生产建设兵团。二类地区，本地有新发人间病例发生且报告发病率低于或等于1/10万或畜间疫情未控制县数占总县数30%以下的省市，包括上海、江苏、浙江、安徽、福建、江西、湖北、湖南、广东、广西、重庆、四川、贵州、云南、西藏15个省、直辖市、自治区。三类地区，无本地新发人间病例和畜间疫情的省份，目前有海南省。

布鲁氏菌病全年均可发病，有明显的季节性，发病高峰期为春夏两季，其原因可能与家畜的繁殖、授乳及接触病畜的机会增加等有关。本病的发生与病畜、染菌畜产品的接触有关，从事畜牧工作人员、挤奶工、屠宰工、肉品加工人员、兽医、畜牧化验人员、饲养员等发病风险较高。病畜是本病的主要传染源，在我国以感染的羊、牛、猪为主要传染源，其次是鹿、犬、啮齿动物等。人和其他家畜及野生动物虽可受感染，但作为传染源无重要意义。

因布鲁氏菌可以通过皮肤黏膜、消化道、呼吸道侵入人体。羊、牛、猪等动物在感染布鲁氏菌后常为慢性长期患病，这些病畜的阴道分泌物、胎盘、羊水和流产胎儿中会携带大量的布鲁氏菌，易感者经皮肤接触这些病原体极易感染该病。此外，患病的羊还可能出现乳腺炎，其乳汁中会持续排出病菌，排菌时间可长达数月之久。同时，病原菌也存在于病畜的尿液、皮毛和组织中。

动物皮毛、土壤和水源如果被含菌污染物污染，也可以间接感染人类和牲畜。兽医在为病畜接生、处理难产及流产孕畜、检查牲畜等过程中，农牧民在放牧、接触病畜排泄物、剪羊毛、挤奶等活动中，畜产品加工人员在屠宰病畜、加工肉类时，以及实验人员进行细菌培养、制备生物制剂等操作时，都可能通过皮肤黏膜感染布鲁氏菌。畜产品及皮毛加工人员还可能因吸入被污染的飞沫、尘埃而经呼吸道感染。此外，食用被病菌污染的生奶、生奶制品、生肉、生肝或未煮熟的肉类，病菌可通过消化道进入体内。近年来，非职业人群的感染率呈现上升趋势，可能与某些不良的饮食习惯以及饲养某些宠物有关，如生食动物源性食品。

人对布鲁氏菌普遍易感。人群布鲁氏菌病感染率与传染源和传播媒介密切接触的机会、程度有关。一般来说，布鲁氏菌病患者在感染并治愈后，可以获得较强的免疫力，并且不同种的布鲁氏菌之间存在交叉免疫，因此再次感染者很少。

四、临床表现

布鲁氏菌病的潜伏期长短不一，一般在1～3周，平均2周。最长可长达数月甚至是1年以上。布鲁氏菌病的临床症状表现多样，病情的严重程度也有很大的差异。通常情况下，牛种布鲁氏菌对人的致病力相对较轻，羊种布鲁氏菌的致病力则较强，多数感染羊种布鲁氏菌的患者会出现典型的临床症状和体征，猪种布鲁氏菌的致病力则介于羊种和牛种之间，大多数患者无急性期临床表现。此病能够侵犯人体的各种组织器官，病程可分为急性期、亚急性期和慢性期。患病3个月以内称为急性感染，3～6个月为亚急性感染，6个月以上为慢性感染。

（一）急性和亚急性期

主要临床表现为发热、多汗和关节肌肉疼痛。95%以上的布鲁氏菌病患者会出现发热症状，且这种发热多为不规则热。其中，常见的热型包括波浪型、不规则型、间歇型、弛张型以及长期低热型。约5%的患者发热呈典型的波浪热，其特点为：发热2～3周后，间歇数日至2周后再次发热，反复多次，故布鲁氏菌病也称为波浪热。在抗生素普遍应用以前，波浪热最为多见。近年来，典型的波浪热已不常见，而以不规则热多见。本病的另一显著特点是多汗，这种多汗症状经常在夜间或凌晨出现。当患者热退时，会出现大汗淋漓，可湿透衣裤。患者烦躁不安，全身乏力，头痛不适。在大量出汗后，患者还可能会出现虚脱的症状。部分患者有盗汗，不发热时也大汗不止。患者在高热时神志清楚，无明显的不适，然而当体温下降后，却自觉症状加重，这种高热与症状相矛盾的现象是布鲁氏菌病所特有的表现，对疾病诊断具有参考意义。关节痛是该病的另一显著症状，初期疼痛呈游走性，主要影响膝、髋、肩等大关节，可能涉及一个或多个大关节，有时也会波及小关节，且疼痛部位不对称。有时疼痛十分剧烈，表现为锥刺样或顽固性钝痛，一般镇痛药难以缓解，随后疼痛会固定在某些关节。除关节疼痛外，患者还可能在大腿内侧、臀部及臂部出现痉挛性肌肉疼痛。一些病例还可有脊柱（以腰椎为主）或骨关节受累，表现为疼痛、畸形和功能障碍等。另外睾丸肿痛最具特征性，占男性患者的20%～40%，主要由睾丸及附睾炎所致，常为单侧。女性患者可见卵巢炎、输卵管炎，可引发早产、流产等。肝、脾大，淋巴结肿大常见。另外头痛、神经痛、皮疹等，以及心肌、血管神经、呼吸等多器官系统损害症状也较常见。

（二）慢性期

可由急性期发展而来，也可无急性期病史而直接表现为慢性。慢性布鲁氏菌病可能由急性期的不恰当治疗或局部病灶的持续感染演变而来，也可缺少急性病史由无症状感染或轻症患者发展而来。在慢性期，患者的症状通常不明显且不典型，临床表现呈现多样化，大致可分为两类：一类是全身性非特异性症状，类似神经症和慢性疲劳综合征，主要表现为疲乏无力、出汗、关节肌肉疼痛、低热、失眠、全身不适。另一类是器质性损害，其中以骨骼－肌肉系统最为常见，表现为慢性关节炎、大关节损害、肌腱挛缩等；神经系统病变也较常见，如周围神经炎、脑膜炎等。也可见泌尿生殖系统的慢性损害，如睾丸炎、附睾炎、卵巢炎等。多种症状和体征反复发作并逐渐加重，或仅因气候变化、劳累而加重。

目前，布鲁氏菌病的症状表现出减轻的趋势，更多见的是不典型病例。同时，神经系统、运动系统和泌尿生殖系统受损的情况相对较少，这可能与疫区进行的预防接种、抗生素的应用以及人群生活条件的显著改善有关。

五、诊断与鉴别诊断

（一）诊断

布鲁氏菌病的发生、发展和转归比较复杂，其临床表现多种多样，很难以某一种症状来确定诊断。依据我国《布鲁氏菌病诊断标准》（WS 269—2019），临床分期可分为急性期、亚急性期、慢性期和潜伏期。对布鲁氏菌病的诊断，应结合病流行病学接触史、临床表现和实验室检查等情况综合判断。

如果患者有明确的职业接触史，出现弛张热或波浪型发热，关节肌肉痛等临床症状，同时实验室细菌学和血清学检查结果呈阳性，通过综合分析并排除风湿热、伤寒、副伤寒、肺结核和风湿性关节炎等其他疾病后，可以确诊为布鲁氏菌病。然而，对于慢性感染者和不典型病例的诊断较为困难，此时获得细菌培养结果是最为可靠的诊断依据。此外，PCR检测其DNA阳性也具有较高的辅助诊断价值。在慢性期，主要与骨骼、关节损害相关疾病以及神经症等进行鉴别诊断。病例可分为疑似病例、临床诊断病例、确诊病例和隐性感染。

1. **疑似病例** 符合上述临床表现，且有相关流行病学史。
2. **临床诊断病例** 疑似病例，血清学初筛试验任一项阳性者。
3. **确诊病例** 疑似或临床诊断病例，病原学或血清学确证试验中任一项阳性者。
4. **隐性感染** 有流行病学史，符合确诊病例病原学和血清学检查标准，但无临床表现。

（二）鉴别诊断

依据《布鲁氏菌病诊疗方案》（2023年版），布鲁氏菌病的临床表现多样，缺乏特异性，容易误诊、漏诊，主要应与结核病、风湿热、风湿性关节炎、伤寒、副伤寒、脊柱炎、脑膜炎、睾丸炎等疾病鉴别诊断。

1. **结核病** 我国布鲁氏菌病与结核病流行区多有重叠，临床表现类似，均可有长期低热、多汗、乏力、淋巴结肿大等症状。病原学以及特异性实验室检查（如结核菌素试验、γ干扰素释放试验、结核分枝杆菌涂片、培养及核酸检测等）有助于鉴别。

2. **风湿热** 布鲁氏菌病与风湿热均可出现发热及游走性关节痛，但风湿热可见风湿性结节及红斑，多合并心脏损害，而肝脾大、睾丸炎及神经系统损害极为少见。实验室检查抗链球菌溶血素"O"阳性，布鲁氏菌病特异性检查阴性有助于鉴别。

3. **风湿性关节炎** 风湿性关节炎多有风湿热病史，病变多见于大关节，关节腔积液少见，一般不发生关节畸形，血清抗链球菌溶血素"O"效价增高，布鲁氏菌病特异性检查阴性有助于鉴别。

4. **伤寒、副伤寒** 伤寒、副伤寒患者以持续高热、表情淡漠、相对脉缓、玫瑰疹、肝脾大为主要表现，而无肌肉、关节痛，多汗等布鲁氏菌病表现。实验室检查血清肥达反应阳性，伤寒杆菌培养阳性，布鲁氏菌病特异性检查阴性有助于鉴别。

5. **其他骨关节炎** 布鲁氏菌病性骨关节炎与其他骨关节炎临床表现相似，影像学、病原学及特异性实验室检查有助于鉴别。

六、治疗

治疗原则为早期、联合、足量、足疗程，必要时延长疗程。根据有无并发症及并发症类型来选择药物及疗程。

1. **一般治疗** 注意休息，注意水、电解质及营养补充，给予高热量、足量B族维生素以及易于消化的饮食。高热者物理降温，必要时适当使用退热药等。

2. 病原治疗 常用四环素类、利福霉素类药物，亦可使用氟喹诺酮类、磺胺类、氨基糖苷类及三代头孢菌素类药物。治疗过程中注意定期监测血常规、肝肾功能等。在结核病高发地区，如不能排除结核分枝杆菌感染，不建议使用利福平治疗。

七、预防措施

1. 控制传染源

（1）隔离治疗：针对疫区内与家畜及畜产品有接触的人员，应进行血清学和皮肤过敏试验，以明确人群感染状况。一旦确诊，所有患者都应接受系统治疗。在急性期，患者应住院并接受隔离治疗，直到症状完全消失且血培养结果转为阴性。

（2）畜类检疫和病畜处理：对疫区内的所有羊、牛和猪，采用血清学方法进行检疫。1个月后需要再次进行复检，一旦检测出阳性家畜，应立即进行屠宰或者隔离饲养。同时，为了防止布鲁氏菌病的传播，至少在1年内应暂停向外调运牛、羊和猪。对于新引进的家畜，也应进行严格的检疫，以避免输入型布鲁氏菌病的发生。

2. 切断传播途径 对于被病畜及其排泄物、分泌物等污染的场地、用具、圈舍以及尚未食用的奶制品，都必须进行彻底的消毒处理。同时，要严格防范含有病菌的污水和粪便污染食物和水源。病畜的肉、乳制品一律禁止销售和食用。此外，疫区的皮毛产品必须经过检疫合格后才能出售。

3. 保护易感人群及家畜 为增强免疫力，应对疫区的人群和畜群接种疫苗。对于经过两次检疫均呈阴性反应的家畜，以及疫区周边村落受威胁的畜群，应连续3年使用畜用疫苗进行免疫接种，确保每年的免疫覆盖率不低于90%。

4. 加强卫生宣传教育工作，提升公众的自我预防保健意识 对于易感职业人群，如牧民、饲养工、挤奶工、屠宰工以及皮毛处理工等，需要加强个体防护措施，应尽可能减少皮肤与病畜及其污染物的直接接触，严格避免徒手进行接羔助产等操作。使用过的个体防护用品必须经过严格的消毒处理。如果在与家畜、畜产品或布鲁氏菌培养物密切接触后，出现持续数日的发热（包括低热）、多汗、肌肉和关节酸痛等类似感冒的症状，应立即就医。随着我国多年来在防治工作方面的持续加强，本病的发病率已经很低。同时，由于人群免疫力的普遍提高，使得该病的临床表现变得轻微且不典型。因此，医务人员必须不断加强自身学习，及时更新相关的防治理论和技术，以避免误诊、误治。

第三节 炭 疽

炭疽（anthrax）是由炭疽芽孢杆菌引起的一种人畜共患传染病。按照《中华人民共和国传染防治法》的规定，炭疽属于乙类传染病。需特别注意的是，肺炭疽需要按照甲类传染病严格防控。在人间炭疽病例中，皮肤炭疽是最常见的类型，且多为散发病例。肺炭疽和肠炭疽的病死率较高，需高度警惕。一个多世纪以来，炭疽一直被列为世界性五大兽疫之一，每年因炭疽死亡的牲畜数量庞大，给畜牧业带来了严重的经济损失。牛、羊等食草动物为主要传染源，草食家畜是炭疽的主要易感动物，但猪、狗、猫等杂食动物，以及虎、狮、豹、狼等肉食动物也可能因误食炭疽病畜肉而导致感染或死亡。人类感染炭疽的主要途径是接触炭疽病畜的毛皮或食用其肉，或经呼吸道吸入含有炭疽芽孢的粉尘、飞沫等气溶胶。除此之外，炭疽芽孢杆菌还曾被作为生物武器或恐怖活动中使用的微生物。2001年，国际恐怖分子就通过邮件方式散播炭疽芽孢，造成了一起严重的恐怖事件，导致22人感染，11人患上吸入性炭疽，其中5人不幸因吸入性炭疽死亡。在职业活动中，如劳动者在生产过程中或从事各种职业时，因接触到患炭疽的牲畜或被炭疽芽孢杆菌污染的皮、毛、肉等而引发的炭疽，被称为职业性炭疽，被国家列为法定职业病。

知识拓展

近年来我国炭疽病流行概况

几乎在世界各地都有炭疽发生或流行。在我国，炭疽虽发病率不高，但也并不罕见。据国家数据中心公开信息显示，我国每年都有数百例病例发生，2018—2022年，年发病人数分别为336人、297人、224人、392人、349人。据调查，最近发生的炭疽疫情，患者均有宰杀或接触病死牛的经历，属于炭疽自然感染常见发病原因。

一、病原学

炭疽芽孢杆菌简称为炭疽杆菌，是革兰阳性需氧或兼性厌氧型芽孢杆菌，有荚膜、无鞭毛、菌体较大，两端钝圆，芽孢居中呈卵圆形，排列成长链，呈竹节状。

炭疽芽孢杆菌以繁殖体和芽孢体两种形式存在于自然界。细菌在有氧条件下普通培养基上生长良好，在体外可形成芽孢。繁殖体存在于人、畜体内，繁殖体抵抗力弱，对热和普通消毒剂都非常敏感。60℃加热30分钟、75℃加热1分钟即可杀灭，常用浓度的消毒剂也能将其迅速杀灭。芽孢则是在体外干、热等不良环境中形成的休眠体，自内至外依次由核心、内膜、芽孢壁、皮质层、外膜和芽孢壳6层结构组成，共同将芽孢核心层层包裹成坚实的球形体，芽孢位于菌体中心，对外界环境具有极强的抵抗力，能在自然环境中存活数十年之久，一般消毒方法均不能将其杀死，因此，一旦炭疽芽孢形成，极其难以清除。但煮沸10～15分钟，110℃高压蒸汽5～10分钟，10%甲醛15分钟可将芽孢杀灭。此外，芽孢对碘敏感，在1∶2500碘液中10分钟就能被有效杀灭。另外，使用新配制的20%石灰乳或20%含氯石灰浸泡48小时，同样可以达到杀灭芽孢的效果。乙醇、来苏儿对其基本上无杀灭作用。

二、病因与发病机制

炭疽芽孢杆菌的主要致病物质是其荚膜和外毒素。炭疽芽孢杆菌可在宿主体内形成荚膜，荚膜由D-谷氨酸多肽组成，与细菌的毒力有关，具有抗吞噬作用，有利于细菌的生存、繁殖和扩散；在体外，荚膜能掩盖噬菌体受体，阻止噬菌体裂解菌体，因此有荚膜形成的炭疽芽孢杆菌致病性较强。细菌可产生三种毒性蛋白（外毒素），分别是保护性抗原（protective antigen，PA）、水肿因子（edema factor，EF）和致死因子（lethal factor，LF）。炭疽芽孢杆菌的三种外毒素，分别由pXO1和pXO2两种质粒编码。EF是一种腺苷环化酶，在体内起着将ATP转化为cAMP的重要作用。LF是一种Zn-依赖内肽酶，底物为促分裂原活化蛋白激酶1.2（MAPKK1.2），能够裂解MAPKK、阻断MAPK信号传导途径和使细胞溶解。PA是结合单位，具有与宿主吞噬细胞表面受体结合的能力，结合后会寡聚化形成离子通道，使EF和LF等组分能够进入胞质溶胶，进而发挥其毒性作用。所以单个毒素组分无毒性，单独注射这些毒素，对动物不致病。由于PA具有很强的免疫原性，当它被注射到动物体内时，可以激发免疫反应，从而产生免疫力。但EF与PA同时作用可构成水肿毒素，使皮肤坏死和水肿；LF与PA同时作用也可构成致死毒素，混合注射后可致小鼠死亡。

因此，炭疽外毒素主要损害微血管内皮细胞，增强血管壁的通透性，减小有效血容量和微循环灌注量，提高血液黏滞度，导致弥散性血管内凝血（DIC）和感染性休克。

三、流行特征

动物炭疽在全球流行，多见于牧区，呈地方性流行。由于畜牧业及毛皮加工业的发展，世界各地的皮毛加工等集中于城镇，炭疽也可爆发于城市，成为重要的职业病之一。

我国自然疫源地分布广泛。2018—2022年，国家卫生健康委员会报告全国分别发生336例、297例、224例、392例、349例炭疽，发病率约为0.02/10万。西部10个监测省区的发病人数约占全国发病总人数的90%，为炭疽的高发区域，农牧民是主要受害者。炭疽全年均有发病，7～9月为流行高峰。汛期是炭疽高发期，雨水冲刷导致疫源地土壤中的炭疽芽孢杆菌暴露于地表，汛期家畜抵抗力下降，容易受到病原侵袭，炭疽发生风险增大。

（一）传染源

炭疽芽孢杆菌最易感染食草动物，如牛、羊、马、驴、骡，其次是猪、犬、猫等。其传染源主要是病畜及其尸体和携带炭疽芽孢杆菌的食草动物，人与人之间的传播极少。

（二）传播途径

炭疽芽孢杆菌可经皮肤、呼吸道和消化道三种途径进入人体。病畜主要经尿和粪便排菌，病畜死亡后其皮毛、血液及肉中含有大量炭疽芽孢杆菌。人的炭疽往往在畜疫发生后出现，接触感染是本病的主要途径。职业性炭疽是劳动者在职业活动过程中直接接触病畜或其皮、毛、骨、肉等产品，病菌通过破损的皮肤和呼吸道侵入人体而发病。在职业活动中，劳动者若因个体防护措施不足，导致皮肤擦伤或瘙痒抓伤，则有可能因此感染炭疽芽孢杆菌。炭疽芽孢杆菌的毒力强，甚至能够直接侵袭完整暴露的皮肤而引发感染。皮肤炭疽多见于面、颈、肩、手和脚等裸露部位的皮肤；劳动者在进行拣选、翻动、整理或捆扎干燥牲畜皮等操作时，可能会产生含有炭疽芽孢杆菌的粉尘、飞沫等气溶胶，当工作环境通风不良或缺乏除尘设备时，劳动者若吸入这些带菌的气溶胶，很可能导致肺炭疽的发生；经口摄入被炭疽芽孢杆菌污染的食物（如病畜的肉类、奶类等）和饮水同样可能感染炭疽。另外，使用未经消毒的毛刷或受到带菌昆虫叮咬，偶尔也可能引发炭疽。

（三）易感人群

人群对本病普遍易感，病后可获得持久的免疫力。感染主要取决于接触病原体的程度和频率。农牧民、猎人、食草类家畜和野生动物的饲养管理人员、屠宰及皮毛加工人员、兽医以及畜牧产品检疫人员等，由于与病畜接触的机会较多，因此其发病率相对较高。在牧区及特殊情况下（如水灾时）应特别警惕炭疽的传播与流行。

四、临床表现

潜伏期因侵入途径不同而异。一般为1～5天，也有短至12小时，长至18天不等。炭疽的临床表现可分为五型。

（一）皮肤炭疽

最常见，约占炭疽病例的95%，可分为炭疽痈和恶性水肿两型。

1. 炭疽痈 病变通常出现在面、颈、肩、手和脚等容易接触到污染物的裸露部位皮肤上，多数情况下只有一个病灶。其典型的发病过程如下：感染部位起初表现为瘙痒和红斑，随后演变为丘疹或斑疹。第2天形成水疱，内含淡黄色液体，周围的组织会变得肿胀且坚硬并不断扩大，呈现非凹陷性肿胀。第3～4天病灶中心因出血坏死而凹陷，周围可见成群小水疱，水肿范围不断扩大。第5～7天坏死灶破溃形成浅表溃疡，血性渗出物逐渐干涸凝固而形成似炭块的黑色结痂，痂下有肉芽组织形成（即炭疽痈）。黑痂坏死区直径1～6cm，其周围皮肤浸润及水肿范围较大，直径可达5～20cm。在水肿消退后1～2周内黑痂自行脱落，再经1～2周愈合形成瘢痕。尽管病灶周围因淋巴液积聚，病灶坚实、肿胀的现象十分明显，但局部皮肤无发红、发热、化脓以及明显的疼痛感，因此被称为无痛性溃疡，是皮肤炭疽的显著特征。同时，病变部位的淋巴结也常会出现不同程度的肿大与压痛。

炭疽痈起病1～2天后常有中等度发热、头痛、全身不适、局部淋巴结及脾大等中毒症状；病程中并发败血症者，可发生中毒性休克。

2. 恶性水肿 少数病例局部无水疱形成，而呈现大片状水肿，患处透明而坚韧，水肿迅速向周围组织扩展，局部肿胀明显，微红或苍白色，无黑痂形成，扩展迅速，可致大片坏死。累及部位多见于眼睑、颈、大腿等组织较疏松的部位。全身中毒症状明显，病情危重，常形成败血症，治疗不及时可因循环衰竭而死亡。

（二）肺炭疽

较少见，占炭疽病例的5%。主要由吸入炭疽杆菌芽孢引发，多为原发性，偶尔也可能继发于皮肤炭疽病。起病迅猛，根据其临床表现可分为两期，初期有2～4天低热、寒战、干咳、呕吐、头痛、全身乏力等类流感症状，这一时期的体征和实验室检查均无特异性，因此常被误诊为上呼吸道感染。部分患者在这一时期后，症状可能会有短暂的缓解。然而，一旦随着病情进展为第二期，症状逐步加重，表现为严重呼吸窘迫症状，突起寒战、高热、并伴有气急、胸痛、呼吸困难以及咳血样痰等症状，同时患者的皮肤会出现发绀，并可能出现血性胸腔积液，全身中毒症状也变得极为严重。在这一阶段，病情进展迅速，胸部听诊时可听到少量的湿啰音和喘鸣音。胸部X线检查可显示纵隔增宽、支气管肺炎、胸腔积液形成或肺炎改变等影像学特征。肺炭疽患者病情通常十分危急，容易并发败血症、感染性休克或脑膜炎等严重疾病，因此需要及时进行有效治疗。

（三）胃肠型炭疽

极罕见，约占炭疽病例1%，潜伏期12～18天。临床表现因炭疽感染的部位而表现有所不同，又分急性胃肠炎型和急腹症型。前者以腹部表现为主，表现为高热、食欲缺乏、恶心、剧烈呕吐、腹痛、水样腹泻、血便等，数日内治愈，预后较好。后者起病急骤，持续性呕吐、腹痛，伴有血水样腹泻和严重的毒血症状；腹部可有明显的压痛、反跳痛甚至腹肌紧张，极似外科急腹症，易并发败血症和感染性休克。部分患者可因出血性肠系膜淋巴结炎而表现大量血性腹水。随着病情进一步发展，若救治不及时，往往因并发败血症、休克于数天内死亡。

因早期表现无特异性，胃肠型炭疽诊断困难，病死率很高。此外，炭疽芽孢偶尔也会在食管黏膜上定居，从而引发食管炭疽。一旦感染，患者通常会出现高热、颈部水肿以及局部淋巴结肿大的症状。同时，还会感到吞咽困难、咽痛，甚至呼吸困难。通过检查可见口腔后壁、硬腭、扁桃体和食管上有假膜覆盖。这些症状与严重的链球菌咽炎非常相似，因此在诊断时需要进行仔细鉴别，以确保准确判断病情并给予恰当的治疗。

（四）脑膜炎型炭疽

大多数情况下，炭疽的脑膜炎型感染是继发于伴有败血症的各型炭疽，而原发性脑膜炎型炭疽相对较少见。脑膜炎型炭疽起病急剧，临床表现与其他原因所致的急性化脓性脑膜炎类似，其症状通常表现为剧烈的头痛、呕吐、发热，甚至可能出现昏迷，同时伴随明显的脑膜刺激征。脑脊液检查中，大多呈现出血性特征。涂片易找到竹节状大杆菌。病情凶险，发展迅速，患者可于发病2～4天内死亡。

（五）败血症型炭疽

多数情况下是继发于肺型、胃肠型以及严重的皮肤炭疽。除了原发部位的临床表现外，患者还常常伴有寒战、高热、头痛、出血等症状。同时，也可能出现呕吐、毒血症、感染性休克或弥散性血管内凝血等严重并发症。

五、诊断与鉴别诊断

（一）诊断

炭疽的诊断参照我国卫生行业标准《炭疽诊断标准》（WS 283—2020）中的三个方面：流行病学史、临床表现及分型和实验室检查结果，而要诊断为职业性炭疽则还要结合患者的职业接触史、职业流行病学调查资料进行综合分析，排除其他原因所致类似疾病方可确诊。该标准将炭疽的诊断分为疑似病例、临床诊断病例和确诊病例。

1. 疑似病例　有流行病学史，并具有五种分型的临床表现之一者。

2. 临床诊断病例　符合下列一项可诊断为临床诊断病例。

（1）疑似病例经实验室检查，具有下列任何1项者：①患者血清标本抗炭疽特异性抗体检测阳性。②患者临床标本显微镜检查发现大量两端平齐呈串联状排列的革兰阳性杆菌。③患者临床标本炭疽芽孢杆菌特异性核酸片段检测阳性。④患者临床标本炭疽芽孢杆菌抗原检测阳性。⑤暴露动物标本或暴露环境标本，细菌分离培养获得炭疽芽孢杆菌。

（2）具有明确的流行病学史，并具有典型的皮肤损害者。

3. 确诊病例　符合下列一项可诊断为确诊病例。

（1）疑似病例或临床诊断病例，患者临床标本细菌分离培养获得炭疽芽孢杆菌。

（2）疑似病例或临床诊断病例，在其实验室检查结果中，双份血清抗炭疽特异性抗体出现阳转或效价出现4倍或4倍以上升高者。

（3）疑似病例或临床诊断病例，在其实验室检查结果中具有下列任意2项者：①患者血清标本抗炭疽特异性抗体检测阳性。②患者临床标本显微镜检查发现大量两端平齐呈串联状排列的革兰阳性杆菌。③患者临床标本炭疽芽孢杆菌特异性核酸片段检测阳性。④患者临床标本炭疽芽孢杆菌抗原检测阳性。⑤暴露动物标本或暴露环境标本，细菌分离培养获得炭疽芽孢杆菌。

（二）鉴别诊断

了解患者的职业史、日常工作及生活环境等对于炭疽的诊断具有重要的参考价值。鉴别炭疽的关键在于进行相关的病原学检查，主要通过采集患者的病灶分泌物、痰液、粪便、血液或脑脊液等样本，进行涂片检查或培养试验。若在样本中检出炭疽病原菌或培养结果为阳性，即可初步鉴别为炭疽。此外，还可进行动物接种实验来进一步验证诊断。另外，间接血凝试验、酶联免疫吸附试验、放射免疫法检测特异性抗体也是鉴别炭疽的重要手段。

1. 皮肤炭疽的鉴别诊断

（1）皮肤感染及蜂窝织炎：痈、疖和蜂窝织炎等均为局部皮肤感染，局部疼痛明显，皮损处无焦痂及周围水肿。局部取材做涂片或培养，可检出相应细菌。

（2）恙虫病：恙虫病局部焦痂和水疱多位于皮肤隐蔽处，周围无明显水肿，全身出现皮疹、肝脾大。外周血白细胞计数正常或减少，血清学检查外斐反应变形杆菌OXk阳性。

2. 肺炭疽的鉴别诊断

（1）上呼吸道感染：肺炭疽早期表现与一般呼吸道感染相似，不易鉴别，主要依靠流行病学、血清学、分子生物学和病原学检查进行鉴别。

（2）肺鼠疫：近期曾到过疫区，接触过染疫动物或鼠疫患者，临床表现以咳血痰为主的出血性肺炎，影像学表现纵隔渗出不明显。痰细菌学可检出鼠疫耶尔森菌。

（3）肺出血型钩端螺旋体肺炎：近期到过疫区及有疫水接触史，而无病畜接触史；临床表现为发热、寒战、腓肠肌疼痛、淋巴结肿大及结膜充血。钩端螺旋体显微凝集试验阳性。

（4）其他细菌性肺炎：如肺炎链球菌肺炎、金黄色葡萄球菌肺炎、军团菌肺炎等。此类患者多无牲畜接触史，咳铁锈色痰或黄脓痰，多无明显纵隔增宽表现，病原学可检出相应致病菌。

3. 肠炭疽的鉴别诊断

（1）出血性肠炎：主要表现为剧烈腹痛、血便，类似肠炭疽，但全身症状轻，病情进展较缓。鉴别主要依靠流行病学调查和病原学检查。

（2）急性细菌性痢疾：有不洁饮食史，全身症状轻，腹部下坠感、里急后重，黏液脓血便。粪便镜检多见大量红细胞、白细胞和吞噬细胞，粪便培养痢疾杆菌阳性。

4. 脑膜炎型炭疽的鉴别诊断 与其他化脓性脑膜炎表现类似，脑脊液检查及病原学检查有助于鉴别。

5. 败血症型炭疽的鉴别诊断 败血型炭疽需与其他原因所致的脓毒症等相鉴别。根据流行病学史、症状体征和相应病原学检测结果（培养、核酸、抗原、抗体等）有助于诊断。

六、治疗

1. 一般治疗 严格隔离，卧床休息。进食困难、呕吐、腹泻者适当补液，维持水电解质平衡。出现出血、休克、神经系统症状，应给予相应对症处理。严重水肿或脑膜炎型患者，可给予糖皮质激素（地塞米松10mg/d或氢化可的松100～200mg/d）。

2. 局部皮肤处理 皮损处切忌触摸、挤压，原则上不做切开引流，以防感染扩散。局部可用1：20 000高锰酸钾液湿敷或2%过氧化氢清洗，创面用四环素软膏纱布覆盖后包扎，患肢可固定、抬高。

3. 病原治疗 炭疽芽孢杆菌对β-内酰胺类（青霉素类、碳青霉烯类）、氨基糖苷类、大环内酯类、氟喹诺酮类、四环素类、糖肽类、林可酰胺类、利福霉素类和噁唑烷酮类抗生素敏感，对头孢菌素类和磺胺类抗生素不敏感。

炭疽芽孢杆菌对青霉素具有较高的敏感性，因此在临床上常作为首选药物。对于皮肤炭疽，成人通常使用的青霉素剂量为160万～320万单位，需分次进行肌内注射，整个疗程持续7～10天。如感染部位位于颈部或伴有严重水肿，或是肺炭疽、胃肠型炭疽，以及脑膜炎和败血症等炭疽患者，需要采用更大剂量的青霉素（1000万～2000万单位/天）并通过静脉滴注的方式给药，且疗程需要延长至

60天。同时，为了增强治疗效果，通常还会联合使用1～2种其他抗菌药，如多西环素、环丙沙星、氯霉素、克林霉素、红霉素、庆大霉素、万古霉素等，联合用药的疗程通常为2～3周。近年来有关于对青霉素耐药炭疽菌株的报道，但尚未发现炭疽芽孢杆菌对喹诺酮类药物具有自然耐药性的情况，因此，环丙沙星和多西环素被推荐作为一线治疗炭疽感染的药物。

七、预防与监测

（一）病畜的监测与处理

1. 畜间疫情监测排查

（1）开展炭疽疫情监测排查，重点监测疫源地和其他高风险区的家畜，及时发现和处置异常情况，排除疫情隐患。

（2）对炭疽新老疫区的牛羊养殖、交易、屠宰、无害化处理等场所开展全面排查，对牲畜交易、屠宰等重点场所进行巡查。

（3）降水较多的地区，要加大排查力度和频次，必要时对重点疫区开展环境监测。

（4）严格按照《动物炭疽诊断技术》（NY/T 561）要求对病死畜采样送检，坚决防止疫情扩散蔓延。

2. 畜间疫情报告

（1）从事动物疫病监测、检测、检验检疫、研究与诊疗以及动物饲养、屠宰、经营、隔离、运输等活动的单位和个人，发现动物感染炭疽或者疑似感染炭疽，应立即向所在地农业农村主管部门或者动物疫病预防控制机构报告。

（2）有关单位接到疫情报告后应按照农业农村部动物疫情报告管理的相关规定认定和上报疫情，如符合快报情形的按照快报规定进行报告。

3. 畜间免疫接种

（1）根据疫情动态和风险评估结果制定重点地区免疫计划，适时开展家畜免疫。开展炭疽免疫接种情况核查，确保易感家畜处于有效免疫保护状态。对疫区内的所有易感动物进行紧急免疫接种。

（2）使用符合国家质量标准的炭疽疫苗，并按免疫程序进行接种，建立免疫档案。

（3）怀孕的动物或者2～3周内要屠宰的动物不适合接种疫苗，动物接种疫苗前以及接种后1～2周内不得使用抗生素。奶牛接种疫苗后1～2周内的产奶不宜食用，煮沸处理后可用作肥料或其他工业用途。

（4）疫苗接种后剩余的空瓶、使用的注射器和容器等须经高压灭菌后处理或彻底焚烧处理，严控生物安全风险。

4. 消毒灭源

（1）对新老疫区进行经常性消毒，加强养殖环境、畜禽圈舍、污染饲草饲料等消毒灭源工作，及时彻底消除疫情隐患。

（2）雨季开展重点消毒，扎实做好养殖、运输、屠宰、无害化处理等各环节全链条全方位清洗消毒。

（3）对病死动物和被扑杀动物及其产品（包括肉、脏器、生皮、原毛、血液、精液和奶等）、排泄物、可能被污染的饲料垫料、污水等严格按照《炭疽防治技术规范》相关要求进行消毒。

5. 病死畜无害化处理

（1）严格做好病死畜无害化处理，防止污染水源和环境。及时开展巡查和排查，搜集因灾因病死亡的动物尸体，严格按照《病死及病害动物无害化处理技术规范》要求，做好无害化处理。

（2）对炭疽确诊病例，严格按照《炭疽防治技术规范》进行无血扑杀和无害化处理，原则上就地焚烧；确需移动的，应将死亡动物天然孔塞紧后，严格包裹，以防扩大污染区。动物尸体焚烧按照《疫源地消毒总则》（GB 19193）有关措施执行，不得对尸体直接进行掩埋处置。无害化处理时，避免使用生石灰。

（二）患者的处理

1. 隔离治疗，控制传染源 原则上，从疑似炭疽患者诊断确立时起，就应该在诊断地点或患者家中立即实施就地隔离治疗，避免远距离转移患者，减少疾病传播的风险。隔离治疗应持续至患者痂皮完全脱落或症状完全消失。在隔离期间，需每隔五日对患者的分泌物及排泄物进行培养检查，直至连续两次培养结果为阴性，方可结束隔离治疗。负责治疗与护理肺炭疽患者的医务人员，在进入病房及与患者接触时，或直接处理患者污染材料的工作人员，在工作期间必须严格遵循呼吸道传染病的防护要求，穿戴专门的防护服。这些医务人员应被视为患者的密切接触者，在工作期间以及工作结束后的12天内，他们需与其他人员保持隔离状态，以确保不将病毒传播给其他人。对于吸入性炭疽患者，从其出现最初症状至被正式隔离期间的所有密切接触者，都必须在严格的隔离条件下接受医学观察。其间，应至少每日进行1次体温测量，详细询问其健康状况。一旦发现有发病征象，应立即视为疑似患者，进行隔离治疗。从疑似病例的诊断确立之时起，就应当按照炭疽的治疗方案进行积极治疗。而在治疗开始前，应采集相关标本，以备后续进行确定诊断。

2. 确定感染来源，切断传播途径 当患者被确诊为炭疽患者后，应查明其感染来源，并采取相应的处理措施，以遏制疾病的进一步传播。具体步骤和方法如下。

（1）在接诊疑似炭疽的患者时，应详细询问其发病前的接触史，以便追踪并发现可能的感染来源。包括询问患者是否接触过染病的动物、是否到过疫区、是否与炭疽患者有过接触等。

（2）对可疑的感染来源，应采集样本并进行细菌学检验。包括镜检动物组织标本中是否存在炭疽芽孢杆菌，或在各种来源的标本中尝试分离培养出炭疽芽孢杆菌。一旦在标本中发现了炭疽芽孢杆菌，即可确定其为感染来源。对于已确定的感染来源，必须迅速采取处理措施，如消毒、隔离等，以切断炭疽的传播途径，保护公众健康。

（三）预防措施

1. 保护易感者 动物防疫、检疫、实验室检测和饲养场、屠宰场、畜产品及皮张加工企业工作人员应注意个人防护。对此类高危人群可接种无毒活菌苗；对在污染地区内或其周围活动的所有牲畜实施免疫接种，每年早春进行一次。

2. 开展健康教育和能力培训

（1）对养殖、屠宰加工等相关行业从业人员、消费者，重点宣传病死、死因不明、来源不清动物的潜在危害和相关处理规定，引导消费者购买和食用检疫合格的动物及动物产品，发现牲畜异常死亡要及时报告。

（2）炭疽新老疫区和高风险地区要加强疫病流行特点、临床特征、危害等知识宣传，教育易感人群做好日常防护，不要在疫点、疫区、江河流域、洪水侵袭过的草场牧地等炭疽芽孢杆菌污染高风险区域放牧、割草，增强群众疫病防控意识和自我保护意识。

（3）加强对基层动物防疫人员动物炭疽临床症状、诊断监测、疫情处置、无害化处理、人员防护等防治知识培训，提高"早发现、快反应、严处置"的能力和水平。

（4）加强对基层医疗机构医务人员炭疽诊疗知识培训，提高诊断意识和诊治能力，做到早诊断、早治疗、早报告。提高基层疾病预防控制机构疫情处置能力，加强监测，及时发现并规范处置疫情，降低疫情扩散风险。

第四节 森林脑炎

森林脑炎也称为蜱传脑炎，其病原体为森林脑炎病毒，该病毒经昆虫（蜱）媒介所致的自然疫源性急性中枢神经系统传染病。劳动者在森林地区从事职业活动中因被叮咬而感染的森林脑炎，即职业性森林脑炎。

一、病原学

森林脑炎病毒是一类小型嗜神经病毒，具有单股RNA结构，在病毒分类上属于黄病毒科黄病毒属，为蜱媒脑炎病毒中的远东亚型。病毒的外周由类网状脂蛋白膜包裹，呈"绒毛"状棘突。其形态结构、培养特性及抵抗力均与乙脑病毒类似。

病毒对外界因素的抵抗力不强，对高温及消毒剂敏感，加热至60℃，10分钟即可灭活；煮沸100℃，2分钟可被杀灭；在5%来苏儿中只需1分钟即被杀灭；对紫外线照射、乙醚、丙酮均敏感。本病毒耐低温，在0℃ 50%的甘油中可存活1年；在脑组织中可存活70天。

二、病因与发病机制

森林脑炎病毒仅存在于特定的自然疫源地中，主要寄生在啮齿类动物如松鼠、野鼠以及某些鸟类的血液内，借助吸血昆虫（蜱）作为传播媒介。蜱类既是森脑病毒的传播媒介，又是长期宿主。在众多蜱类中，全沟硬蜱、嗜群血蜱和森林革蜱等均为病毒传播者，其中全沟硬蜱带毒率最高，是最主要的传播媒介。在我国北方全沟硬蜱是主要的传播媒介，其次是嗜群血蜱、日本血蜱、森林革蜱和边缘革蜱，在云南，传播媒介主要为卵形硬蜱。

当人们进入有本病存在的森林地区时，若被携带病毒的蜱虫叮咬，便有可能感染。因此，多数感染者与森林作业密切相关，如林区的采伐工人、蜜蜂养殖人员、森林调查队成员以及筑路工人等。通常20～39岁的青壮年男性是受感染的主要群体，尤其是那些新进入疫区的人员。近年来，随着旅游业的蓬勃发展，游客及儿童感染森林脑炎病毒的案例也时有报道。蜱虫叮咬感染病毒的野生动物时，会吸取其血液，使病毒进入蜱虫体内并进一步增殖。在蜱虫的生命周期中，无论是幼虫、稚虫、成虫还是卵，都能携带本病毒，并且病毒能通过卵传递给下一代。牛、马、狗、羊等家畜在自然疫源地受到蜱虫叮咬后，容易感染病毒，并将蜱虫带入居民区，成为人类感染病毒的来源。

> **知识拓展**
>
> ### 森林脑炎的传播途径
>
> 1951年，捷克斯洛伐克曾发生一起森林脑炎的暴发事件，起因是600余人饮用了未经消毒的牛奶。近年来，科学家们也发现，受感染的牛、羊以及患者的乳汁中均可排出病毒。如果人们大量饮用含有病毒且未经煮沸的乳汁，同样有感染森林脑炎的风险。此外，也有实验室工作人员因不慎经口吸入或黏膜接触到被病毒污染的物质，最终不幸染病致死的报道。

森林脑炎病毒与流行性乙型脑炎（乙脑）病毒在致病性上具有相似性，主要侵犯人体的中枢神经系统，发病机制尚未完全明确。当人体被携带病毒的蜱虫叮咬后，是否发病取决于进入人体的病毒数量以及个体的免疫功能状态。如果病毒数量较少且人体抵抗力较强，可能会形成隐性感染或仅表现出轻微的临床症状，即不典型森林脑炎。相反，若病毒数量多或人体免疫功能低下，则可能导致中枢神经系统遭受广泛损害，出现典型的森林脑炎症状。病毒侵入人体后，在局部淋巴结、脾、肝及其他单核-吞噬细胞系统中复制。这些复制的病毒不断释放到血液中，引发病毒血症，出现一般病毒血症症状。然而，由于特异性抗体的形成，大多数患者能够抵御病毒的进一步侵害，表现为隐性感染或仅表现为轻型的不典型病例。仅有一小部分患者，病毒随血液侵入神经细胞，或者通过淋巴及神经途径进入中枢神经系统，引发广泛的炎症性病变，临床上表现为典型的脑炎症状。

居住在疫区的居民，由于接触到少量的病毒而引起隐性感染，他们的血液中会产生中和抗体，从而具备对病毒的免疫力。疾病痊愈后，能够获得持久且牢固的免疫力。

三、流行特征

本病具有明显地区性和季节性，人类普遍易感。目前，森林脑炎在世界范围内呈现广泛分布的特点。如欧洲的波兰、保加利亚、奥地利、匈牙利、德国、芬兰、法国、罗马尼亚、英国等国家，以及亚洲的马来西亚、印度尼西亚等地均有病例报告。俄罗斯的远东地区是该病的主要高发区域。我国主要分布于黑龙江、吉林、河北、内蒙古、新疆、西藏、福建、四川和云南的林区。

本病主要发生于春、夏季，又被称为"春夏脑炎"。每年自5月上旬开始，发病率逐渐上升，至6月上中旬达到高峰，而进入7月后则偶尔有病例发生。这一现象与蜱虫的活动规律密切相关。在疫区，野生啮齿类动物是森林脑炎的主要传染源，它们携带病毒并通过蜱虫叮咬传播给人类。此外，鸟类以及牛、山羊、鹿等动物也容易被感染。相比之下，患者作为传染源的意义不大。

森林脑炎主要通过硬蜱吸血进行传播，饮用含有森林脑炎病毒的乳品也存在感染风险。在疫区，从事林业、勘探、捕猎、采药等职业的人群，以及进驻林区的部队人员和旅游者，均有可能因接触病毒而感染发病。近年来，受气候条件、人类活动等多种因素影响，我国森林脑炎的流行态势呈现出新的特性。20世纪90年代初发病以林业职工为主，而20世纪90年代后，这一比例有所下降，患者以非林业职工人群为主，农民、学生、家务人员等非林业职工人群所占比例逐渐上升。此外，新的自然疫源地不断出现，旧的疫源地也时有重新暴发和流行的情况。

四、临床表现

潜伏期1～2周，最短1天，最长30天以上，故观察期至少为2周。临床一般分为普通型、轻型和重型。重型森林脑炎潜伏期较短，病情严重，预后较差，故对此类患者应密切观察病情变化，及时处理，改善预后。普通型森林脑炎患者往往起病较为急促，通常在发病后的1～2天内病情就会迅速达到高峰，出现不同程度的意识障碍，同时可伴有颈部及肢体的瘫痪以及脑膜刺激征等明显症状。相比之下，轻型患者的起病过程相对较为缓慢。前驱期持续3～4天，其间可能出现发热、头痛、全身酸痛等类似感冒的症状。随后出现中枢神经系统受损的相关症状和体征。

重型森林脑炎患者起病急剧，突发高热，体温迅速攀升至38℃以上，同时伴随头痛、恶心、呕吐以及意识模糊等严重症状。在短短数小时内，患者即可出现昏迷、抽搐等危象，最后常因呼吸衰竭而导致死亡。其发病特点：①体温多在38℃以上，以稽留热型最为常见，持续时间可长达5～10天或以上。②神经系统损害的症状尤为突出，包括意识障碍、脑膜刺激征和瘫痪等。超过半数的患者会出现从嗜睡到深度昏迷等不同程度意识障碍。体温下降后，意识逐渐恢复。脑膜刺激征是早期且最常见的症状之一，可持续5～10天，意识清醒后仍可出现。瘫痪症状则多出现在颈部、肩胛及上肢肌肉，下肢肌和面肌的瘫痪相对较少见。瘫痪表现为弛缓型，多在起病后的2～5天内发生。经积极治疗，一般2～3周后可逐渐恢复。此外，颈肌瘫痪导致的头部无力下垂和肩胛肌瘫痪造成的手臂摆动无力，是森林脑炎的特异性症状。③脑脊液检查显示典型的病毒性中枢神经感染改变。④血凝抑制抗体效价和补体结合抗体效价的增加也是诊断的重要依据，当这些抗体的效价增加4倍或以上，或单份血清抗体达到1∶320以上时，对诊断具有重要的参考价值。

五、诊断与鉴别诊断

依据《职业性森林脑炎诊断标准》（GBZ 88—2002）进行职业性森林脑炎的诊断。诊断原则：根据职业人群春夏季在森林地区工作且有蜱的叮咬史，突然发热、典型急性中枢神经系统损伤的临床表现，特异性血清学检查阳性，参考现场森林脑炎流行病学调查结果，综合分析并排除其他病因所致的类似疾病方可诊断。

1. 轻型森林脑炎　突然起病，发热，伴头痛、恶心、呕吐等症状，体温多在1周内恢复正常；血清特异性抗体IgM或IgG阳性。

2. 中型森林脑炎　前述表现加重，并出现颈项强直及阳性Kernig征、Brudzinski征等脑膜刺激征。

3. 重型森林脑炎　上述表现加重，并具有下列情况之一者：①颈肩部或肢体肌肉迟缓性瘫痪。②吞咽困难。③语言障碍。④意识障碍或惊厥。⑤呼吸衰竭。

六、治疗

本病目前尚无特效疗法，虽然经过不懈的努力，但抗病毒药物的研究仍未达到临床应用的标准。因此，当前的治疗策略主要侧重于对症治疗和支持疗法，以缓解患者的症状，提高生活质量。患者应早期卧床休息，补充足够的液体和营养，同时加强日常护理。森林脑炎患者一般不成为传染源，无须隔离。

1. 对症治疗　针对高热症状，应采取综合降温措施，使体温保持在38℃左右。在物理降温方面，将室内温度调节至25℃以下，同时可在躯干体表放置冰袋，头部戴冰帽，或者采取冰盐水灌肠。在药物降温方面，成人患者可使用吲哚美辛栓剂，每次将50～100mg的栓剂塞入肛门内。对于持续高热并反复抽搐的患者，亚冬眠疗法是一种有效的选择，它具有降温、镇静及止痉的作用。但需要注意的是，该疗法可能会抑制呼吸及咳嗽功能，导致呼吸道分泌物排出不畅，因此不宜长时间使用。

2. 重型患者治疗　其治疗方法与乙型脑炎相似，需重视营养补充，维持水电解质平衡，吸氧，并保持呼吸道通畅，预防脑水肿等并发症，必要时可使用抗病毒药、抗生素等治疗。同时也可采用核酸酶制剂，如核糖核酸酶、脱氧核糖核酸酶等选择性破坏病毒的核酸合成，有助于缩短病程，促进康复。

3. 免疫血清疗法　在疾病早期阶段，可肌内注射适量恢复期患者的血清，持续进行直至患者体温降至38℃以下。此外，高效价的丙种免疫球蛋白也被证实具有较好的治疗效果，还可以考虑配伍使用干扰素等药物，以进一步提高治疗效果。

4. 有瘫痪等后遗症者治疗　为了促进神经肌肉功能的康复，可采用综合的治疗措施，包括针灸、按摩、推拿、热疗、电疗和体疗等。

七、预防措施

本病有严格的地区性，对于疫区要加强卫生宣传，做好环境防护，进入疫区的工作人员要做好个体防护。

1. 环境防治 草原地区采取牧场轮换和牧场隔离，清理禽畜圈舍，堵洞嵌缝以防蜱类孳生。为防止森林地区的居民和工作人员受到蜱虫侵袭，应积极改善住地和工作场所周边的环境卫生状况。具体措施包括清除杂草、枯叶以及路边杂物，减少蜱虫的藏匿地点。此外，还应加强防鼠、灭鼠和灭蜱，如设置陷阱、喷洒药剂等，减少鼠类和蜱虫的数量，进一步降低人们受到蜱虫叮咬的风险。

2. 化学防治 蜱类栖息及越冬场所可喷洒倍硫磷、毒死蜱、澳氰菊酯等，对家畜进行定期喷洒或药浴杀蜱，也可在林区使用烟雾剂灭蜱。杀虫剂中加入蜱的性信息素与聚集信息素可诱蜱而提高杀灭效果。

3. 生物防治 蜱虫有多种捕食性天敌。白僵菌、绿僵菌及烟曲霉菌等对蜱有致死作用。跳小蜂可产卵于蜱虫体内，在其体内发育使蜱死亡。

4. 个人防护 在林区进行野外活动时，应穿戴"五紧"的防护服：即确保领口、袖口、裤脚口都紧密扎好，以防止蜱虫的叮咬，领口可喷洒杀虫剂，头戴防蜱罩。外露部位如手、颈、耳后等处，可涂擦邻苯二甲酸酯、避蚊胺、避蚊酮，或将衣服用硫化钾等驱避剂浸泡，以防被蜱虫叮咬。蜱虫在攀附到宿主身上后，并不会立即叮刺吸血，而是先四处爬行约2小时。因此，在森林地区进行野外活动时，建议每2小时互相检查一次身体，特别是颈、腋、腰、阴部等容易被蜱虫叮咬的部位，一旦发现蜱虫应立即将其杀灭。若发现蜱虫已经刺入皮肤，切勿用力猛拉，以免蜱虫的口器断裂并留在皮肤内。此时，可以用烟头轻轻烫蜱虫的尾部，使其自行退出，或者滴上一些油类或乙醚，使蜱虫死亡后再轻轻摇动并缓缓拔出。离开林区时应相互检查，勿将蜱虫带出疫区。

5. 疫苗接种 疫苗接种对象为准备进入疫源地的所有人员。接种疫苗是预防森林脑炎的有效手段，但接种后需要等待1个半月至2个月才能产生足够的抗体。因此，为了确保在进入林区时具有足够的免疫力，建议在每年的3月之前完成预防接种。此外，疫苗的有效期大约为1年，对于长期在林区工作的人员来说，每年都需要重复疫苗接种，以获得持续的免疫保护。

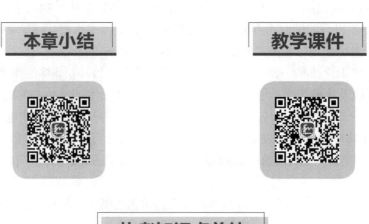

本章小结　**教学课件**

执考知识点总结

本章无执考知识点。

拓展练习及参考答案

（孙子君　余萱蔚）

第八章 妇女职业卫生

学 习 目 标

素质目标： 培养学生的职业道德和职业责任感，保护他人的健康与安全，并积极参与维护良好的工作环境。培养学生的自我保护意识和能力，包括了解个人健康风险、正确使用个人防护设备等。

知识目标： 掌握职业性有害因素对妇女的特殊影响及妇女职业保护的主要措施；了解妇女职业卫生的基本概念、妇女的特殊生理特点、妇女的职业卫生特点。

能力目标： 学会分析和评估工作场所妇女的职业卫生风险，包括识别潜在危害因素、评估风险程度和制订相应的控制措施。能够进行职业卫生调查和评价。可以设计和实施职业卫生管理措施。

案例导入

【案例】

某乡镇企业一名铅中毒女职工妊娠4个月因死胎引产

赵某，女，在某乡镇企业装配车间担任插隔板工。在当年3月的职业病体检中被诊断为轻度铅中毒，同年7月发现怀孕，11月底因死胎进行了引产手术，引出一个外观正常的男性胎儿，体重159g，身长20cm。胎儿组织铅含量检测结果显示：胎盘铅浓度为0.68μg/g、脐带铅浓度为1.22μg/g、肺铅浓度为0.43μg/g、肾铅浓度为0.62μg/7g，脑铅浓度为0.26μg/g、肌肉铅浓度为0.04μg/g、骨（股骨）铅浓度为5μg/g（所有组织均按湿重计算）。非接触铅作业正常胎盘组织铅含量平均值在（0.29±0.09）μg/g。本病例的胎盘铅含量比非接触铅作业正常胎盘组织铅含量平均值高0.39μg/g，胎儿的死亡与母体铅的过量负荷密切相关，过量的铅通过血液循环由母体传递给胎儿，并对其产生了毒性作用。

【问题】

1. 本案例中，该女职工接触的职业性有害因素是什么？
2. 对照现今施行的《中华人民共和国妇女权益保障法》，该工厂违反了哪些内容？
3. 妇女职业保护的主要措施有哪些？

第一节　概　　述

随着社会进步和经济发展，越来越多的女性从家庭走向社会、走上工作岗位，从事各种职业的妇女人数日益增多，女性在职场中的地位越来越受到重视。根据我国社会状况综合调查，2021年女性就业率为62.87%，占全球第一。这表明我国的女性员工已经成为经济和社会进步的重要支柱。妇女在生产活动中不可避免地暴露于一种或多种职业性有害因素中，同时女性健康常受到非职业因素与职业性有害因素的双重影响，使得职业性有害因素对妇女健康的损害具有其独特性，妇女劳动存在着一些特殊的职业卫生问题。

妇女职业卫生是研究职业因素、劳动条件对妇女健康，特别是生殖健康的影响及其劳动保护对策、保健措施的一门学科。鉴于女性拥有与男性迥异的解剖生理特点，如月经、妊娠、哺乳及更年期等特殊生理过程，职业性有害因素不仅直接威胁着劳动妇女的健康，还可能通过妊娠与哺乳过程对胎儿及婴幼儿的生长发育产生不良影响，进而影响子代成年后的健康状况，最终直接关系到未来人口的整体素质。

一、妇女职业卫生的意义

妇女参加社会生产劳动和社会经济活动已是社会发展的必然趋势。在这种形势下，妇女就业人数不断增长，妇女已成为劳动力的重要组成部分。保障妇女劳动者的健康权益，就是保护劳动力，同时与解放和发展生产力密切相关。

保障妇女在职业生产及其他所有职业活动中的安全与健康，是维护她们合法权益的关键环节。衡量一个国家社会文明进步的标准之一，就在于其妇女劳动卫生与劳动保护工作的成效。尊重和保护妇女，不仅是社会进步的显著标志，更是文明社会所应遵循的法律准则与道德风尚。

随着人民物质文化生活的日益丰富，人们对自身职业卫生健康的关注也在日益增多。随着自我意识的加强，广大劳动者越发强烈地要求加强劳动保护，防止不良劳动条件或不合理劳动制度对劳动者健康造成的不良影响。因此，做好妇女职业卫生工作，对于维护社会的安定与团结具有深远的意义。

妇女还承担着物质生产和人类生产的双重任务，肩负着孕育下一代的重任。因此，母体的健康对下一代的健康具有至关重要的影响。职业性有害因素不仅可能对劳动妇女自身的健康造成不良影响，还可能通过妊娠及哺乳等途径，对胎儿和婴儿的发育成长和健康产生不良影响。

二、妇女职业卫生的特点

（1）女性与男性在骨骼、肌肉、皮下脂肪等方面存在较大差异；女性的生理功能，如血液循环、呼吸功能、基础代谢等比男性低，相同的体力劳动或负荷对男性可能问题不大，对女性则是过重的负荷，长期下去会影响身体健康。

（2）女性在月经期、妊娠期及更年期等特殊时期，生理功能状况发生较大改变，往往对某些职业性有害因素的耐受力降低。如妊娠时，肺通气功能量增加，吸入的毒物量可能增加；妊娠时循环血量增加，可促进毒物的吸收，且肝解毒能力减弱，故机体对毒物的敏感性增高。月经期及更年期，自主神经系统兴奋和抑制失调，某些影响自主神经系统功能活动的职业性有害因素可进一步加剧其失调。

（3）女性对某些职业性有害因素的易感性高于男性，如女性的皮肤较细嫩，易遭受刺激物质如铬酸盐、碱性盐等物质的刺激，故女性职业性皮肤病的患病率高于男性；铅对女性造血系统的影响高于男性等。

（4）职业病危害对女性的影响与男性的最大不同之处是对女性生殖功能、胎儿甚至婴儿的影响。如噪声、铅、苯、汞等可影响月经，对妊娠过程及妊娠结局也有不良影响。许多种工业毒物可经乳汁排出影响授乳功能。另外由于胚胎及胎儿对有害因素较成人敏感，当职业性有害因素的强度尚未对母体产生明显的毒害作用时，可能已对胚胎及胎儿产生了不利影响。

现有资料表明，许多毒物可经乳汁排出，如铅、汞、钴、苯、氟、二硫化碳、多氯联苯、烟碱、有机氯、三硝基甲苯等，乳汁排毒是导致婴儿接触毒物的重要来源。

第二节　职业性有害因素对妇女的特殊影响

一、职业性有害因素对妇女影响的特点

女职工特殊的生理和解剖特点导致了职业性有害因素对女职工影响的特点。女性和男性除生殖系统在解剖和生理上有不同外，在形态、身体结构以及其他器官系统的生理功能及内分泌系统方面也存在差别。同时，女性在月经、妊娠、分娩、哺乳和绝经等周期中的特殊生理变化均都会影响妇女的作业能力，并使职业性有害因素对健康的影响存在着性别差异。职业性有害因素对女职工健康的影响一般包括以下几种情况。

1. 对于某些职业性有害因素，女性的易感性大于男性，铅对造血系统的损害在女性中更为明显，镉在女性肾中的储留也多于男性等。

2. 有些职业性有害因素对男性的影响较小，但对女性却可能造成显著影响，如卡车驾驶工作。

3. 女性处于特殊生理周期（如月经、妊娠）时，对职业性有害因素的敏感性增强，可能导致月经失调，甚至引发不良妊娠结局，如流产、早产、死产或胎儿畸形等。这是因为在这些特殊时期，女性的生理功能发生变化，对有害因素的耐受能力降低。例如在妊娠期间，肺通气量增加，可能导致吸入的有害物质增多；妊娠期间循环血量的增加会促进有害物质的吸收，同时肝解毒能力减弱，使机体对有害物质的敏感性提高。

二、重体力劳动和不良工作体位对妇女健康的影响

由于女性劳动者本身的解剖结构和生理功能的特点，其在从事重的体力劳动和不良体位作业时，对机体可产生不良影响。

（一）重体力劳动对妇女健康的影响

由于妇女独特的身体解剖生理特点，长期从事重体力劳动，特别是涉及搬运重物等负重作业，会对她们的机体产生一系列不良影响。这些影响主要包括从事重体力劳动特别是负重作业时，由于腹压

增高，盆腔内的生殖器受到压迫并可能发生移位，这可能导致子宫后倾、子宫下垂，甚至子宫脱垂。这种情况在农村地区的发生率通常高于城市；对于长期参与重体力劳动的未成年女性以及自幼开始体育训练的女性运动员，可能会因为过度负荷导致骨盆发育异常，进而出现骨盆狭窄或扁平骨盆的情况；孕妇如果从事负重或较重的体力劳动，更容易导致流产、早产的发生，同时还会增加胎儿生长受限以及胎儿或新生儿死亡率的风险；长期负重劳动还可能导致女职工月经失调，具体表现为痛经、月经过多或月经周期不规律等；从事负重作业的女职工更容易患上慢性肌肉关节劳损及关节疾病，如慢性腱鞘炎、肩周炎、腰痛等。

（二）不良体位对女性生理功能的影响

长期站立会影响静脉回流，可引起下肢及盆腔血液淤滞，引发妇女痛经等症状。长期坐位的女职工也可因下肢静脉回流不畅，引起盆腔内器官充血，容易发生痛经或加剧盆腔炎症。同时长期坐位工作的女职工骨盆部肌肉缺乏锻炼，松弛无力，分娩时容易发生会阴撕裂。有的妇女如刺绣工长期坐位作业，背部屈曲或侧弯，会诱发职业性肩、颈、腕综合征，出现脊柱弯曲或侧弯等现象。

三、物理因素对女职工的不良影响

（一）噪声

会引起女性中枢神经系统功能失调从而导致内分泌功能紊乱，表现为月经周期紊乱、经量过多或过少以及痛经等。月经改变在经常接触噪声强度在90dB以上的织布女职工中表现最为明显。接触高强度噪声，尤其是100dB以上强噪声作业的女职工中，妊娠恶阻、妊娠期高血压疾病发病率升高更为明显。此外，噪声对子代智力发育、听觉发育也有一定影响。

（二）振动

全身振动对女职工的影响较大。主要表现为经期延长、经量增多和痛经。长期全身振动还会加剧盆腔炎症，引起盆腔内器官移位，如子宫下垂等，增加孕妇的自然流产率。全身振动和噪声联合会加重月经异常，引起痛经，增加自然流产率和早产率，还可能会导致新生儿体重下降。

（三）温度

人体对外界环境中温热因素的反应能力有性别差异。女性更适于在温度适宜的环境中工作，不适宜高温或寒冷作业。长期在高温下作业可能会影响其生殖功能。如妊娠期由于各种高温环境引起的体温升高可能会导致子代先天缺陷或发育异常，尤其与神经系统缺陷的发生有关。在低温情况下，女性皮肤血管收缩，同时可使内脏淤血，从而引起痛经和白带增多。因此，女职工在月经期不宜参加低温作业。

（四）电离辐射

电离辐射可引起生殖细胞损伤，影响妊娠，使胚胎发育不良、死亡而致流产、死胎或出现各种畸形，如小头症和智力低下等情况。X线、α射线、β射线、γ射线及中子射线可能会对性腺造成损伤，小剂量长期作用可引起生殖细胞的基因突变，一次大剂量则可引起染色体畸变。小剂量照射性腺时，往往出现功能性的改变，如妇女出现月经功能障碍、月经周期延长、经量减少，停止接触后可以恢复。许多妇女在停止接触后受孕，妊娠经过及胎儿生活能力正常，但大剂量照射则可能会出现不可逆的损害。胚胎细胞对射线特别敏感，直接照射可发生胎儿生长受限或畸形。

（五）非电离辐射

非电离辐射对女性健康的影响突出表现为月经紊乱和性功能减退，如高频作业女职工可出现月经周期延长或缩短、经量增多等。妊娠期女职工接触高频电磁场容易发生妊娠期高血压疾病、自然流产等；微波则可能会导致女职工月经周期改变，使孕妇自然流产或乳汁分泌减少。因此，应特别注意非电离辐射对女职工的影响，加强劳动保护。

四、化学性毒物对女职工的不良影响

在生产劳动中，妇女可能会广泛接触各种化学毒物，有毒物质对女性特殊的生理功能会产生影响。一般情况下，男女之间中毒的危险性没有大的差别，但女性在经期、妊娠期和更年期对毒物的敏感性增高。

（一）对经期的影响

月经失调是化学物质对女性影响中最常见的现象。目前已知影响女性月经的化学物质已有70余种。如苯、甲苯、甲醛、铅、汞、二硫化碳、三硝基甲苯、有机磷农药、三氯乙烯、氯丁二烯等物质，可导致月经异常，主要表现为月经周期改变（延长或缩短）、痛经或经量异常（经量过多或过少），甚至发生闭经。例如，接触苯、甲苯、二硫化碳作业的女职工易出现经量增多，进而导致月经过多综合征；铅、汞、氯丁二烯、三氯乙烯常使女职工经量减少，引起月经过少综合征。

（二）对妊娠的影响

某些化学物质具有胚胎毒性，可损伤卵细胞，抑制受精或导致不孕，或使胚胎发育异常而出现胎儿畸形。如因职业接触铅、汞、镉、砷、氯丁二烯、染料的妇女，出现不孕的可能性增高。因职业接触氯乙烯、己内酰胺、二硫化碳、铅、甲苯的妇女妊娠中毒的发病率高。毒物进入母体后，会干扰胚胎或胎儿的正常发育，容易导致流产或早产。

（三）对授乳的影响

许多化学物质能够通过乳汁排出，因此乳汁排毒是婴儿接触这些有害物质的一个重要途径。铅、汞、镉、砷、苯、尼古丁、二硫化碳、多氯联苯、有机氯、三硝基甲苯、氯丁二烯等化学物质都可能存在于母乳中，这些有毒物质不仅可能导致婴儿中毒，还可能削弱婴儿的抵抗力，使其更容易受到疾病的侵袭。此外，这些化学物质还会对乳汁的质量产生不良影响。例如，苯可能会影响乳汁中维生素C的含量，进而影响婴儿的营养摄入。而苯和氟还可能导致乳汁分泌减少。

第三节　妇女职业保护的措施

一、妇女职业保护政策法规

我国始终高度重视妇女劳动保护问题，目前已公布了一系列与女职工劳动保护紧密相关的法规和条例。这些法律文件，如《中华人民共和国劳动法》《中华人民共和国妇女权益保障法》《中华人民共和国职业病防治法》《女职工劳动保护特别规定》《女职工禁忌劳动保护规定》等，为女职工提供了全方位的劳动保护，确保她们在劳动过程中的权益得到充分保障。贯彻执行这些国家保护妇女的法规法令，不仅是法律的要求，更是做好妇女劳动保护工作的重要保证。

二、妇女职业的一般性保护措施

（一）改善女职工劳动条件

通过监测生产环境、改造产生毒物的生产设备、改革生产工艺、调整劳动工时和制度、定期体检与早诊早治、提供个人防护用品、按照法规和女职工职业接触限值进行监督管理等预防措施，改善女职工的工作环境和劳动条件。

（二）合理安排女职工劳动工种和强度

女职工禁忌从事以下作业：矿山井下作业，由于工作环境的特殊性和潜在的危险性，这类工作对女职工的健康和安全构成严重威胁；体力劳动强度分级标准中规定的第四级体力劳动强度的作业，这类工作对体能的消耗极大，可能对女职工的身体造成不可逆的损害；每小时负重6次以上、每次负重超过20kg的作业，或者间断负重、每次负重超过25kg的作业；对于那些患有特定妇科疾病的妇女，应考虑其职业禁忌证如子宫位置不正或慢性附件炎症等，应注意避免从事负重作业；有月经障碍者不宜从事接触铅、苯系化合物、二硫化碳等化学物质工作，以免对身体造成进一步的伤害。

（三）加强女职工体检及健康教育

开展公益宣传，向女职工发放宣传册进行教育，提升公众对职业性有害因素的认知，加强女职工定期体检，发现妇科疾病及时进行诊治。

三、妇女特殊时期的职业保护

在职业妇女投身于社会生产劳动的过程中，可能会遭遇一系列有害的职业因素。这些因素不仅可能对妇女的身体健康构成威胁，同时，由于特定的职业活动，还可能对她们的身心健康以及生殖功能造成一定的潜在影响。应对女职工给予特殊时期的职业保护，女职工"五期"保护是对女性生理功能变化过程即经期、妊娠期、产期、哺乳期、更年期的劳动保护。

（一）经期的职业保护

1. 宣传普及月经卫生知识，经期禁止盆浴和性生活。
2. 经期作为女性正常的生理现象，通常不需要特别安排休假。然而，对于那些经医疗保健机构确诊患有重度痛经或月经过多的女职工，可以给予1～2天的休假。
3. 针对那些患有痛经、非经期出血、月经过多或过少、闭经以及月经周期紊乱等月经异常状况的女职工，应当通过系统地观察，以明确病因，随后采取针对性的防治措施。
4. 女职工在经期禁忌从事的劳动范围
（1）冷水作业分级标准中规定的第二级、第三级、第四级冷水作业。
（2）低温作业分级标准中规定的第二级、第三级、第四级低温作业。
（3）体力劳动强度分级标准中规定的第三级、第四级体力劳动强度的作业。

（4）高处作业分级标准中规定的第三级、第四级高处作业。

（二）妊娠前的职业保护

获得高质量新生儿的前提是母体的安全健康，工作中接触具有性腺毒性作用物质的女职工，生殖细胞有可能受到损伤，一旦妊娠，胎儿发育可能受到影响。因此，应注意妊娠前的劳动保护。对于已婚且计划妊娠的女职工，应当积极组织开展关于妊娠知识和优生知识的宣传教育活动，并提供专业咨询服务。帮助她们了解如何选择合适的受孕时机，以及在月经超过正常周期时，能够主动接受身体检查，确保自身和胎儿的健康。

1. 已婚待孕的女职工，禁忌在铅、汞、苯、镉浓度超标的作业场所中从事作业，禁忌从事属于《有毒作业分级》标准中第三级、第四级的作业。

2. 患有射线病、慢性职业中毒，或近期内有过急性中毒史及其他有碍母体和胎儿健康疾病者的女职工，暂时不宜受孕。

3. 对于从事铅作业的女职工，铅被吸收后会沉积在骨骼之中。当饮食中钙质不足或体液酸碱失衡时，骨骼中的铅便可能伴随钙元素重新进入血液，从而导致血铅含量上升。因此，对于长期接触高浓度铅的女职工，或以往曾从事过铅作业目前已经脱离者，即使没有铅中毒的表现，最好也要经驱铅试验后，确保体内铅含量处于安全范围后，再计划妊娠，以此保障母婴健康。

4. 夫妻双方如果曾经接触过或目前正从事可造成生殖损害的作业时，应在妊娠前进行相应的检查后，方可妊娠。

（三）妊娠期的职业保护

妊娠期劳动保健是职业妇女劳动保护中最重要的一个方面，对保护母婴健康，保证胎儿质量以及围产期死亡率的降低具有不可忽视的作用。妊娠期劳动保健在不同的阶段——妊娠早期、妊娠中期和妊娠晚期各有不同的重点。

1. 妊娠早期　指妊娠后的前12周，在此期间的职业保护对预防先天缺陷、防止流产来说更具有重要意义。

（1）早期发现妊娠，以便及早进行劳动保护。做好宣传教育，让女职工在月经超期时能及时去医院进行检查，以便及早确定妊娠。因为妊娠的前三个月是胎体主要器官形成的关键时期，此时若暴露于有致畸作用的职业性有害因素，极易导致胎儿先天缺陷。早期发现妊娠，可及早采取劳动与生殖保健对策加以预防。

（2）职业妇女一旦确定妊娠，应禁忌从事以下工作：①作业场所空气中铅及其化合物、汞及其化合物、苯、砷、镉、铍、氰化物、氮氧化物、一氧化碳、二硫化碳、氯、氯丁二烯、氯乙烯、己内酰胺、环氧乙烷、甲醛、苯胺等有毒物质浓度超过国家职业卫生标准的作业。②从事抗癌药物、己烯雌酚生产，接触麻醉剂气体等的作业。③非密封源放射性物质的操作，核事故与放射事故的应急处置。④低温作业分级标准中规定的低温作业。⑤冷水作业分级标准中规定的冷水作业。⑥高处作业分级标准中规定的高处作业。⑦高温作业分级标准中规定的第三级、第四级的作业。⑧噪声作业分级标准中规定的第三级、第四级的作业。⑨体力劳动强度分级标准中规定的第三级、第四级体力劳动强度的作业。⑩在密闭空间、高压室作业或者潜水作业，以及伴随强烈振动或频繁弯腰、攀高、下蹲的作业。

2. 妊娠中期　指妊娠12～28周的这一段时期。此期，胎儿生长发育旺盛，要求母体供给充足的营养。母体为适应妊娠需要，新陈代谢加快，心、肺、肝、肾等主要脏器的负担都加大。

（1）坚持定期进行产前检查：除常规的产前检查外还应进行系统的内科检查，包括心、肺、肝、肾功能的检查。妇女妊娠时对职业性有害因素的易感性增高，因此对于参加有毒有害作业的女职工，必要时还应去职业病科进行保健性体检。例如，对接触铅、汞的女职工，应进行尿中或血中铅、汞含量的测定；对苯作业女职工及氯乙烯作业女职工应检查血小板数目；针对妊娠女职工接触职业性有害因素的种类不同，进行必要的血液及生化以及其他职业病学的检查。对在妊娠早期曾接触可疑致畸物的妊娠女职工，应进行超声检查及母血甲胎蛋白（AFP）的测定及其他检测项目。

（2）进行妊娠期保护的指导：将妊娠期保健的有关知识，向妊娠女职工及其家属进行宣传普及。除应当保证蛋白质和热量的供给外，还必须保证钙、铁、锌及多种维生素的供给。建议可能接触有毒化学物质的孕妇每日饮用牛奶。对于铅作业的妊娠女职工补充钙，对接触镉的妊娠女职工补充锌都有较好的保健效果。同时要注意做好体重和血糖管理，避免体重增加过快和妊娠糖尿病的发生。

（3）妊娠期生活要规律：生活中家务劳动和休息的安排要适宜，保障充足的睡眠和休息。营养状况和休息对妊娠结局均有不可忽视的影响。妊娠期禁忌吸烟同时应尽力避免被动吸烟，并严禁酗酒。

3. 妊娠后期 指妊娠满28周后直至分娩的这一阶段。妊娠后期的劳动保健对预防妊娠期高血压疾病，早产及低体重儿的出生，以及围产期死亡率的降低具有不可忽视的作用。

（1）妊娠后期不适宜从事重体力劳动、立位作业、工作中需频繁弯腰、攀高的工种，应调换工作或减轻工作量。一般工种的女职工，妊娠满7个月后也应适当减轻劳动，或在劳动时间内安排一定的工间休息。有条件的单位，最好设立专门的孕妇休息室，特别是为站立工作的女职工，如售货员、车工等，提供休息座位。

（2）加强妊娠期高血压疾病的预防，特别是在产前定期检查中，对妊娠满20周的孕妇，除了常规的水肿、血压、蛋白尿检查外，还需关注体重变化，警惕隐性水肿的出现。已知某些职业性因素，如接触氯乙烯、己内酰胺、强烈噪声、铅、苯系混合物等，可能增加妊娠期高血压疾病的发病率。为安全起见，应对这类孕妇提前进行妊娠期高血压疾病的预测，并采取相应的预防措施。特别是初产妇、年龄超过30岁或工作中接触有害因素的孕妇，应列为重点观察对象。

（3）加强妊娠高血压综合征的预防，特别是在产前定期检查中，对妊娠满20周的孕妇，除了常规的水肿、血压、蛋白尿检查外，还需关注体重变化，警惕隐性水肿的出现。已知某些职业性因素，如接触氯乙烯、己内酰胺、强烈噪声、铅、苯系混合物等，可能增加妊娠期高血压疾病的发病率。安全起见，应对这类孕妇提前进行妊娠期高血压疾病的预测，并采取相应的预防措施。特别是初产妇、年龄超过30岁或工作中接触有害因素的孕妇，应列为重点观察对象。

（4）预防早产：妊娠28周以后，避免从事全身振动强烈、重体力的作业，尤其是负重劳动。同时，应合理安排工作时间，适当减轻工作量以及增加工休时间。

（5）合理安排妊娠期劳动制度：女职工在妊娠期间，应当避免在正常工作时间外加班；妊娠7个月以上（含7个月）的女职工，应尽量避免安排夜班工作，并在工作中适当安排休息时间。

4. 产前、产后的职业保护

（1）妊娠末期是分娩的准备阶段，在此阶段，胎儿快速发育，孕妇身体负担加重，因此产前休息尤为重要。妊娠末期休息得当，不仅有助于胎儿发育，还对产后乳汁分泌有积极影响。

（2）分娩后，生殖器官及盆底组织的恢复需6～8周，产后休息不足，对母体健康及乳汁分泌均有明显影响，并可因此而影响婴儿的发育和健康。研究表明，产后半年内是疾病和慢性病复发的高发期，因此应特别关注哺乳母亲的健康保护。为不影响女职工本身的健康和乳汁的分泌，在产妇恢复工作时，应采取渐进式增加工作量的方式，使她们能够逐步适应工作和育儿的双重负担，保障女职工的健康。

我国的产假规定

产假制度是保障女职工身心健康的重要制度，女职工生育在享受国家规定产假的基础上，还有权享受地方规定的延长产假。按照国家法律规定女职工生育享受98天产假，其中产前可以休15天；难产增加15天；生育多胞胎，每多生育1个婴儿，增加产假15天。女职工妊娠未满4个月流产的，享受15天产假；妊娠满4个月流产的，享受42天产假。《中华人民共和国人口与计划生育法》（2021修订版）第二十五条规定，符合法律、法规规定生育子女的夫妻，可以获得延长生育假的奖励或者其他福利待遇。随着该法的发布，全国各地区制定了人口计划与生育条例。多地在延长产假的基础上还增设了陪产假（男方）、育儿假期，其中北京、上海、天津、江苏、安徽、山东等地的产假延长至158天，西藏、青海、甘肃、海南、广东等地的产假延长至180天至1年不等，全国各地增设的陪产假15～30天。教职工男女双方在子女满三周岁前可享受育儿假期5～15天/年。

（四）哺乳期的职业保护

哺乳期劳动保护的宗旨在于确保母乳喂养的顺利进行，从而维护母婴的身心健康。母乳作为新生儿最为理想的营养来源，其内含丰富的营养物质，是其他任何食品都无法替代的。因此，必须高度重视并采取有效措施，保障哺乳期女职工乳汁的质量与安全，避免其受到任何形式的污染。同时，也应确保女职工能够按时哺乳，以满足新生儿对母乳的需求。

（1）应注意不得因母亲参加有毒作业而影响乳汁质量。处于哺乳期的女职工禁忌从事的劳动范围：①作业场所空气中铅及其化合物、汞及其化合物、苯、镉、铍、砷、氰化物、氮氧化物、一氧化碳、二硫化碳、己内酰胺、氯、氯丁二烯、氯乙烯、环氧乙烷、苯胺、甲醛等有毒物质浓度超过国家职业卫生标准的作业；体力劳动强度分级标准中规定的第三级、第四级体力劳动强度的作业；非密封源放射性物质的操作，核事故与放射事故的应急处置等。②作业场所空气中锰、氟、溴、甲醇、有机磷化合物、有机氯化合物等有毒物质浓度超过国家职业卫生标准的作业。

（2）对于正在哺育未满一周岁婴儿的女职工，用人单位应当在每日的工作时间内特别安排至少1小时的哺乳时间；对于生育多胞胎的女职工，每多哺乳1个婴儿每天应额外增加1小时哺乳时间，用人单位应严格遵循规定，不得延长女职工的劳动时间或安排其参与夜班工作。

（3）对于那些女职工比例较高的单位，应根据她们的实际需求，设立专门的女职工卫生室、孕妇休息室以及哺乳室等设施，以切实解决女职工在生理卫生和哺乳方面所面临的困难，为其创造一个更加舒适、便捷的工作环境。

（4）为了确保母乳的充足与质量，乳母还需特别关注自身的营养状况，严禁吸烟和饮酒。同时应尽量避免高度紧张和过度劳累，以维护良好的身心状态。

（五）更年期的职业保护

更年期是指女性从性腺功能开始衰退至完全丧失的一个转变时期。更年期通常可发生于45～55岁。更年期女性的卵巢功能衰退、下丘脑－垂体－卵巢轴的相互关系变化，以致体内雌激素水平下降所引起月经紊乱、潮热面红、烘热汗出、情绪异常、胸闷、心悸、失眠、烦躁、关节酸痛、皮肤感觉异常等以自主神经功能紊乱、代谢障碍为主的一系列症候群，即更年期综合征，严重时可影响工作能力。

（1）针对更年期妇女积极开展健康教育活动，帮助她们深入了解更年期的生理卫生知识。通过消除不必要的忧虑和担心，使她们以更加乐观的态度来面对这一自然的生理过程。同时，还应鼓励她们树立对自己健康状况的信心，提供必要的支持和指导，以帮助她们平稳、顺利地度过更年期。

（2）注意劳逸结合，症状较重者应适当减轻工作，对被诊断为更年期综合征者，如治疗后效果不明显，不再适应所从事的工作时，应当考虑安排其他适宜的工作。

（3）接触特定的职业性有害因素，可能导致女职工在40岁之前就出现绝经现象，通常被称为早发绝经。在这种情况下，更年期症状也可能提前出现。值得注意的是，处于更年期的女性对某些职业性有害因素的敏感性可能会增加，这可能会进一步加剧更年期综合征的症状，形成一种相互影响的关系。因此，对于那些接触工业毒物或噪声等有害因素的女职工，如果她们表现出明显的更年期综合征症状且治疗效果不佳，应当考虑暂时将她们调离这些有毒、有害的作业环境。

本章小结　　　　教学课件

执考知识点总结

本章涉及的2019版及2024版公共卫生执业助理医师资格考试考点对比见表8-1。

表8-1　2019版及2024版公共卫生执业助理医师资格考试考点对比

单元	细目	知识点	2024版	2019版
妇女职业卫生	妇女职业卫生	（1）职业性有害因素对妇女的特殊影响	√	√
		（2）妇女职业卫生保护的主要措施	√	√
		（3）妇女职业卫生特点	删除	√

拓展练习及参考答案

（堵庆苏　李秀婷）

第九章　农村职业卫生

学习目标

素质目标：培养学生创新严谨的学习习惯，精益求精的学习态度；树立"预防为主"的职业健康观，关注农村及乡镇企业的职业人群的健康，并积极参与职业病防控工作，为职业人群的健康促进贡献力量。能运用预防医学思维思考职业卫生的有关问题，理解从"以治病为中心"向"以健康为中心"转变的意义。

知识目标：掌握农业生产的职业卫生特点、农业生产的职业卫生问题及其预防措施，乡镇企业的职业卫生特点及职业病防治工作的内容；熟悉乡镇企业的职业卫生基本要求；了解农业生产的特点。

能力目标：明确农业生产中对劳动者的健康危害，能够利用所学知识进行健康宣教，减少劳动者职业性健康损害的发生。

案例导入

【案例】

一例农村高温作业导致的热射病

赵某，男，53岁，因在蔬菜大棚工作，环境温度高、湿度大、通风差，导致中暑，出现头晕、心悸、双腿抽搐、大量出汗等症状，遂到医院就诊。医生接诊后，考虑为热射病肺炎，同时发现患者有冠心病、高钾血症、肾功能不全，经过5天的住院治疗，赵某康复出院。

【问题】

1. 我国农业生产的主要职业卫生问题有哪些？
2. 中暑的预防措施有哪些？

核心知识拆解

第一节　农业生产的职业卫生

在全球范围内，农业劳动人口在劳动市场占有最大份额，因此，农业劳动职业卫生问题是一项全球性的社会问题。无论是工业化、机械化生产高度发达的先进国家，还是多种作业形式并存的发展中国家，都面临着如何有效保障农业劳动者安全、健康和福利的共性问题。在未来的农业劳动职业卫生发展中，加强政府的监管力度，提升农业劳动者的劳动条件，确保农业劳动职业卫生纳入法制化轨道等是重要的发展方向。

一、农业生产的特点及职业卫生特点

（一）农业生产的特点

我国是农业大国，据2022年国家统计局资料显示，我国乡村人口数量达到了49 104万人，占全国人口总数的34.7%。在这庞大的乡村人口中，超过半数的人全部或部分投身于农业生产。农业生产涉及的范围广泛，既涵盖了传统农作物如粮食、蔬菜、水果和药材的种植与收获，也包括了林业、畜牧业、副业以及渔业等多个方面。农业生产有明显的季节性，受地区和气候的影响，因此，农业生产具有多样性、季节性、地区性和周期性等特点。

1. 多样性　农业生产活动多种多样，包括农、林、牧、副、渔等。

2. 季节性　农业生产活动具有明显的季节性特征，即在一年的特定季节进行农作物的种植、养殖和收割等活动。农业的发展和季节有非常重要的关系，要根据季节的变化，选择最合适种植的物种，这样才能达到增大产量的目的。

3. 地区性　每个地区都有不同的气候条件，如光照、水、地形、土壤、热量等。不同物种的生长发育也有不同的条件。

4. 周期性　农业的生产劳动是周期性的过程，且还会受到自然因素的影响，如稻米就有两季和一季之分，也就是一年可以种植两次和一年只能种植一次。

在农业劳动中，由于作业方式、场所、条件以及气候变化等多种因素存在显著差异，导致了农业生产的机械化水平呈现出极大的多样性。例如，粮食生产可细分为旱地作业和水田作业两种截然不同的形式，其机械化应用也因此各有特点。以水稻生产为例，其机械化程度在不同地形、区域存在显著差异。在平原地区，水稻插秧、施肥、除草、收割和脱粒等作业过程中，机械化水平相对较高。然而，在山区梯田中，这些工作则几乎完全依赖于手工劳动。近年来，随着国家对农业的支持政策不断出台，经济和科学技术也得到了迅猛发展，农业生产的机械化和自动化程度正稳步提升。以麦田收割季节为例，专业的联合收割机从南到北得到了快速发展，大大提高了收割效率。同时，蔬菜种植领域也迎来了变革，塑料大棚、无公害和有机化种植技术得到了广泛应用。此外，干旱地区实施的微灌溉工程等高科技技术也在不断扩大应用范围，为农业生产带来了更多的可能性。这些变化都在逐步改变着传统的农业生产方式和劳动条件。

但是，由于我国地域辽阔，自然条件复杂，气候相差悬殊，农业作业种类繁多，农业人口基数大，经济相对落后，农业劳动者仍然以体力劳动为主，劳动成果受自然条件影响较大，因此传统农业劳动卫生的问题仍然很突出。同时，新技术、新应用的普及，使得新的农业卫生健康危害问题也在不断出现，农业生产的职业卫生问题呈现复杂多样的特征。

（二）农业生产的职业卫生特点

1. 受自然条件影响大　农业的生产活动严重依赖自然环境，包括土壤、气候、水资源等因素的影响。农作物和畜禽的生长发育需要适宜的气候和土壤条件，而水资源则是农业生产的基本保障。自然环境的优劣对从业者的健康有着至关重要的影响。与工业生产所营造的"人工环境"截然不同，农业生产大多是在自然露天环境中进行的。在这种环境下，劳动者直接暴露于外界的各种不良因素之中，如严寒、潮湿、酷暑、烈日以及自然界中的其他物理、化学和生物因子。而且，这些不利的自然因素往往难以通过人为手段完全消除。

2. 工种繁多，劳动负荷重 农业生产劳动涵盖了手工劳动和机械劳动等多种形式。劳动者在不同的时间段和生产阶段中，可能需要交替进行手工劳动和机械劳动，从事各种不同的作业任务。由于频繁转换作业类型、方式和劳动条件，劳动者所接触的职业危害因素种类也会随之频繁变动，这无疑增加了劳动过程中的健康风险。使用农药则存在化学性有害因素的健康危害；使用农业机械，如拖拉机、收割机、脱粒机、铡草机等则存在物理性有害因素的健康危害；接触家禽家畜、土壤、水体等则存在生物性有害因素的健康危害。农业行业的生产活动需要大量的劳动力参与，尤其是在大规模农业生产中。农业劳动者和农工是农业行业中最主要的劳动力，其劳动强度相对较高。另外，一些特殊作业常需要强迫体位，如水稻的插秧和收割，采摘棉花和茶叶等。

3. 劳动者分散 由于农业劳动者常常缺乏统一的组织，处于分散劳动的状态。这使得农业劳动者的劳动场所、劳动时间以及作息时间间隔存在显著的差异。这种差异性给作业场所的卫生学评价带来了困难，同时也增加了实施卫生措施的难度。

4. 职业卫生和防护条件差，缺乏劳动卫生服务 从事农业劳动的群体，由于卫生知识水平相对较低，对劳动中存在的健康危害因素识别能力较低，因此在劳动中常常缺乏防护措施和防护设备的使用。此外，农业劳动领域目前缺乏专门的劳动卫生管理机构和劳动卫生服务，这在一定程度上制约了农业劳动者的健康保障。更为遗憾的是，目前尚未有专门针对农村劳动卫生和劳动保护的法规出台，这无疑增加了保障农业劳动者权益的难度。

二、农业生产的主要职业卫生问题

1. 农药、化肥及化学性有害气体 在农作物的种植、栽培、除草、杀虫、促进生长和成熟等整个过程中，为了确保农作物的健康生长和防治病虫害，常常需要使用各种农药和化肥。这些农药和化肥的使用对于保护农作物、提高产量具有重要作用，然而农业劳动者长期接触过量的农药会对身体健康造成严重危害。由于农药种类多，数量大，如果使用者缺乏安全知识、违规施药、个人防护不良或卫生习惯差等，农药可因污染衣物、接触皮肤及经呼吸道进入人体，从而引起农药中毒及其他损伤。化肥的损害因其种类不同而有所差异。在夏季使用时，某些化肥成分可能引起皮炎或湿疹性皮炎，而冬季则可能导致皮肤角化、皲裂。此外，农业生产过程中还会产生化学性有害气体。例如，拖拉机和联合收割机等农机排放的废气中可能含有一氧化碳，对劳动者健康构成威胁。同时，储存在地窖的蔬菜在腐败和氧化分解过程中会产生二氧化碳、硫化氢、一氧化碳等有害气体，可能导致入窖人员中毒。沼气池、粪池、污水井以及燃煤保温的塑料大棚等场所还可能释放出甲烷、硫化氢等窒息性气体，当浓度过高时，可引起严重的健康损害甚至导致电击样死亡。

2. 农业粉尘 农业生产中常存在不同类型的有机粉尘和气溶胶态悬浮物，如泥土、植物粉尘、霉变物的粉尘、棉麻、面粉和兽毛等，可引起过敏性、刺激性和感染性肺部疾病。如未经充分晒干的饲草在堆贮过程中，由于植物细胞呼吸产生的热量，会促进干草小多芽孢菌与嗜热放线菌的生长，而嗜热放线菌是土壤中天然存在的微生物。如果农业劳动者通过呼吸道吸入含有高温放线菌等的谷草粉尘，可能会引发过敏性肺泡炎，俗称"农民肺"。在农业生产过程中，常与蓖麻、大麻、茶、烟草以及各种动物粉尘等接触的劳动者，可能诱发由有机粉尘引起的慢性阻塞性呼吸道疾病，对劳动者的健康构成潜在威胁。

3. 异常气象条件 在夏季露天作业时，劳动者常常暴露在高温和强烈的太阳辐射之下。特别是在南方炎热地区，白天的室外气温常常超过35℃，有时甚至高达40～43℃，同时太阳辐射强度也很大，增加了中暑的风险。相较于湿地作业环境，旱地作业的气温和热辐射更高，特别是在种植高秆作物（如高粱、玉米和甘蔗等）的大田中，由于作物密集、气温和相对湿度较高而风速较小，蒸发散热变得困难，这使得中暑的发生概率进一步上升。农田中的中暑情况通常在夏季农忙期间最为多见。而在机械化农业生产中，劳动者除了受到作业场所气候条件的影响外，还需面对发动机产生的热量。在夏季，驾驶室内的温度可高达40℃以上，这进一步加剧了高温对劳动者的威胁。到了冬季，如果劳动者长期在−5℃以下的环境中工作，他们的免疫能力可能会受到影响，从而更容易患上感冒、肺炎等疾病。此外，长时间暴露在寒冷环境中还可能引发神经炎、腰腿痛和风湿性疾病等健康问题。同时，暴露在外的手、足、面、耳等部位也容易发生冻疮和冻伤，严重时甚至可能导致肢体坏疽。

4. 噪声和振动　农业生产中使用机械化生产，如使用拖拉机、水泵、脱粒机、电磨、汽车等往往会产生噪声和振动。其中，发动机噪声是农业机械噪声的主要来源，这些噪声除了会对周围环境产生影响，不利于工作人员进行作业，还会对其健康造成损害，使听力受损以及引起其他生理和心理上的损害，如神经衰弱、血压高、免疫功能降低等。据相关调查显示，当噪声强度达到80～106dB（A）时，农机手可能会经历暂时性听力减退、耳鸣等听觉问题，同时还会出现注意力不集中的现象，这严重妨碍了他们与周围作业者进行正常的语言交流，进而增加了发生意外事故的风险。此外，驾驶拖拉机的劳动者不仅要承受全身振动的作用，还会受到局部振动的影响，这可能导致腰、背、肩部的酸痛，手腕肿胀，全身无力，甚至可能出现脏器下垂等健康问题。

5. 寄生虫、昆虫、病原微生物　人畜共患的传染病种类很多，林、牧民及兽医技术人员在日常生产活动中，由于职业特性，经常需要与野生动物及饲养的禽畜接触，这使得他们容易发生如炭疽病、布鲁氏菌病、破伤风、狂犬病、类丹毒、钩端螺旋体病、沙门菌病等疾病。如在血吸虫病流行区域的水田作业时，禽兽类血吸虫尾蚴可能侵入皮肤，导致尾蚴皮炎的发生。此外，在施用未经无害化处理的粪肥园田（如桑园、果园、菜园等）作业时，劳动者可能会出现手、足钩蚴皮炎，并有可能因感染寄生虫而患病，如蛔虫病。在农业劳动生产过程中，如玉米、小麦脱粒或棉花采摘搬运时，劳动者可能因接触蒲团虫、米粉恙螨等引起瘙痒性皮炎（谷痒症）。而在水稻除害虫时，如果人工摘除附有三化螟虫卵的稻叶，可能会因接触卵块鳞毛导致三化螟卵块皮炎。当林区受到桑毛虫危害时，接触其脱落的毒毛也可能引发桑毛虫皮炎。对于养蚕者来说，他们的手部经常与柞蚕分泌物接触，而这些分泌物具有腐蚀性，可能导致局部感染症状，即所谓的蚕沙病。

6. 强迫体位和局部紧张　在农业劳动中，经常会涉及抬举重物以及采取不良体位进行劳动。如在劳动过程中不注意调整劳动姿势，长时间保持同一姿势，则容易导致局部肌肉紧张，增加腰周围组织急性劳损、慢性腰肌劳损等多种肌肉和骨骼疾病的发生风险。以插秧为例，由于腕伸肌的单一活动骤然增加，可能会引发手腕肌腱周围组织的急性劳损。轻度患者可能会感到右腕骨背及前臂下1/3处轻度肿胀和疼痛，而重度患者则可能出现明显的肿痛，桡侧前1/3处甚至可能出现突出的小肿块，腕关节活动时还会发出捻发音，类似于"腕管综合征"的症状。此外，像割麦、割稻、拾棉花等需要弯腰的农活，由于局部肌肉长时间处于过度紧张状态，容易导致腰肌劳损，进而引发腰骶骨和腰腿痛。而长期站立则可能引发下肢静脉曲张，严重时甚至可能形成化脓性血栓静脉炎。

7. 伤害和外伤　在农业劳动中，劳动者可能遭遇多种意外伤害，如电击伤、蛇咬伤、被蜜蜂和蜈蚣蜇伤、水蛭叮咬以及被牲畜踢伤或撞伤等暴力伤害。在农作物收割、捆绑运输、脱粒等作业中，麦芒、谷物粉屑、砂粒等异物容易飞入眼中，导致眼外伤。在农机作业中，手扶拖拉机操作者受伤的情况较为常见，脱粒机、收割机、播种机、割草机等机械也时有发生外伤事故。这些损伤类型包括闭合性软组织挫伤、开放性割伤、钝挫伤、穿刺伤、轧砸伤以及烧伤和电击伤等。造成这些外伤的原因主要有技术操作不够熟练、违反操作规程、缺乏必要的防护装置、机具故障以及照明不足等。

8. 其他　在小麦丰收的季节，劳动者在割麦、捆麦、脱粒的过程中，如果皮肤裸露部位或褶皱较多的地方接触到麦芒，很容易患上麦芒皮炎。水稻种植时节，劳动者因长时间将手脚浸泡在水中，并受到机械性摩擦的影响，可能导致浸渍糜烂型皮炎的发生。农业劳动中，女性劳动者由于性别特点，可能会面临一些特殊的卫生问题。如重体力劳动的女性常发生月经异常、盆腔淤血、月经不调，经产妇可引起子宫异位、脱垂。

三、预防措施

保障农业劳动者的身体健康既是保障农村稳定发展的必然要求，也是社会公平和谐发展的核心内容。对于从事农业劳动的人群来说，他们可能会面临着土壤污染、化肥农药的接触、重体力劳动等一系列潜在风险，劳动者应了解并采取预防措施，重视自身的健康问题，采取积极的预防措施，预防职业性有害因素的损伤。

1. 健康教育与健康促进 健康教育是提高农业劳动者健康素养的重要途径。农业劳动者的健康素养普遍偏低，缺乏对疾病的认知和健康管理的知识。因此，需要通过开展健康教育活动，提高健康意识和自我保健能力。可以通过组织健康讲座、发放健康手册、开展健康宣传等方式，普及疾病防控、营养保健等相关知识，引导其养成良好的生活习惯。

加强劳动安全教育。组织农业劳动者参加劳动安全培训，教育他们正确使用劳动保护设备和工具，提高安全意识，减少劳动事故的发生。

2. 做好个人防护 提供适宜的劳动保护用具。为农业劳动者提供符合人体工效学的工具和设备。如农业劳动者的皮肤常常会接触到污浊的土壤、化肥、农药等物质，可能导致皮肤炎症、湿疹等问题，为了保护皮肤健康，应勤洗手、勤保洁和注意个人防护；为减少农药的接触，可以穿长衣长裤，使用塑料薄膜围裙、裤套或鞋套、戴口罩、手套等防护用品。避免暴露在农药直接接触的环境中，从而降低职业病的风险。在进行农药喷洒时，务必严格遵守操作规程，以免农药接触到皮肤或吸入引发中毒。推荐的做法包括站在上风向位置、采用倒退行走的方式进行喷洒，并在中午等高温时段或大风天气时暂停作业。此外，还需妥善保管和定期维修施药工具，确保无泄漏现象发生，以保障作业安全。在进行重体力劳动时，应该注意采取适当的防护措施，以减少对身体的损伤。例如，在举重、扛运物体时要注意正确的姿势，避免过度用力造成肌肉拉伤或腰椎损伤。

3. 均衡膳食，增强免疫力 健康的饮食习惯对劳动者预防职业病有着重要的影响。农业劳动者应该保持膳食均衡，多摄取富含蛋白质、维生素、矿物质等的食物，补充适量的营养，以增强身体的免疫力。此外，适量的饮水也很重要，可以帮助身体保持正常的物质代谢。

4. 合理安排劳动时间 合理安排劳动时间和休息时间，避免长时间连续劳作，保证劳动者有充足的休息时间，减少身体疲劳，有助于保护身体健康。

5. 定期体检，及时发现问题 定期进行身体健康检查，以便及早发现潜在的健康问题。通过定期体检，可以了解自身的身体状况，及时发现体内的异常情况，并采取相应的治疗和预防措施，以保障身体的健康。

第二节 乡镇企业职业卫生

乡镇企业的迅速发展为农村剩余劳动力提供了大量的就业机会。如何保障劳动者的身体健康，是促进乡镇企业长远发展的关键。为发展农村经济，逐步缩小城乡差别，使广大农业劳动者共同走向富裕的道路，乡镇企业作为农村经济的重要支柱得到了迅速的发展。

由于部分乡镇企业的生产技术水平相对较低，工艺流程也相对滞后，且生产场所缺乏必要的防护设施，从而导致了较为严重的环境污染和职业危害问题。为了维护劳动者的健康权益，2002年5月1日，我国正式颁布并实施了《中华人民共和国职业病防治法》，这是我国首部专门保障劳动者健康的法律。

该法明确了劳动者依法享有的职业卫生保护权利。当前，如何有效预防、控制和消除乡镇企业中的职业危害，防治职业病，保障劳动者的健康，并促进经济的健康发展，已成为职业卫生管理人员面临的重要课题。

一、乡镇企业职业卫生特点

1. 职业危害严重、发展速度快、地域广泛，存在职业危害的转移和转嫁　尽管乡镇企业的职业性有害因素类型及其导致的职业性健康危害，与城市工业大体相似，但由于其独特的发展背景和特殊环境，使得其职业卫生问题具有一些独特的特点。随着"农转非"政策的实施和农村剩余劳动力的增多，越来越多原本从事传统农业生产的农民开始参与到全职或非全职的乡镇企业劳动中。这使得他们不仅要面临农业生产中的职业卫生问题，还要应对工业生产中可能出现的职业卫生挑战。这种双重职业卫生问题的叠加，使得乡镇企业的职业卫生管理变得更为复杂和艰巨。

由于众多中小乡镇企业的无序扩张，原本主要集中于城市和工业区的职业危害问题正迅速向农村地区蔓延，并从经济较为发达的地区向欠发达地区扩散。同时，在对外开放、引进外资和国外技术的过程中，职业健康危害问题也随之从境外传入境内。一些合资企业或外资企业，为追求经济效益，往往将可能产生严重职业危害的产品和生产过程转嫁给乡镇企业。加之这些乡镇企业普遍缺乏必要的防护设施，职工往往也缺乏足够的防护意识，这进一步加剧了职业性有害因素的危害程度。

2. 生产环境卫生防护措施缺乏　大多数乡镇企业尚处于起步阶段，面临资金短缺的困境，这导致其生产工艺相对滞后，生产设备简陋且陈旧。由于缺乏必要的防护设施和常规的车间空气监测制度，这些企业的工作环境卫生质量普遍较差。乡镇企业在经营方式上多采用租赁、承包、股份合作制等形式进行生产。然而，相当一部分乡镇企业存在短视行为和过于追求经济效益的倾向，这导致一些企业车间环境存在通风不良、工艺布局不合理等问题。对于生产过程中产生的有害因素，这些企业缺乏有效的防护措施。尽管有些企业为工人提供了一些工作服、帽、防尘口罩和防毒口罩等个人防护用品，但由于工人自身的卫生意识不足，常常存在使用不当的情况，例如防尘口罩不能坚持在工作时佩戴，防毒口罩也不能及时更换，这大大降低了防护效果。更为严重的是，有些工人甚至在没有任何防护设施和必要的个人防护用品的情况下进行生产，这导致了严重的职业中毒甚至死亡事件时有发生。

3. 产品及职工变动大，工人的职业危害防护知识缺乏　乡镇企业产品的多样化导致工艺和材料常常变动，这使得企业难以及时采取相应的防护设施。此外，乡镇企业的生产工人构成复杂，多为外来工、季节工、兼职人员等流动性较大的非固定职工。他们的工作种类不固定，工作调动频繁，职业经历复杂，这给职工的安全卫生培训、健康监护档案建立以及健康随访等疾病预防工作的开展带来了诸多困难。一些乡镇企业未能与生产工人建立稳定且全面的劳动关系，劳动合同中往往缺失劳动保护、职业健康检查以及职业病诊治等关键内容。这些企业的生产工人主要来源于当地农业劳动者，他们的文化程度普遍较低，上岗前大多没有接受过职业卫生知识的培训。因此，他们对职业病的范畴以及生产环境中潜在的职业危害缺乏足够的认知，防范意识也相对薄弱。

大部分乡镇企业的工人没有进行就业前的体检和定期的健康检查。一旦企业发现工人的身体健康状况无法胜任工作，往往会选择将工人遣送回家，这导致患有职业病的工人无法得到应有的诊治和相关劳动保护待遇。乡镇企业的职工绝大多数是农业劳动者，他们的法治意识相对较弱。由于在企业中处于弱势地位，他们往往难以维护自己的权益，部分劳动者甚至不能主动揭露危害自身健康权益的问题，反而选择同情、包容并配合企业主掩盖职业危害问题，这无疑增加了卫生监督工作的难度。

4. 企业负责人的法治意识薄弱，管理水平低　部分乡镇企业在未经卫生行政部门进行预防性卫生监督的情况下，未获得卫生许可证便投入生产使用。自《中华人民共和国职业病防治法》正式施行以来，虽然通过广播、电视、发文、举办培训班等多种形式进行了宣传，但乡镇企业负责人的职业病防治意识仍很淡薄，有法不依的现象很普遍。大多数乡镇企业缺乏完善的职业卫生管理制度，管理人员对职业卫生工作的重要性认识不足。往往只关注眼前的经济效益，而忽视了职业危害对工人健康的潜在影响。更有甚者，一些企业主为了逃避执法检查，采取回避态度，这不仅增加了执法难度，还出现了干预正常职业卫生执法监督的情况。与此同时，劳动者也缺乏运用法律进行自我保护的意识，对自身的职业卫生权益缺乏信心，导致他们的劳动保护权益在一定程度上受到侵犯，这种情况也亟待改善。

5. 缺乏必要的医疗卫生服务　在我国，绝大多数乡镇企业的职工尚未享受到劳保医疗服务，同时也缺乏长期有效的卫生保健措施，这使得他们成为世界卫生组织（WHO）所认定的"缺乏医疗保健照料"的人群。相较于城市工业，乡镇企业在医疗卫生服务人员、设施以及网络建设等方面均存在较大的差距，这进一步加剧了乡镇企业职工在医疗保障方面的困境。

6. 传统职业病尚未得到控制，新的职业病已经出现　随着新化学品的不断研发和应用，新的职业病危害也随之涌现，一些过去罕见或未曾见过的职业病，如慢性正乙烷中毒性神经病等，如今却日趋常见。这导致在尚未解决旧的职业卫生问题的同时，又面临着新的职业卫生问题的严峻挑战。患职业病的人数不断攀升，给企业带来了沉重的负担，使得职业卫生问题成为亟待解决的重要难题。

二、乡镇企业职业卫生服务内容

1. 认真贯彻法律法规，强化乡镇企业职业卫生的监督和管理　根据《中华人民共和国尘肺病防治条例》《中华人民共和国乡镇企业法》《中华人民共和国职业病防治法》等规定，结合本地区实际，制定职业病防治条例、乡镇工业劳动卫生监督管理办法等地方性法规，并严格执行这些法规和标准，确保职业卫生服务的有效实施。2018年12月29日，全国人民代表大会常务委员会对《中华人民共和国职业病防治法》进行了重要的修订工作，并进一步普及和贯彻与职业病防治相关的法律法规。修订后的法律坚持"预防为主、防治结合"的方针，强调依靠科技进步和教育手段，动员全社会共同参与，并加强各部门之间的协调合作。在此基础上，建立"用人单位负责，政府依法监管，行业依法自律，职工群众监督"的职业病防治工作机制。这一机制的建立，旨在更好地保护劳动者的健康及其相关权益，确保广大劳动者能够享受到基础的职业卫生服务，从而为他们的工作环境和健康状况提供有力保障。要充分认识到乡镇企业职业危害的独特性，建立健全的职业卫生管理制度，以保障职工的健康和安全。通过提高乡镇企业管理者和员工对劳动卫生的认识和理解，提高他们在相关知识领域的水平，可以更有效地加强职业危害的防治工作，从而确保乡镇企业的健康、稳定发展。

2. 革新生产工艺　积极借助科技进步的力量，大力推广和应用对职业病防治有积极作用的新技术、新工艺、新材料，推动职业病防治工作的创新发展。减少有害物质的使用量，提倡采用无毒材料替代有毒材料，低毒材料替代高毒材料，并明确新材料的安全成分，确保使用安全。此外，还应有计划地限制使用或淘汰那些危害严重的技术、工艺及材料，以最大限度地减少职业危害。集中力量重点控制那些危害严重的职业病危害因素，从源头上杜绝职业危害的产生，并有效控制慢性职业病的发生。另外，还应加速职业病防护设施和个人防护用品的产业研发进程，为广大劳动者创造一个安全、健康的工作环境。

3. 因地制宜，推广适宜的卫生设施、设备和技术　建立和完善相应的职业卫生设施，针对乡镇企业的独特条件，职业卫生工作应着重落实各项防护措施，并推广那些在技术、经济和管理层面都能被小型工业企业广泛接受和应用的适宜技术。例如，推广使用小型且操作简便的密闭和通风装置，以有效减少有害物质的扩散；同时，积极推广安全、有效且易于使用的个人防护用品，确保劳动者在工作中能够得到充分的保护。加大对防护措施的投入，以改善职业卫生和安全方面的"硬件环境"。这些措施的实施，能够更有效地提升乡镇企业的职业卫生水平，保障劳动者的健康与安全。

4. **劳动者健康监护** 健康监护包括医学监护、职业环境监测、健康监护信息管理等。其中医学监护包括就业前健康检查、定期检查、离岗或转岗时健康检查、病伤休假后复工前检查和意外事故接触者检查等，应涵盖与工作环境和工作任务相关的职业病筛查项目，为劳动者提供及时的健康评估和治疗。劳动者的健康监护旨在全面了解劳动者的健康状况，及时发现职业病或健康损害，并采取相应的干预措施。通过定期或不定期地对职业卫生环境进行监测，以判定和评价工作环境中影响工人健康的危害因素的存在、种类、性质和浓度（或强度）。这有助于及时发现并消除潜在的职业危害因素。

5. **建立职业卫生服务网络，完善社会保障体系** 在卫生系统建立以地区卫生防疫站（劳动卫生科或劳动卫生监督监测所）为技术指导中心，以乡镇卫生院、村卫生室（或企业卫生室）为基础的三级职业卫生服务网络，健全管理和监督体系，以确保劳动者在遭受职业病伤害后能够得到及时、有效的救治，并依法享有工伤社会保险所提供的各项福利待遇。对于已经参加工伤保险的用人单位，其从事接触职业病危害作业的在岗职工应享有政府资助的工伤预防性职业健康检查，以预防和减少职业病的发生。对于慢性职业病患者，应做好定期访视工作，密切关注他们的健康状况，并提供必要的医疗和康复支持。此外，还应进一步完善社会保障体系，确保劳动者在面临职业病风险时能够得到全面的保障和支持。

6. **提高职业卫生服务机构的服务水平，培养骨干队伍** 为有效控制职业病的发生，应建立健全法定职业病检查和诊断体系，提升对职业病危害突发事件的应急处理和救治能力，力求将职业病发病率降至最低。同时，需强化职业卫生专业人才的培养，提升专业人员的整体素质，并积极引进多学科背景的专业人员，以丰富专业团队。对于重点行业，应严格把控职业危害，确保重点人群和特殊人群的职业健康得到有效保护。此外，还需制定针对不同行业的中小企业职业病危害控制策略和技术指南，为这些企业提供基础职业卫生技术培训服务，推动中小企业职业卫生工作的健康发展。

7. **建立职业卫生事故的紧急救援预案，配置急救设备** 建立紧急救援预案，工作场所应配置必要的急救设备，并建立应急救援组织，以应对可能发生的职业危害事故和紧急情况。对于职业病事故的发生，要及时进行调查和追责，采取有效措施进行事故的防范和处理，确保职工的安全。

8. **开展职业卫生健康教育** 向劳动者普及职业卫生知识，告知他们工作环境中的危害因素及其可能带来的健康风险，提高他们的自我保护意识和能力。健康教育的内容包括职业病防治知识、危害因素防护方法、紧急救援措施等，并及时更新培训内容，提高培训的质量和效果。健康教育不仅是提高职工职业卫生意识和保护意识，提升管理水平的关键途径，更是优化乡镇工业"软件环境"不可或缺的手段。通过健康教育和健康促进活动，促进劳动者养成良好的职业卫生习惯，降低职业病的发生率。通过这些举措，促进职工的健康状况，进而推动乡镇工业的可持续发展，实现经济效益与社会效益的双赢。

三、乡镇企业职业病防治工作

1. **环境监测和评价** 定期对工作场所进行职业卫生环境监测，及时发现并控制有害因素的超标情况。同时，还要对职业卫生风险进行评价，确保职工工作环境的安全和健康。

2. **职业病危害因素控制** 要采取有效措施，控制职业病危害因素的生成、传播和接触。对于无法消除的危害因素，要采取有效的防护措施，减少职工接触危害因素的机会。涉及特殊行业和工种的单位，还需定期进行职业病危害因素监测，确保职工的健康。

3. **开展职业卫生培训和教育** 提高职工的职业卫生意识和保护意识。培训内容包括职业病防治知识、危害因素防护方法、紧急救援措施等，并及时更新培训内容，提高培训的质量和效果。

4. **健康监护和体检** 定期进行健康监护和体检，建立健康档案。健康监护包括职业病危害因素接触情况的调查和评价，健康状况的监测和评价等。体检项目应涵盖与工作环境和工作任务相关的职业病筛查项目，为职工提供及时的健康评估和治疗。

5. 职业卫生设施和设备的配备和维护 建立和完善相应的职业卫生设施，包括通风、防尘、净化、防爆等设备的配置和维护。同时，还要建立健全职业卫生管理制度，确保设备的正常运行和使用，以保障职工的健康和安全。

6. 职业卫生事故和紧急救援的处理 建立紧急救援预案，做好应急事故的应对和处理。对于职业病事故的发生，要及时进行调查和追责，采取有效措施进行事故的防范和处理，确保职工的安全。

7. 职业卫生管理的持续改进 定期进行职业卫生管理的评估和审查，总结经验。不断完善职业卫生管理制度和工作方法，通过持续改进，提高职业卫生管理的水平和效果，最大限度地保护职工的健康和权益。

8. 开展健康教育，培养骨干队伍 教育和培训不仅是提升管理水平和职工素质的关键途径，更是优化乡镇工业"软件环境"不可或缺的手段。在此基础上，应深入挖掘潜力，积极推进工艺改革，并加大对防护措施的投入，以改善职业卫生和安全方面的"硬件环境"。通过这些举措，促进职工的健康状况，进而推动乡镇工业的可持续发展，实现经济效益与社会效益的双赢。

执考知识点总结

本章涉及的2019版及2024版公共卫生执业助理医师资格考试考点对比见表9-1。

表9-1 2019版及2024版公共卫生执业助理医师资格考试考点对比

单元	细目	知识点	2024版	2019版
农村职业卫生	农村职业卫生	（1）农业生产的职业卫生	√	√
		（2）乡镇企业职业卫生特点和服务内容	√	√

拓展练习及参考答案

（孙子君　余萱蔚）

第十章 职业性有害因素的识别与评价

学习目标

素质目标： 培养预防为主的职业健康观念，提高对职业性有害因素识别的敏感性。强化职业卫生防护的理念，促使个体和组织采取主动措施，降低职业病发生风险。

知识目标： 熟悉职业环境监测对象的确定、空气样品的采集、采样方式、监测策略，职业卫生调查的形式、调查步骤；了解生物标志物与生物监测、生物接触限值、职业病危害预评价、职业病危害控制效果评价、职业病危害现状评价。

能力目标： 能够运用相关方法识别工作环境中的潜在职业性有害因素；具备评估职业性有害因素对健康产生的风险的能力；能够根据评价结果提出有效的职业卫生防护建议。

案例导入

【案例】

某化工厂的职业性有害因素识别与评价

某化工厂苯胺车间有操作工约50人。近期，工厂的一些员工陆续出现了健康问题，集体表现出头晕、恶心、呕吐、口唇和指端明显发绀等症状和体征，引起了工厂的关注。依据相关法律法规要求，为了保证员工的健康与安全，工厂决定进行职业性有害因素的识别与评价。

【问题】

1. 工厂的职业性有害因素的识别与评价具体应如何开展？
2. 本案例有什么经验教训，从职业卫生角度应采取哪些改进和预防措施？

核心知识拆解

在职业环境中，可能存在一些有害物质或危险因素，对员工的身体健康产生潜在的危害。为了预防和控制职业病和职业伤害的发生，保障员工的生命健康，国家和地区都制定了相关的法律法规，要求企业开展职业性有害因素的识别与评价工作。

通过对职业性有害因素的识别与评价，企业可以对工作场所中可能存在的危险因素进行全面的了解和评估，从而制定相应的控制措施和预防措施，确保员工的健康和安全。这不仅是企业社会责任的一部分，还是对员工职业权益负有保护和维护责任的体现；同时，职业性有害因素的识别与评价结果，还可以帮助企业合理调整工作环境和工艺流程，提高生产效率和质量，实现可持续发展。

第一节 职业环境监测

一、概述

职业环境监测是对职业从事者的工作环境进行有计划、系统的检测和分析，以了解作业环境中有毒有害因素的性质、强度及其在时间、空间的分布及消长规律。这是职业卫生工作的重要常规任务。按照《中华人民共和国职业病防治法》的要求，用人单位应根据职业卫生工作规范，定时地监测作业环境中职业性有害因素。通过职业环境监测，可以及时发现职业性有害因素，评价作业环境的卫生质量，判断是否符合职业卫生要求，估计作业者的接触水平。这为我们提供了一个科学依据，以便对职业危害进行定性或定量评价。这一监测过程是系统化的，以确保我们能够全面、准确地了解职业环境状况，并为职业健康和安全提供有力保障。

职业环境监测主要源于对劳动者职业健康和安全的关注，以及对职业性有害因素控制的要求。职业环境监测主要对各种化学因素（如金属和类金属、刺激性气体、窒息性气体等）、物理因素（如噪声、辐射等）、生物因素（如细菌、病毒、寄生虫等）进行监测，及时发现职业性有害因素的变化和趋势，采取必要的措施来预防和管理职业病的风险。各国家和地区都制定了相关的法律法规要求企业对工作场所中的职业性有害因素进行监测和控制。这些法律法规的要求包括建立监测计划、设立监测点位、定期进行监测等，以确保企业遵守法律法规，保障劳动者的权益。职业环境监测可以提供实际的数据和信息，用于评估已实施的控制措施的有效性。通过监测结果，可以了解职业性有害因素的浓度水平，比较其与安全标准或法规要求的差距，从而确定有必要采取何种改进措施来降低劳动者的风险。职业环境监测还为科学研究提供了重要的数据和信息来源。监测结果可以用于研究职业病的发生与关联因素，为相关研究和预防提供依据。总的来说，职业环境监测是出于对劳动者职业健康和安全的关注，以及法律法规的要求。它的目标是保护劳动者免受职业性有害因素的危害，并为改进控制措施和科学研究提供数据支持。

二、职业环境监测对象的确定

职业环境监测的对象通常由专业人员根据工作场所的性质、工艺流程、物质使用等情况进行确定。监测点的位置、数量和布局也需要根据实际情况进行合理安排，以确保监测数据的准确性和代表性。此外，对于存在多种有害因素的同一工作场所，可能需要同时监测多种有害因素，并综合考虑各种因素的浓度水平和相互作用，以评估工人暴露的程度和健康风险。

职业环境监测对象的确定流程通常包括以下步骤。

1. 了解工作场所的特点和工艺流程 与工作人员、现场负责人等相关人员进行交流，了解工作场所的生产过程、使用的物质种类和性质，以及可能的危害因素来源和生成机制。

2. 识别有害因素的类型和来源 根据收集的信息，识别工作场所中可能存在的有害因素的类型和来源，如化学物质、粉尘、噪声、辐射等。

3. 确定监测对象 根据有害因素的种类和来源，以及相关的法律法规和标准，确定需要监测的具体对象，如特定的设备、物料、作业区域等。

4. 制定监测计划 根据确定的监测对象，制定相应的监测计划，包括监测点位、监测时间、监测频率、监测方法等。

5. 实施监测 按照制定的监测计划，由专业人员使用合适的仪器和方法进行职业环境监测，确保数据的准确性和可靠性。

6. 分析评估监测结果 对监测数据进行整理、分析和评估，确定有害因素的浓度水平、暴露程度和健康影响，为采取相应的控制措施提供依据。

三、职业环境监测样品采集与保存

（一）空气样品的采集

在选择空气样品的采集方法时，应根据监测目的、监测物质的特性及监测准确度的要求来确定适用方法。同时，采样过程中需遵守操作规程，精确控制采样时间、流量，以确保采集到的空气样品具有代表性和准确性。

1. 主动采集 通过动力系统主动收集一定含量的空气，富集其中的污染物。主要有以下几种类型。

（1）液体吸收法：用液体吸收、溶解或过滤被测物质，用于气体、蒸汽和部分气溶胶采集。因携带不便，主要用于定点采样，如氨、甲醛、H_2S 等采样。

（2）固体吸附法：将固体吸附剂装入一定粗细和长短的玻璃管中或采样头上，空气通过玻璃管或采样头时被测物被固体吸附剂吸附阻留。该法主要适用于气体、蒸气态物质的采集，纤维滤膜、滤纸也用于采集颗粒物，如粉尘、烟尘等采样。

（3）冷冻浓缩法：是将采集器置于冷冻剂中，在低温下采样。适合于采集空气中低沸点、易挥发性的物质。

2. 被动采集 依靠被测气体分子的扩散进行空气样品采集的一种方法，所用的仪器有微章式和笔式两种，体积小，重量轻，可佩戴于作业人员领口或胸前，适合于个体采样，可以采集 1 个工作日的样品。

3. 集气法 是将被测空气收集在特定容器中（如大容量注射器、铝箔袋等）带回实验室进行分析。一般用于采集气体或蒸气态物质，如苯、甲苯、CO、CO_2 等。

4. 直读式检测仪 可直接显示空气中被测化学物浓度，有的还可自动记录浓度变化并进行报警。根据测试原理可分为以下几种。

（1）光学气体检测仪：如 CO 检测仪。

（2）热化学气体检测仪：如可燃气体甲烷、乙炔、汽油等测爆仪。

（3）电化学气体检测仪：如 SO_2 检测仪。

（4）检气管和比色试纸：利用空气中被测物与某种化学试剂反应产生颜色的原理制成。

（二）空气样品的采样方式

个体采样和定点区域采样是职业环境监测中常用的两种空气采样方式，分别适用于评估个人暴露风险和工作场所整体空气质量。

1. 个体采样 是一种针对个人的空气采样方式，主要目的是评估个体在特定工作环境中的暴露水平。通过佩戴采样器，对个体周围的空气进行实时采集，可以更准确地反映个人在工作过程中的实际接触情况。个体采样适用于需要评估个人暴露风险的情况，如在高浓度有害物质环境中工作的人员。若同一车间有较多不同工种，则每个工种的作业人员均须进行监测。若同一工种具有较多作业者，则需随机选择部分作业者作为采样对象，最好能监测所有的作业者。若同一班组人数少于 8 人，则全部进行监测；多于 8 人，则按表 10-1 进行确定采样人数。

表10-1　同一班组（工种）中不同作业者数及应监测的作业者数（采样人数）

班组人数/人	采样人数/人
8	7
9	8
10	9
11～12	10
13～14	11
15～17	12
18～20	13
21～24	14
25～29	15
30～37	16
38～49	17
50	18
＞50	22

2. 定点区域采样　是一种针对特定区域或地点的空气采样方式，主要目的是评估某一区域或地点的有害物质浓度。在选定的采样点放置采样器，对空气进行一定时间内的采集，然后对采集到的样品进行分析，以评估该区域或地点的有害物质浓度。定点区域采样适用于需要评估工作场所整体空气质量的情况。采样点一般设于有代表性的接触有害物地点，理论上覆盖每个工作岗位所有时间，尽可能靠近作业者，又不影响作业者正常工作。采样头应位于呼吸带高度，可根据生产工艺、工序、操作岗位进行布点。一个车间内的设备数量不同，监测点的设置也不同。对于设备的监测，应采用如下准则：1～3台设备配设一个监测点，4～10台设备则设置2个监测点，而当设备数量超过10台时，至少需要3个监测点。仪表控制室和工人休息室各设1个监测点。采样周期通常在15～60分钟，但最短不宜少于5分钟。若采样时间小于5分钟，可以选择分3次进行，每次采集空气样品体积的1/3。每个监测点在每一个工作班次（8小时）内可以进行2次采样，每次采集2个样品。在浓度变化不显著的监测点，可以在工作开始后1小时内任意时间进行2次采样。而对于浓度变化较大的监测点，采样应在浓度较高时进行，确保有一次在浓度最高时进行。

职业环境监测的目的是保护劳动者的健康和安全，降低职业病风险，提高企业形象和社会声誉。通过合理的监测计划、质量控制、风险评估与控制措施、培训与意识提高等策略的实施，可以确保职业环境监测的有效性和可靠性，为企业的可持续发展奠定基础。

（三）空气样品的保存

在职业环境监测中，空气样品的保存方法对于保证样品质量和分析结果的准确性至关重要。工作场所空气样品的保管要遵循《工作场所空气中有害物质监测的采样规范》（GBZ 159—2004）的要求。

1. 样品容器　选择合适的样品容器，如玻璃瓶、塑料瓶或聚四氟乙烯（PTFE）采样管等，以防止样品受到污染或降解。

2. 密封　确保样品容器的密封性良好，以防止样品在保管过程中受到环境因素的影响，如水分、温度、光照等。

3. 温度控制　对于易受温度影响的样品，应将其保存在恒温环境中，如4℃冰箱或冷冻库中。对于一些对温度变化敏感的有害物质，如挥发性有机化合物（VOCs），应特别注意温度的控制。

4. 避光　对于易受光照影响的样品，应将其保存在避光环境中，如使用棕色瓶或放在阴暗处。

5. **避免长时间暴露**　尽量缩短样品的保管时间，避免长时间暴露在空气中。在运输和分析过程中，应尽量减少样品的暴露时间。

6. **记录**　详细记录样品的采集时间、地点、采样条件等信息，以及样品的保管条件、温度、湿度等环境因素，以便在分析结果解释时参考。

7. **样品运输**　在运输过程中，确保样品容器牢固、安全，避免剧烈震动和撞击。

通过以上方法，可以确保空气样品在保管、运输过程中稳定性，为后续的实验室分析和评估奠定基础。同时，对于不同类型的有害物质，可能需要采用不同的保存方法，因此在实际操作中，应根据样品的理化特性和要求选择合适的保存方法。

四、职业环境监测方案与策略

职业环境监测方案与策略是职业健康安全管理体系（OHSMS）的重要组成部分，旨在确保工作环境中职业性有害因素的浓度和暴露程度在可接受范围内，从而保护劳动者的健康和安全。为全面了解不同岗位劳动者接触水平或者生产环境的环境质量，应建立监测体系，制定详细的监测方案。在充分考虑工作场所环境、工艺流程、劳动过程的基础上，根据监测目的合理确定采样点、采样方式、采样时间和监测类型等监测策略。

（一）监测方式

采样方式决定后，根据工作班次，有以下4种测定方式可供选择。

1. **全天一个样品监测**　指在一天内，对一个空气样品进行连续不断的监测，以获取该样品在一天内各个时间段的有害物质浓度变化情况。这种测量方式适用于需要对空气样品进行长时间监测的情况，如室内空气质量监测、大气污染监测等。

2. **全天多个连续样品监测**　指在一天内，对多个空气样品进行连续不断的监测，以获取各个样品在不同时间段的有害物质浓度变化情况。这种测量方式适用于需要对多个地点或区域进行长时间、连续监测的情况，如城市空气质量监测、工业区大气污染监测等。

3. **部分时间连续多个样品监测**　指在一段时间内，对多个空气样品进行间断性的监测，以获取各个样品在不同时间段的有害物质浓度变化情况。这种测量方式适用于需要对某些特定时间段或特定地点进行监测的情况，如短期空气质量监测、特殊环境大气污染监测等。

4. **瞬时多个样品监测**　在短时间内对多个空气样品进行快速、高效的监测。这种测量方式适用于需要对特定地点或区域进行短时间内的空气质量监测，如突发事件应急监测、职业环境中大气污染突发事件应急监测等。

需要注意的是，在样品测量过程中，可能会受到外部环境因素的影响，如温度、湿度、气压等，这些因素可能会对测量结果产生影响。因此，在测量过程中需要对这些因素进行适当的控制和调整，以确保测量结果的准确性和可靠性。此外，在处理和分析样品测量数据时，需要采用适当的统计方法，如时间序列分析、空间分析等，以提高数据的处理和分析效率，并能够更准确地反映空气污染状况。

（二）监测类型

评价监测、日常监测、监督监测和事故性监测都是职业环境监测的类型，它们的主要区别在于监测目的和频率不同。

1. **评价监测**　指在建设项目设计、竣工验收和日常生产活动中，对工作场所的职业危害因素进行评价，以确保工作场所的职业危害因素符合国家职业卫生标准。评价监测的目的是全面了解工作场所的职业危害因素水平及其对工作人员的影响，为建设项目的设计和生产活动的安全提供依据。

2. 日常监测 指在日常生产活动中，对工作场所的职业危害因素进行定期监测，以确保职业危害因素水平在可控范围内。日常监测的目的是及时发现和解决工作场所的职业危害问题，保障工作人员的健康。

3. 监督监测 指各级卫生行政部门和安全生产监督管理部门，根据国家法律法规和标准，对工作场所的职业危害因素进行监督检查。监督监测的目的是确保企业遵守国家职业卫生法规，及时发现和纠正违法行为。

4. 事故性监测 指在发生职业危害事故时，对事故现场的职业危害因素进行应急监测，以确定事故原因、危害程度和范围。事故性监测的目的是及时了解事故情况，采取应急措施，保障工作人员的生命安全和健康。

评价监测、日常监测、监督监测和事故性监测都是职业环境监测的重要类型，它们的目的和方法有所不同，需要根据实际情况选择合适的监测类型。在日常生产活动中，应加强日常监测，及时发现和解决职业危害问题；在监督检查中，应加强监督监测，确保企业遵守国家职业卫生法规；在发生职业危害事故时，应加强事故性监测，采取应急措施，保障工作人员的生命安全和健康。

第二节　生物监测

生物监测是通过检测生物样品中有害物质及其代谢产物或由它们所致的效应指标来评价职业接触有害物质对劳动者健康影响的方法。生物监测在职业卫生中具有重要作用，它能够更准确地反映劳动者体内有害物质的水平和接触程度，为职业病预防、诊断和治疗提供依据。

一、生物标志物

生物标志物（biomarker）是指可以测量并反映生物体与外源性化学物质、物理因素以及生物因素之间相互作用的各种指标。这些指标可以帮助我们理解生物体在接触这些有害物质后的生理和病理反应。根据生物标志物所代表的意义主要分为三类：接触性生物标志物、效应性生物标志物和易感性生物标志物（图10-1）。

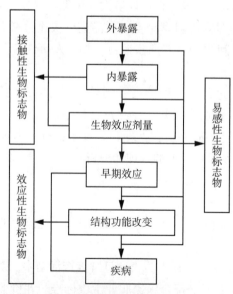

图10-1　生物标志物关系图

（一）接触生物标志物

接触生物标志物是用于标记个体接触某种物质或环境后产生的生物效应的生物标志物。这些标志物可以反映接触物质的浓度、类型、时间、部位和方式，以及由此引发的生理、生化或分子生物学变化。常见的接触性生物标志物包括血液、尿液、毛发、唾液和皮肤等组织中的化学物质浓度，以及与接触物质相关的生理和生化指标的变化，如心率、血压、呼吸频率、酶活性、基因表达等。

1. 内剂量接触生物标志物 内剂量表示吸收到体内的外源性化学物的量，包括细胞、组织、体液或排泄物中（血液、尿液、粪便、呼出气、唾液、毛发、指甲等）外源性化学物原型或者代谢产物的含量。

2. 生物效应剂量接触生物标志物 生物效应剂量是指达到机体效应部位（组织、细胞和分子）并与其相互作用的外源性化学物或代谢产物的含量，包括外源性化学物或代谢产物与白蛋白、血红蛋白、DNA等生物大分子共价结合，或者蛋白与DNA交联物的水平。

（二）效应性生物标志物

效应性生物标志物是指在接触某种物质或环境后，通过生物体产生的特定效应或变化来评估对该物质或环境的敏感性或暴露程度的生物标志物。效应性生物标志物可以进一步划分为三个类别，分别代表早期生物效应、结构功能改变以及疾病。在这三类标志物中，前两类对于生物监测在预防工作中的应用具有至关重要的作用。

（三）易感性生物标志物

易感性生物标志物是指在接触特定物质或环境后，个体对于该物质或环境的敏感性和反应程度的生物标志物。这些标志物可以是生理上的变化、生化指标或心理上的指标等，用于评估个体对潜在危害物质的易感性。

外源性化合物与体内反应的演变过程，从接触至疾病产生，涉及多阶段、有机且连续的过程。根据研究目的和对象，同一生物标志物可被划分成不同类别。例如，血液中的碳氧血红蛋白在接触环境物质时，可作为一氧化碳的早期效应和生物标志物；而在与器官损害或疾病相关时，它则被视为一氧化碳的内剂量指标。

选择生物标志物时，需要考虑多个因素。首先，关联性是关键，它涉及生物标志物与生物学现象之间的联系。其次，灵敏度和特异度也是重要的考虑因素，因为生物标志物需要能敏感地反映早期和低水平接触所引起的轻微改变，以及多次重复低水平接触累加引起的远期效应。再次，还需要考虑检测方法的标准化和准确性。最后，适用性也是一个重要因素，分析方法应简单、取材非创伤、受检对象可接受且成本适宜。这些因素共同决定了生物标志物的选择和应用，以确保其在研究中的有效性和可靠性。

二、生物监测的特点

（一）反映机体总接触量和负荷

生物监测是一种方法，用于反映机体在不同途径（如呼吸道、消化道和皮肤等）和不同来源（职业和非职业接触）情况下的总接触量和总负荷。在职业卫生服务领域，通常进行环境监测，仅通过空气监测可以估计呼吸道吸入的毒物量，然而实际情况下劳动者的接触途径往往多样。根据统计数据，在美国现行的阈限值（TLV）中，大约有23%的物质可以通过皮肤吸收。

因此，对于通过皮肤吸收的毒物来说，生物监测比环境监测更具优势和重要性。在生产环境中，毒物浓度常有很大的波动，连续或间断。另外，劳动者接触的物质通常为混合物。

劳动者在接触物质时是否使用个人防护用品、劳动强度以及气象条件的不同都会影响毒物的吸收。因此，仅通过环境监测很难完全反映机体接触的实际程度。此外，劳动者可能存在非职业性接触，如评估职业接触镉时必须考虑吸烟、饮食等因素的影响。同时，有害物质在体内的代谢和分布存在个体间的差异，通过测定生物样品中毒物及其代谢产物的量，可以控制个体因素的影响。

生物监测能提供更接近机体实际接触水平的数据（生物暴露水平），同时控制更多不确定因素，建立有害物质接触与生物学效应之间的剂量反应关系，因此具有优势和重要性。

（二）系统性和连续性

生物监测强调的是定期性，而非一次性的化学物质及其代谢产物或效应的检测。它的目标在于评估人体接触化学物质的程度以及可能的健康影响，以此来控制和减少接触风险。定期对接触者进行监测是实现这一目标的关键。若监测到接触水平超出限值，应即刻采取相应措施，如降低工作环境中化学物质的浓度、缩短接触时间、预防皮肤污染或确保个人防护用品的使用等，以提升职业人群的健康保护。

三、生物监测样品的选择

生物监测样品主要包括血液、尿液、唾液、毛发和皮肤等生物材料，这些样品可以用于监测个体接触物质的暴露水平和可能的健康影响。不同的生物监测样品适用于不同的监测目的和研究领域，可以提供有关毒物暴露和健康风险的有价值的信息。在生物监测过程中，选择合适的样品非常重要，应根据监测目的、物质性质和采集的方便程度等因素来确定。

（一）血液样品

血液是最常用的生物监测样品之一，可以通过采集静脉血或指尖血来获取。血液样品可以用于测量物质的浓度、代谢产物、细胞计数和血液参数等。血液是机体主要用于运输外源性化学物质的介质。几乎所有无机化合物和具有足够生物半衰期的有机化合物都可以通过采集血液样本来进行监测。相对于代谢产物的测定，检测血液中的原始化合物通常能提供更具有特异性的数据。此外，血液成分相对稳定，血液中的物质水平通常能够反映出化学物质近期的接触水平。

对于那些具有蓄积性的毒物（如多氯联苯）来说，血液中的浓度主要反映出机体的负担。根据监测物质在不同血液成分中的分布特性，可以确定采集全血、血清、血浆或红细胞，以及选择适当的抗凝剂。然而，由于采集血液的过程具有损伤性且不如尿液样本广泛使用，因此血样的存储条件和分析前处理要求也更为严格。

（二）尿液样品

尿液是另一个常用的生物监测样品，通过采集晨尿或随机尿液来获取。尿液样品广泛用于测量代谢产物、有机物和金属等的浓度。由于采集尿样无须创伤且容易被受试者接受，因此它是最常用的生物样品之一。尿样适合于检测有机化学物的水溶性代谢产物和某些无机化学物。为了校正尿中被测物的浓度，通常需要使用尿比重或尿肌酐。需要注意，尿比重大于1.030或小于1.010以及尿肌酐浓度低于0.3g/L或高于3g/L的尿样应该谨慎使用。尿样的检测结果可能会受到肾功能的影响，不宜用尿样来监测肾病患者。在采集尿样的过程中还需注意来自环境的污染。例如，在测定尿中微量重金属时，需要在使用尿容器等之前进行金属本底值的分析和处理。

（三）呼出气体

监测呼出气体适用于那些在血液中溶解度低的挥发性有机化合物，或者以原形在呼出气中出现的化学物质。呼出气中挥发性物质的浓度与采样时的血液浓度存在一定比例关系。对于那些在血液中具有短半衰期的药物，呼出气检测会受到一定限制。在采集呼出气时，需要区分混合呼出气和终末（肺泡）呼出气。混合呼出气指在接触期间尽可能呼出的全部呼出气，而终末呼出气则是指平静呼气后再用最大力呼出的气体。通常，在接触期间的混合呼出气中的浓度会高于接触结束后的终末呼出气。呼出气监测的优点在于无损伤性，但缺点在于容易受到污染、波动大，并且采样时间需严格把控。

（四）唾液样品

唾液样品采集相对简单，可以通过唾液采集器或自行采集进行。唾液样品可以用于测量一些药物、激素、蛋白质和微生物等的浓度。

（五）毛发样品

毛发样品可以反映长期的暴露情况，它能够累积化学物质或重金属。通过采集头发、胸毛或腿毛等进行分析，可以获得关于毒物暴露历史的信息。

（六）皮肤样品

皮肤样品包括皮肤表面油脂、角质层和表皮细胞等，可以用于测量皮肤吸收的物质、污染物或刺激物等。

（七）其他样品

测定乳汁和脂肪组织中的物质含量可以作为亲脂毒物（如有机气体、农药等）暴露的指标，进而用于评估这些毒物对新生儿的潜在影响。活检技术在靶部位的原位研究方面取得了显著进展，如通过 X 线荧光方法测定骨铅、中子活化法测定肾皮质和肝中的镉。尽管如此，这些方法在常规检测中仍面临一些挑战。

四、生物接触限值

职业卫生工作中，生物监测的目的是评估职业群体和/或个体劳动者接触有害物质的水平和潜在的健康影响。为了确保生物监测结果有可评估的标准，如监测工作场所空气中有害物质，需要建立生物接触限值作为生物监测的卫生标准。

在我国颁布的职业卫生生物监测行业推荐性卫生标准中，职业接触生物限值指的是接触有害化学物质的劳动者在生物样本（如血液、尿液、呼出气等）中检测到的化学物质或其代谢产物，或者引起生物反应的限制水平。职业接触生物限值的主要目的是保护大多数劳动者的健康，但并不能保证每个劳动者在该限值下不会受到任何有害影响。职业接触生物限值与非职业接触化学毒物在健康人群中可检测到的参考值是不同的，也不同于职业病诊断值，因此不能混淆使用。我国已颁布的生物接触限值详见表10-2。

表10-2 我国已颁布的生物接触限值

化学物	生物监测指标	职业性生物接触限值	采样时间
甲苯	尿马尿酸	1mmol/mol肌酐（1.5g/g肌酐）或11mmol/L（2.0g/L）	工作班末
	终末呼出气甲苯	20mg/m³	工作班末
		5mg/m³	工作班前
三氯乙烯	尿三氯乙酸	0.3mmol/L（50mg/L）	工作周末或班末
铅及其化合物	血铅	2.0μmol/L（400μg/L）	接触3周后任意时间
镉及其化合物	尿镉	5μmol/mol肌酐（5μg/g肌酐）	不作严格规定
	血镉	45mmol/L（5μg/L）	不作严格规定
一氧化碳	血中碳氧血红蛋白	5%Hb	工作班末
有机磷酸酯类农药	全血胆碱酯酶活力校正值	原基础值或参考值的70%	接触起始后3个月内任意时间
		原基础值或参考值的50%	持续接触3个月后任意时间
二硫化碳	尿2-硫代噻唑烷-4-羧酸	1.5mmol/mol肌酐（2.2mg/g肌酐）	工作班末或接触末
氟及其无机化合物	尿氟	42mmol/mol肌酐（7mg/g肌酐）	工作班后
		24mmol/mol肌酐（4mg/g肌酐）	工作班前
苯乙烯	尿中苯乙醇酸加苯乙醛酸	295mmol/mol肌酐（400mg/g肌酐）	工作班末
		120mmol/mol肌酐（160mg/g肌酐）	下一个工作班前
三硝基甲苯	血中4-氨基-2,6二硝基甲苯－血红蛋白加合物	200ng/g Hb	持续接触4个月后任意时间
正己烷	尿2,5-己二酮	35.0μmol/L（4.0mg/L）	工作班后
汞	尿总汞	20μmol/mol肌酐（35μg/g肌酐）	接触6个月后工作班前
可溶性铬盐	尿铬	65μmol/mol肌酐（30μg/g肌酐）	接触1个月后工作周末的班末
酚	尿总酚	150mmol/mol肌酐（125mg/g肌酐）	工作周末的班末
五氯酚	尿总五氯酚	0.64mmol/mol肌酐（1.5mg/g肌酐）	工作周末的班末

五、生物监测的结果解释

（一）个体评价

1. **比较参考值** 生物监测结果与合适的参考值进行比较。

2. **易感性差异** 不同个体对化学物质的敏感程度存在差异，即使接触水平低于生物接触限值，也不能确保所有工人不会出现有害健康效应。

3. **个体前期对比** 鉴于接触个体之间存在的差异，可以将其接触数据与该个体的前期接触数据（基线值）进行比较。

（二）群体评价

1. **统计分析** 生物监测的数据需要在群体水平上进行对比分析，利用统计学方法处理群组数据。

2. **报告参数** 对于正态分布的数据，提供平均值和标准差；对于对数正态分布的数据，提供几何均值和几何标准差；对于非正态分布的数据，提供中位数、P_{90}和P_{10}百分位数。

3. 评价原则 若观察值低于限值，则工作条件符合要求；若全部或大部分观察值高于限值，则需要采取相应的预防措施；若大部分观察值低于限值，但有小部分异常值，这可能是由于岗位污染严重或个体遗传敏感性所致。

六、生物监测的局限性

1. 部分化学物质监测困难 有些化学物质因其特性使其难以进行生物监测，如具有强化学活性和刺激性的化合物、难以在体内溶解的物质以及正常代谢产物等。

2. 方法不足

（1）检测方法缺失：对于某些职业毒物或其代谢产物，目前尚无可靠、有效的检测方法。

（2）数据缺乏：有些物质存在可靠方法，但内剂量与效应间的定量关系资料缺乏，无法制定评价标准。

（3）无法反映瞬时变化：生物监测不能反映车间空气中化学物瞬间浓度的变化规律。

3. 个体差异与多因素影响

（1）生物多样性：生物监测指标个体间差异较大，受多种因素影响。

（2）职业接触差异：在实际工作中，不同职业性有害因素的接触可能影响不同的代谢过程。

（3）区域和方法的影响：有些指标的参比值随地区和测定方法而异，取样时间、运输和保存等条件均可影响结果。

第三节 职业卫生调查

职业卫生调查是指用系统化的方法对工作环境中存在的职业病危害因素进行全面的调查与评估的过程。通过职业卫生调查，可以收集和分析相关的工作环境数据、工人的职业病暴露情况、职业病发病情况等信息，以了解和评估工作岗位对工人健康的影响，为预防和控制职业病提供依据。

职业卫生调查的目的是确定工作环境中存在的职业病危害因素及其危害程度，并提出相应的职业病预防和控制措施。调查内容包括对物理、化学、生物、心理等各种职业病危害因素的识别和评价，对职业病发病情况的调查和统计，以及对职工的职业健康监护和职业卫生培训情况的了解等。

一、职业卫生调查的形式

为了有效地实施职业卫生服务，需要开展各类职业卫生调查。根据不同的调查目的，职业卫生调查可以分为基本情况调查、专题调查和事故调查。这些调查旨在收集有关工作场所的详细信息，以评估职业暴露风险，并制定相应的预防和控制措施。

（一）基本情况调查

职业卫生基本情况调查是对工作场所的职业卫生状况进行全面了解和评估的调查。该调查旨在收集与工作环境、劳动条件、劳动者暴露情况和健康状况等相关的基本信息。以下是调查的内容。

1. 工作场所情况 收集关于工作场所的一般信息，包括工种、工作过程、设备和工作区域等。

2. **化学物质和物理因素** 调查在工作场所中存在的化学物质和物理因素,如有害物质的种类、浓度和暴露途径,以及噪声、振动、辐射等。

3. **劳动条件** 评估劳动条件,如工作时间、劳动强度、工作负荷等。

4. **职业暴露情况** 收集劳动者接触有害物质或危险条件的信息,包括职业暴露历史、个体防护措施和卫生设施等。

5. **健康状况** 了解劳动者的健康状况,包括职业病发生情况、职业健康监护和个体健康问题等。

6. **职业卫生管理制度** 评估工作场所的职业卫生管理制度,包括监测和评估措施、培训和教育计划以及紧急事件应急响应等。

7. **其他** 生活福利和医疗情况、劳动班次等。

(二)专题调查

职业卫生专题情况调查是一种针对特定领域或问题的深入调查。与基本情况调查不同,专题调查更加专注于特定的职业卫生问题或课题。以下是专题调查的具体内容。

1. **危害物质调查** 深入研究和评估某个具体危害物质的职业暴露情况,包括其存在形式、暴露途径、暴露水平和防护措施等。

2. **职业病流行病学调查** 调查某一职业病在特定领域或工作人群中的发病率、发展趋势和影响因素,为制定相应的预防措施提供数据支持。

3. **职业卫生风险评估** 对工作场所的职业卫生风险进行定量或定性评估,包括危害识别、危害程度评估和风险控制建议等。

4. **职业卫生管理体系评价** 评估工作场所职业卫生管理体系是否合规和有效,包括政策和流程、监测和评估、培训和教育等方面的组织和实施情况。

5. **工作场所职业卫生控制效果评估** 评估实施职业卫生控制措施后的效果和影响,包括暴露水平变化、卫生指标改善和职工健康状况等。

(三)事故调查

职业卫生事故调查是对职业活动中发生的可能对劳动者健康造成影响的意外事件的调查。调查的目的是确定事故的原因、性质、影响范围和损失,并采取相应的措施防止类似事故的再次发生。职业卫生事故调查的内容包括以下几个方面。

1. **事故概况** 收集事故的基本信息,包括事故发生的时间、地点、单位、工种、人员等。

2. **事故原因** 分析事故发生的原因,包括直接原因和间接原因,如操作失误、设备故障、管理不善等。

3. **事故经过** 详细记录事故发生的经过,包括事故的起始时间、发展过程、救援措施等。

4. **临床资料分析** 是指通过对发生事故的患者的临床表现和可能病因进行重点调查,以及及时采集患者生物样本进行职业暴露的生物监测,全面了解其接触职业性有害因素的机会、途径、病程、症状、体征等信息。这种分析可帮助了解事故导致的发病率、死亡率等数据,为事故后的防范和控制提供依据。

5. **事故后果** 评估事故对劳动者健康的影响,包括身体损伤、职业病、心理创伤等。

6. **事故责任** 确定事故责任,包括直接责任、管理责任和领导责任等。

7. **事故教训** 总结事故教训,提出防止类似事故再次发生的建议和措施。

二、职业卫生调查步骤

职业卫生调查的具体步骤通常包括准备、实施和总结三个环节。

（一）准备阶段

准备阶段是职业卫生调查的关键环节之一，包括确定调查的目的、范围、对象和调查方法，制定调查计划和调查表，培训调查员等。需要确定调查的目的和范围，明确调查对象和调查方法，制定详细的调查计划和调查表，并对调查员进行培训，以确保调查员熟悉调查的目的、方法和要求，能够准确地收集和记录数据。

（二）实施阶段

实施阶段是职业卫生调查的关键环节之一，包括进行实地调查、收集和记录数据，整理和分析数据等。在这个阶段，需要按照制定的计划和调查表，进行实地调查，收集和记录数据，并整理和分析数据，以确保数据的准确性和可靠性。

（三）总结阶段

总结阶段是职业卫生调查的关键环节之一，包括对调查结果进行分析和评估，制定和实施相应的职业病预防和控制措施，撰写调查报告等。需要对调查结果进行分析和评估，制定和实施职业病预防和控制措施，撰写调查报告，并向有关方面报告和交流，以促进职业健康改善和保护职工的身体健康和安全。

职业卫生需要按照准备、实施和总结三个环节进行，每个环节都至关重要，以确保调查结果的科学性和准确性，为预防和控制职业病提供依据。

第四节　职业性有害因素的评价

评估职业危害涉及识别、评估和控制工作场所中可能出现的各种职业性有害因素。职业性有害因素涵盖化学、物理和生物等方面，它们可能在职业活动中对健康造成负面影响。进行职业危害评估的根本目的是保障劳动者的健康与安全，防止职业病的发生，并降低职业伤害的风险。职业危害评估是一个不断进化的过程，必须适应工作环境和工作方法的演变，持续进行危害的识别、评估和控制。此外，进行职业危害评估时，应遵循相关法律法规、职业卫生标准并结合实际情况，以确保评估结果具有科学性和可信度。

一、职业病危害预评价

（一）定义

在项目前期可行性研究中，必须遵守国家关于职业健康安全的法律法规、技术规范和标准，全面识别项目可能引致的职业病危害因素。这包括对这些因素对工作环境和员工健康的潜在影响进行详尽分析与评估，预测其危害程度。同时，对计划采取的职业病防护措施的效果进行预评价，包括有效性和可行性。此外，针对识别出的职业卫生问题，提出切实可行的防护措施。最终，基于科学、客观的分析，形成准确、真实的项目职业病危害预评价结论。

（二）程序

在项目委托和资料准备阶段，建设单位应首先向委托的评价机构提供建设项目的审批文件、可行性研究资料（包括职业卫生专篇）以及其他相关资料。评价机构将会按照准备、评价和报告编制三个阶段进行职业病危害预评价。这一过程将对可能出现在建设项目中的职业病危害进行全面而系统的评估，为随后的职业病防护设施的建设和维护提供重要的依据。

（三）内容与方法

职业病危害预评价可分为五个阶段，主要工作内容包括收集资料、制定评价方案、工程分析、实施预评价和编制预评价报告等步骤。

1. 收集资料 全面收集并整理建设项目相关的批准文件和技术资料，包括建设单位的设计布局、工艺流程、设备布局、卫生防护措施、组织管理等，并严格遵守国家、地方和行业关于职业卫生的法律法规、标准规范和政策要求。

2. 制定评价方案 开展职业病危害因素的识别和分析工作，全面考虑工作场所、生产工艺、原材料使用等多个方面的因素。在充分收集资料的前提下，进行初步的工程分析，挑选出关键的评价因素，明确评价单元，并据此制定出职业病危害预评价的计划。

3. 工程分析 凭借工艺、职业卫生和卫生工程等专业知识和技术，仔细审视预评价项目的工程技术特征，预估其对工作场所和员工健康的危害程度，全面考虑职业危害因素的性质、生产过程、浓度等因素。

4. 实施预评价 预评价的主要任务是对建设项目的选址、可能产生的职业病危害因素以及潜在危害程度进行深入的分析和评价。此外，还包括对拟采取的职业病防护设施的预期效果进行评估，以及对存在的职业卫生问题提出有效的防护对策。这一系列工作旨在为后续的职业卫生防护工作提供科学依据和指导。

5. 编制预评价报告 在此阶段，需要整合和审查各种资料和数据，进行综合评估，并遵循规定的格式编制建设项目的预评价报告。预评价报告应参照《建设项目职业病危害预评价技术导则》，主要内容包括以下方面。

（1）职业病危害预评价的目标、依据、界限、内容与方法。

（2）建设项目的概要，涵盖建设地点、性质、规模、总投资、设计方案、员工配置等。

（3）分析和评估选址及潜在的职业病危害因素对工作场所和员工健康的影响，包括危害因素的名称、主要产生环节、预测的危害浓度（或强度）。

（4）对计划采取的职业病危害防护措施进行技术和效果评估，涵盖总体布局、生产工艺、设备配置、卫生标准要求、职业病防护设施、应急救助设施、个人防护装备、卫生设施和职业卫生管理体系。

（5）提出针对存在的职业卫生问题的有效防护措施。

（6）得出综合评价结论，概括评价结果，指出存在的问题并提出改善建议，确定职业病危害类别，评估建设项目的可行性。

二、职业病危害控制效果评价

（一）定义

按照国家相关职业卫生法律法规、标准和规范的要求，在项目竣工验收阶段进行分析和确定建设项目可能带来的职业病危害因素，并评估这些因素对工作场所和劳动者健康的危害程度，以及采取的职业病防护设施的控制效果。最终，根据科学、客观的评估结果，提出验收评价结论。

（二）程序

控制效果评价流程要求认证机构的参与，由国家级或省级认可的职业卫生技术服务机构执行。在竣工验收阶段，对建设项目产生的职业病危害因素进行详尽的分析和确认。以客观的方式评估工作场所和劳动者健康的危害程度，以及职业病防护设施的控制效能。

（三）评价方法

1. 资料搜集　全面搜集建设项目的批准文件和技术资料，同时深入了解和掌握国家、地方和行业关于职业卫生的相关法律法规、标准和规范。

2. 制定评价计划　评价单位应根据建设项目的可行性研究报告和预评价报告内容，以及工程建设和试运行的实际情况，拟定竣工验收前的职业病危害控制效果评价计划。

3. 工程分析　运用生产工艺、职业卫生和卫生工程等专业知识和技术，细致分析并明确预评价项目的工程技术特点。主要包括：建设项目的概述，如建设地点、性质、规模、设计能力、劳动定员、总投资以及职业病危害防护设施专项经费投资；总平面布置；生产过程中拟使用的原料、辅料、中间品、产品名称、用量或产量；主要生产工艺、生产设备及其布局；主要生产工艺和生产设备产生的职业病危害因素的种类、部位以及其存在的形态；采取的职业病危害防护措施。

4. 执行控制效果评价　分析评价建设项目在生产或使用过程中产生的职业病危害因素对工作场所和劳动者健康的危害程度，评估职业病防护设施的控制效果，并提出有效的防护对策来解决存在的职业卫生问题。

5. 编制控制效果评价报告书　报告书应包括职业病危害评价的目的、依据、范围、内容和方法；建设项目及其试运行的概况；职业病防护措施的实施情况，包括总平面布置、生产工艺和设备布局，建筑物卫生学要求，如卫生工程防护设施、应急和救援措施、个人防护设施、卫生辅助用室以及职业卫生管理措施的落实情况；职业病危害防护设施的效果评价；评价结论和建议。

三、职业病危害现状评价

（一）定义

根据国家职业卫生法律、法规、标准、规范的要求，对存在职业病危害的用人单位，在正常生产运行阶段，对其存在和/或产生的主要职业病危害因素及其危害程度、对劳动者健康的影响、职业病危害防护措施及效果等进行综合的阶段性分析和评价。分析中应指出主要职业卫生问题，并提出改进措施和建议，为用人单位的职业病防治和职业病危害申报工作提供依据。

（二）程序

包括前期准备、评价实施、报告书编制、报告书评审四个阶段。

（三）评价内容

建议对存在职业病危害的用人单位进行定期评估，至少每三年进行一次全面的职业病危害现状评价。对于涉及高毒物质的使用或产生场所，依据《使用有毒物品作业场所劳动保护条例》，应每年至少进行一次评价。评价应涵盖用人单位的所有生产活动，主要关注正常生产期间劳动者的职业病危害暴露和接触水平，以及用人单位的职业病危害防护措施的有效性、职业健康监护和管理等情况。评价的核心内容包括用人单位生产经营过程中产生的职业病危害因素的种类、分布、对健康的影响、采取的防护措施及其效果，以及职业健康监护和管理的情况等。

（四）评价方法

通过实施作业场所的职业健康调查，检测职业病危害因素的浓度或强度，搜集所需的数据和资料，分析劳动者面临的职业病危害接触水平和职业健康影响的程度。在此基础上，利用检查表、定性或定量方法等工具，对作业场所的职业病危害现状进行全面评估。在编写职业病危害现状评价报告书时，应保证语言规范、内容具有针对性、重点明显、条理分明、结论清晰且提出的建议具有可操作性。评价书应主要包括以下内容：在总论部分，应介绍评价的目的、依据、范围、内容、评价单元、方法、程序和质量控制。在用人单位概况部分，应概述用人单位及作业场所的基本情况，包括用人单位的基本信息、地理位置和主要自然环境、总体布局、生产工艺和设备布局、原料、辅料及年用量、主要中间品、产品和副产品的产量、劳动人员配置、生产工作制度、个人防护装备、辅助用室以及职业健康管理等信息，还应包括职业病危害控制效果评价建议的实施情况等。

四、职业性有害因素的接触评估与危险度评价

（一）定义

职业性有害因素接触评估是指对工作场所中可能对工人健康造成危害的各种化学、物理、生物等因素进行识别、评价和监测的过程，以确保劳动者在职业活动中接触水平低于规定的安全限值，从而保护其健康与安全。接触评估是与健康效应评估相辅相成的过程，它通过分析个体的职业背景和相关资料，利用问卷调查、工作环境监测、生物材料监测等手段，对个体通过不同途径接触一种或多种职业性有害因素的频率或程度进行定性或定量评估。这一过程对于职业流行病学研究至关重要。

危险度是指衡量从事某种职业活动引起损害作用的概率。危险度评价是综合毒理学研究、环境监测、生物监测、健康监护、职业流行病学研究等资料，定性和定量地认定和评价职业性有害因素的潜在不良影响，并对其进行管理的方法和过程。首先我们需要进行接触评估，评估接触职业性有害因素的量和接触条件。根据有害因素浓度和接触途径计算，使用吸入量、温湿度、工艺流程、个体因素进行校正。最后进行危险度特征分析，根据接触剂量和接触－反应关系，计算危害效应的概率。

（二）接触评估的方法

1. 问卷调查 问卷调查不仅可以为分析接触人群的特征提供依据，而且所获取的与健康效应相关的信息是接触评估的重要依据，有时甚至是唯一可行的方法。例如，在进行某些刺激性气体急性中毒

的接触评估时，问卷调查对于作出定性评估是必不可少且简便易行的方法。问卷调查的内容包括职业史、接触人群特征、接触方式、接触途径、接触时间等。

2. 环境监测　工作场所中存在的职业性有害因素具有以下特点：种类繁多，同一环境可能同时存在多种有害因素；有害因素的强度和分布随着生产工艺、劳动过程和外部环境条件的变化而变化。此外，劳动组织和劳动制度的实际情况，如轮班制度和工间休息等，导致工人接触有害因素呈现间歇性和多变性。因此，工作场所中的有害因素表现出多样性、变化性和接触间歇性等特点。需要深入现场进行详细了解，实际观察有害因素的种类、来源、形式、浓度（或强度）等，并仔细观察记录工作人员的操作过程、活动范围、接触途径和接触时间，以便确定主次要有害因素评估对象。

（1）确定监测对象与制定监测计划：在初步识别职业环境中存在的职业性有害因素之后，应结合查阅相关文献资料和参考其他机构的做法来确定主要的监测对象。重点考虑以下四个方面的信息：①用人单位的管理层、生产工艺技术人员和员工的反馈。②医务人员的临床观察，特别关注临床症状与有害因素接触之间的时间关系。③毒理学资料。通过分析毒理学资料来了解有害因素的毒性大小和毒性作用特点，以确定需要重点监测的对象，如危害性较大的农药、某些重金属和有机化合物等。④流行病学调查资料。特别关注以往调查中显示出接触水平与反应（或效应）关系的有害因素。

（2）一旦确定了监测对象，就应建立监测体系并拟定监测方案，其中包括确定监测地点、监测时间、监测周期以及监测记录表。由于工作场所存在许多影响接触的因素，如建筑布局、自动化程度、操作方式、作业条件、原材料变化、周围环境条件、工作日数和季节、通风和隔离情况、个人防护措施、从业人员数量和培训水平等，因此在充分了解和观察的基础上，应合理确定监测策略，包括采样点、采样方式、采样时机以及采样时间等。

（3）接触水平的估计是接触评估的关键步骤。以化学因素为例，通常使用工作场所空气中有害物质浓度的区域定点采样平均值及其波动范围作为评估指标。这些平均值的计算和表达方式取决于测定值的数据分布特征。如果测定值分布集中，呈正态或近似正态分布，可以使用算术平均值来表示；如果有害物质的浓度具有倍数关系或遵循对数正态分布，最好不要使用算术平均值，而应考虑使用几何平均值。当大部分测定值聚集在一起，只有少数分布在一侧，或者一侧的测定值只以大于或小于某个具体数值来表达且没有明确数据时，应使用中位数来表示。针对生产操作不连续或工作者在工作班次中从事多种操作的情况，宜采用时间加权平均浓度（TWA）来评估暴露水平。由于工作场所监测数据通常不服从正态分布，考虑将平均值与置信区间相结合，或者采用最大似然估计值以表示暴露水平，可能更为恰当。

（4）工作场所环境监测资料的整理与保管是至关重要的。根据相关卫生标准和法规，并结合相关文献资料，需要及时对监测所得资料进行整理和分析。对工作环境中有害因素的浓度或强度进行评价，分析不同车间、工种和不同时间的分布情况，这些数据可以作为采取控制措施的依据，并用于动态观察和前后对比。这些资料需要妥善保管，以便在需要时进行查阅和对比。

3. 生物监测　生物监测在接触评估中发挥着重要作用。它能够较好地反映内剂量或生物效应剂量，弥补环境监测的不足，并兼具效应评估功能。它可以直接测定生物样品中的生物标志物，是一种相对简单有效的评估方法。如果接触效应的潜伏期较短，那么它可以合理地代表其在潜伏期内的接触情况；如果外源物的生物半衰期较长，且其生物负荷不受疾病或治疗的影响，那么测定靶组织中外源物的浓度也能提供有关信息。这种方法对于了解有害物质在体内的累积和排泄过程，以及评估接触水平具有重要价值。

（三）危险度评价的内容

1. 危害性鉴定（hazard identification） 是危险度评价的第一阶段，主要内容是对职业性有害因素的定性评价，同时也包含定量评价的成分。这项任务的主要目标是确定这些有害因素是否可能对接触人群造成职业性损害，以及它们发生的条件。此外，还需要评估接触与职业性损害之间的因果关系，对职业性损害进行分类，并估计其危害程度，从而确定是否需要对这些有害因素进行危险度评价以及可能的程度。

2. 剂量−反应关系评价 是危险度评价的核心，属于定量评价的范畴。通过分析职业流行病学资料和动物研究数据，可以明确不同接触水平下效应的强度和频率，并确定剂量−反应关系。所谓的反应是指接触特定强度的危害因素所致特定效应在接触人群中所占的百分率。由于人类数据往往有限，因此常常需要利用动物实验的资料来进行评估。

3. 接触评估（exposure assessment） 目的是确定人体通过各种途径接触外源化学物质的量和环境条件，是危险度评价中关键的一部分。在进行评估时，准确的接触数据是至关重要的，因为缺乏确切的接触信息将导致对人群潜在危险性的评估存在不确定性。但由于人力和物力等方面的限制，直接从足够数量的实际测定中获取数据并不容易。因此，在实践中常采用接触估测（exposure estimation）的方法。通常情况下，从评估对象的总体人群中随机抽取代表性样本，进行有限量的分析，以估算总体人群或特定亚群的接触水平及相关情况。

4. 危险度特征分析（risk characterization） 是危险度评价过程的最后阶段，其目的是综合分析和评估前面阶段的评价结果，进而获得接触人群面对某种有害因素可能引发某种健康后果的危险度，即该人群受到潜在危险的程度。该阶段主要包括根据所提供的信息和数据属性、可靠度，存在的不确定性，以及在推导和估算中所做的各种假设进行分析和权衡。在进行分析时，需要注意不同阶段结果的一致性，如实验动物数据和职业流行病学调查数据之间是否相互支持，各关键指标是否存在矛盾之处。需要指出和讨论各阶段的不确定性因素，区分其重要性，并说明它们对终极评价结果的定量影响。数据的充足性对危险度特征分析结果的可靠性至关重要，例如，仅有动物实验资料而缺乏人类数据，或者职业流行病学调查资料在某些方面不足，都会影响危险度特征分析的可靠性。为了完成一项全面且高质量的危险度特征分析，所需资料应包括来自职业流行病学调查和动物实验两方面的结果。

（四）危险度评价方法

危险度评价流程具体如下。

1. 收集资料 收集毒理学、环境监测、生物监测、健康监护、职业流行病学等方面的数据。

2. 接触评估 通过抽样分析等方法，评估接触职业性有害因素的量和接触条件。

3. 危险度特征分析 计算危害效应的概率，考虑接触剂量和接触−反应关系。

4. 不确定性分析 考虑各阶段数据的一致性和不确定性，确保评价结果的可信度。

5. 综合评价与报告 综合各项评价，形成危险度评价报告，提出管理建议。

通过以上评价流程，结合危险度评价结果，向企业提出管理建议，包括但不限于：调整工艺流程、加强个体防护、改善职业卫生设施、强化健康监护。此外，建议定期进行复评，以监测危险度的变化，及时调整管理策略，确保职业环境的健康安全。

五、新时代职业性有害因素的评价

新兴行业中职业性有害因素的挑战与应对

1. 人工智能行业的职业性有害因素　随着人工智能技术的广泛应用，一些新兴职业性有害因素可能涌现。例如，在人机协同作业中，工人与机器交互的频率增加，可能导致心理压力和人机界面相关的健康问题。对于这些新型因素，职业卫生领域需要密切关注科技发展的趋势，不断改进评估方法，提高对新兴职业性有害因素的敏感性。

2. 跨领域协同行业的职业性有害因素　新兴职业性有害因素通常跨足多个领域，如新能源产业中的光伏行业可能涉及物理、化学和生物因素。职业卫生工作者需要具备跨领域协同的能力，与不同专业领域的专家合作，综合运用各类技术手段，全面识别和评价新兴职业性有害因素，提供更精准的防护建议。

六、职业性有害因素识别与评价的前沿技术

1. 人工智能在职业性有害因素识别中的应用　人工智能技术的发展为职业性有害因素的识别和评价提供了新的思路和方法。通过引入人工智能算法，我们可以更加快速、准确地分析大量的监测数据，发现潜在的职业卫生风险。

2. 大数据在职业卫生评价中的应用　大数据技术的兴起为职业卫生评价提供了数据支持。通过对大量工作场所数据的分析，我们可以更好地了解不同行业、不同地区的职业性有害因素分布规律，有助于制定更加精准的职业卫生政策和措施。

职业性有害因素的识别与评价是职业卫生工作中的重要环节。通过深入理解各类有害因素的危害机制、采用科学方法进行识别与评价，可为预防职业病提供有力支持。在新兴职业性有害因素不断涌现的背景下，职业卫生工作者需时刻保持警惕，及时调整工作方法，更好地保障职工的身心健康。

本章小结	教学课件

执考知识点总结

本章涉及的2019版及2024版公共卫生执业助理医师资格考试考点对比见表10-3。

表10-3　2019版及2024版公共卫生执业助理医师资格考试考点对比

单元	细目	知识点	2024版	2019版
职业性有害因素的识别与评价	职业环境监测	（1）监测对象的确定	√	2019版只有细目，没有具体知识点
		（2）空气样品的采集	√	
		（3）采样方式	√	
		（4）监测策略	√	
	生物监测	（1）生物标志物与生物监测	√	
		（2）生物接触限值	√	
	职业卫生调查	（3）职业卫生调查形式	√	
		（4）职业卫生调查步骤	√	
	职业性有害因素的评价	（1）职业性有害因素的评价	√	
		（2）职业病危害控制效果评价	√	
		（3）职业病危害现状评价	√	

拓展练习及参考答案

（余萱蔚　张学艳）

第十一章　职业性健康危害的预防与控制

（学）（习）（目）（标）

素质目标： 培养预防为主的职业健康观念，提高对职业性健康危害的警惕性；强化职业卫生防护的理念，促使个体和组织主动预防和控制职业性健康危害，降低职业病风险。

知识目标： 掌握医学监护、职业健康监护信息管理、职业工伤与职业病致残程度鉴定；熟悉职业卫生法律法规与监督管理、个人防护用品、职业卫生保健；了解职业卫生工程技术。

能力目标： 具备职业性健康危害因素识别、预防与控制的能力，具有完成职业卫生突发事件的应急处理的能力。能够有效指导职业工人合理使用个人防护用品，避免职业性健康危害。

案例导入

【案例】

某化工厂职业性健康危害的预防与控制

某化工厂专注于生产化学品，包括有机溶剂、酸碱等。由于工作过程中可能接触到一些有害物质，员工长时间工作后，出现头痛、头晕等中毒症状，部分员工还出现了过敏反应，经生化检验发现员工的肝、肾功能均出现了异常，显示肝、肾损害。

【问题】

针对化工厂具体情况，请简述职业性健康危害的预防和控制措施？

核心知识拆解

第一节　职业卫生法律法规与监督管理

一、概述

维护劳动者的安全、健康，促进生产发展的目标中，职业安全和职业卫生占据重要地位。职业安全是在生产过程中为避免人身或设备事故，创造安全、健康的生产和操作环境而采取的各项措施及相应活动。美国、澳大利亚、日本等国已将职业安全与职业卫生合二为一，形成"职业安全与卫生"的综合概念。我国的职业安全和职业卫生工作由国务院不同部门管辖，共同致力于职业卫生与职业安全的监督管理。我国职业安全的指导原则是"生产必须安全，安全促进生产"。近年来，我国陆续颁布了一系列劳动保护和技术安全的法律、法规、规章和标准，如《中华人民共和国职业病防治法》《中华人民共和国安全生产法》《中华人民共和国劳动法》《工伤保险条例》等，有力地保障了职业安全与卫生工作的执行。

二、职业卫生法规体系与监督

（一）职业病防治法

我国于2001年10月27日通过了第一部《中华人民共和国职业病防治法》，目前我国使用的职业病防治法是中华人民共和国于2021年12月29日修订的《中华人民共和国职业病防治法》。该法规定了职业病防治的基本原则、权责分工、风险评估和管理、个人防护等方面的内容，以确保劳动者的职业健康和权益。以下是该法的一些主要内容。

1. 法律适用范围 该法适用于在中华人民共和国境内从事劳动活动的劳动者和雇主，以及其他相关主体。

2. 预防为主原则 建立和完善职业病防治体系，强化预防为主的理念，通过职业健康风险评估、风险控制措施的采取，预防职业病的发生。

3. 多部门协同防治 明确各级政府和有关部门在职业病防治中的职责分工，促进各方面的协调合作。

4. 企业责任 雇主应当为劳动者提供安全、无害的劳动条件，制定并执行职业病预防控制措施，提供必要的职业健康监护，保障劳动者的职业健康和权益。

5. 劳动者权益保护 劳动者有权要求雇主提供职业健康保护措施，并享有职业健康监护、职业病诊治、工伤保险等权益的保障。

6. 风险评估和控制 雇主应当进行职业健康风险评估，制定相应的风险控制措施。对于特定行业、职业和工作场所，根据风险情况执行特殊的职业病防治措施。

7. 处罚和责任追究 对违反职业病防治法的行为，进行相应的违法行为处罚，并依法追究法律责任。

该法的发布和实施，进一步加强了对职业病防治工作的法律保障，强化了企业和雇主的责任，并保障了劳动者的职业健康与权益。同时，该法的出台也推动了职业病防治工作的标准化、规范化和科学化发展。

（二）职业病防治法相关配套法规与规章

1.《工作场所职业卫生监督管理规定》 是我国关于工作场所职业卫生监督管理的基本规定，明确了各级政府和有关部门在职业病防治中的职责分工，以及企业、雇主和劳动者的责任。

2.《职业病分类和目录》 是我国关于职业病分类和目录的规定，明确了职业病的种类、分类和诊断标准。

3.《用人单位职业健康监护监督管理办法》 该制度明确规定了用人单位对劳动者健康监护和职业健康监护档案管理方面的法定义务，以及劳动者享有的健康监护权益。制定了职业健康检查的具体内容以及职业健康监护档案的管理规定。

4.《职业病诊断与鉴定管理办法》 该办法明确规定了职业病诊断和鉴定应当遵循"科学、公正、公开、公平、及时和便民"的原则。对职业病诊断机构、职业病诊断医师的条件、职业病诊断基本原则等方面进行了详细规定。

5.《建设项目职业病危害评价规范》 是我国关于建设项目职业病危害评价的管理规定，明确了建设项目职业病危害评价的程序、标准和质量要求。

（三）职业卫生法规体系的发展趋势

近年来，我国职业卫生法规逐步健全和完善，对于职业病危害的防控工作起到了积极推动作用。未来可能的发展趋势如下。

1. 法规体系的进一步完善 针对新兴产业和新型职业病危害的出现，可能会有新的法律规范，使法规体系更加全面和具体。

2. 技术手段的广泛应用 随着科技的不断发展，职业卫生监测和评估中可能会广泛应用新的技术手段，提高监测的精准度和时效性。

3. 国际经验的借鉴 我国可能会借鉴发达国家在职业卫生领域的先进经验，加强与国际接轨，提升职业卫生水平。

综上所述，职业卫生与职业安全的监督与管理在我国有了较为完善的法规体系，但在实际执行中仍需要不断加强，保障广大劳动者的职业健康权益。在未来，应注重技术手段的创新应用，借鉴国际经验，使职业卫生法规体系更好地适应不断变化的工作环境和危害因素。

三、职业安全法规体系与监督

职业安全法规体系包括《中华人民共和国安全生产法》《中华人民共和国劳动法》《危险化学品安全管理条例》《生产安全事故报告和调查处理条例》等，对用人单位职责、劳动者的权利和责任、卫生主管部门的责任以及事故的追究等进行了明确的规定。

（一）《中华人民共和国安全生产法》

1. 法律概述 《中华人民共和国安全生产法》是我国安全生产管理的基本法律，旨在强化安全生产工作，预防和减少生产安全事故，保障公众生命和财产安全，推动经济社会持续健康发展。该法通过综合规定，确立了安全第一、预防为主、综合治理的管理方针。

2. 用人单位的职责 用人单位必须建立健全职业安全卫生制度，执行国家职业安全卫生规程和标准，对劳动者进行职业安全卫生教育，防止劳动过程中的事故，减少职业危害。生产经营单位的主要负责人对本单位的安全生产工作全面负责，包括行政责任、技术责任、组织支持责任。

3. 劳动者的权利和责任 劳动者在职业健康方面有权拒绝执行违法指令或强迫从事危险工作，也有权对可能危害生命安全和身体健康的行为提出批评、检举和控告。劳动者在工作过程中必须严格遵守安全操作规程，违反规章制度或安全要求导致重大事故的，将需要承担法律责任。

4. 安全生产责任追究制度 建立安全生产责任追究制度，对于安全生产违法行为和事故负有直接责任的单位和个人，进行相应的法律责任追究。

（二）《中华人民共和国劳动法》

1. 法律概述 《中华人民共和国劳动法》是我国调整劳动关系和其他相关关系的法律规范，包括了劳动者的权利和义务、劳动合同、集体合同、工作时间、工资、劳动安全卫生等内容，共计107条。

2. 用人单位在职业健康方面的职责 《中华人民共和国劳动法》明确规定了用人单位在职业健康方面的职责，包括建立健全职业安全卫生制度，对劳动者进行职业安全卫生教育，防止劳动过程中的事故，减少职业危害。

3. 劳动者在职业健康方面的权利和责任 劳动者有权拒绝执行违章指挥、强令冒险作业的指令，对用人单位管理人员危害生命安全和身体健康的行为有权提出批评、检举和控告。劳动者在劳动过程中有责任严格遵守安全操作规程，否则需要承担法律责任。

（三）《危险化学品安全管理条例》

1. 法规概述　《危险化学品安全管理条例》旨在规范危险化学品的生产、储存、使用、经营、运输等活动，确保人民群众的生命安全和身体健康。

2. 危险化学品单位的职责　危险化学品单位应具备法律规定和标准的安全条件，建立健全安全管理规章制度和岗位安全责任制度。主要负责人对本单位的危险化学品安全管理工作全面负责。

3. 卫生主管部门的责任　卫生主管部门负责危险化学品毒性鉴定的管理，组织、协调危险化学品事故受伤人员的医疗卫生救援工作。

（四）《生产安全事故报告和调查处理条例》

1. 法规概述　《生产安全事故报告和调查处理条例》旨在规范生产安全事故的报告和调查处理，明确生产安全事故责任追究制度，预防和减少生产安全事故的发生。

2. 生产安全事故的报告和调查　该条例对生产安全事故的报告及如何组织调查处理作了明确的规定，包括了责任追究制度的建立。

我国在职业安全领域建立了较为完善的法律法规体系，强调了用人单位和劳动者在职业安全方面的权利和责任，规范了危险化学品和生产安全事故的管理，为保障劳动者的职业安全健康提供了有力支持。未来应不断完善和加强监督体系，确保这些法规的切实执行，促进我国职业安全管理水平的不断提升。

四、职业卫生标准及应用

（一）职业卫生标准概述

职业卫生标准是为了维护劳动者健康而设定的技术规范，作为政府实施职业卫生法规的技术依据，同时也是卫生监督和管理的法定准则。国家职业卫生标准涵盖了多个方面，包括职业卫生基础标准，工作场所卫生条件标准，工业毒物、生产性粉尘、物理因素的职业接触限值，职业病诊断标准，职业辐射防护标准，职业防护用品卫生标准，职业危害防护指导原则，劳动生理卫生、工效学标准等。国家卫生健康委员会负责管理国家职业卫生标准，成立了全国卫生标准技术委员会，由技术专家组成负责审核，并委托机构承担日常管理工作。

国家职业卫生标准分为强制性和推荐性两大类，其中强制性标准包括全文强制和条文强制两种形式，代号分别为"GBZ"和"GBZ/T"。

我国已颁布的与职业卫生相关的标准有《工业企业设计卫生标准》和《工作场所有害因素职业接触限值》。前者规定了设计应考虑的一般卫生要求，包括物理性有害因素的限值；后者重点规定了化学物的接触限值。

（二）工作场所有害因素职业接触限值

1. 定义　职业接触限值是为了保护作业人员健康而规定的工作场所有害因素的接触限量值，属于卫生标准的一个主要组成部分。我国的职业接触限值由国家职业卫生标准委员会制订。职业接触限值包括以下三个具体限值。

（1）时间加权平均容许浓度（PC-TWA）：规定了8小时工作日的平均容许接触水平。

（2）最高容许浓度（MAC）：一个工作日内，任何时间均不应超过的有毒化学物质的浓度。

（3）短时间接触容许浓度（PC-STEL）：一个工作日内任何一次接触不得超过的15分钟时间加权平均的容许接触水平。

2. 制定依据　我国职业接触限值一般制定的依据包括有害物质的物理和化学特性资料、动物实验和人体毒理学资料、现场职业卫生学调查资料以及流行病学调查资料。在制定接触限值时，需要从毒理实验入手，优先采用吸入染毒的方式。一般而言，毒物的毒作用与剂量有关，而制订接触限值时强调剂量−反应关系，努力寻找未观察到有害作用水平（NOAEL）。在确定NOAEL后，再选择一定的安全系数，提出相应的接触限值，通常应比NOAEL低。

职业接触限值并非固定不变，需要根据现场职业卫生调查和健康状况的动态观察结果进行验证和修订。针对新出现的有害物质，可以根据其理化特性进行必要的毒性和动物实验研究，初步确定接触限值，并在试用后进行修订。对于已经使用较久的化学物质，应主要依据已有的毒理学和流行病学调查资料制定接触限值。现场职业卫生和流行病学调查资料比动物实验资料更为重要，是制定接触限值的主要依据。

3. 职业接触限值的应用　职业接触限值是实施卫生监督的重要依据之一，是专业人员在控制工作场所有害因素实际工作中使用的技术尺度。然而，职业接触限值并不是安全与有害的绝对界限，只是判断化学物在一定浓度下安全性的基本依据。某种化学物质是否损害了健康，需要以医学检查结果为基础，结合实际案例的接触情况来判定。即使符合卫生标准，仍然有必要对接触人员进行健康检查。

此外，职业接触限值只是一种限量标准，应当尽量降低空气中有害物质的浓度，而不应以达到卫生标准为满足。它也有别于立即危及生命或健康的浓度（IDLH），不能作为职业病诊断的唯一依据。当空气中同时存在多种有害物质时，需要根据它们之间联合作用的特点，采用不同的评价方法。

我国已颁布的接触限值数量有限，不能完全满足实际工作的需要，因此在今后的工作中需要不断完善和扩充相关的标准，以更好地保护劳动者的健康。

（三）生物接触限值

1. 定义　生物接触限值是对接触者生物材料中有毒物质或其代谢效应产物等规定的最高容许量。它是衡量有毒物质接触程度或健康效应的一个尺度，属于卫生标准的范畴。生物接触限值根据生物材料检测值与工作环境空气中毒物浓度相关关系以及生物材料中毒物或其代谢产物含量与生物效应的相关关系而提出。

2. 制定依据　制定生物接触限值的依据主要包括有毒物质本身或其代谢产物可出现在生物材料中、能使某些机体组成成分在种类和数量上发生变动、能使生物学上有重要意义的酶的活性发生变动、能使容易定量测定的某些生理功能发生变动。我国已颁布了15种毒物的生物接触限值。

生物接触限值制定的核心在于深入研究有害物质与机体之间的相互关系，特别是在质和量两个方面。最终目的是确定一个合理而安全的界限，即接触−反应关系。因此，在进行现场职业卫生调查与流行病学调查时，必须紧紧抓住接触−反应关系这一环节，才能使得到的资料为制定生物接触限值提供有力的依据。

3. 生物接触限值的应用　生物接触限值是保护工人健康的一个尺度，能够监测有毒物质在工作环境中的实际接触情况。然而，它并不是绝对的界限，只是为了保护绝大多数工人的健康不受损害，不能保证每个个体不出现有损于健康的反应。因此，在实际工作中，即使符合生物接触限值，仍需要对接触人员进行健康检查，以全面评估其健康状况。

（四）职业卫生标准的应用

职业卫生标准的制订、颁布、实施是改善作业环境、促进工人健康的重要保障。职业接触限值作为专业人员在实际工作中使用的技术尺度，是实施卫生监督的依据之一。然而，职业接触限值并不是绝对的安全界限，只是一种判断化学物在一定浓度其安全性的基本依据。在使用职业卫生标准时，应当注意以下几个方面。

1. 职业接触限值只是限量标准，不能取代对空气中有害物质浓度的降低要求。
2. 职业接触限值并不是职业病诊断的唯一依据，仍需要结合医学检查结果。
3. 当空气中存在多种有害物质时，需要根据它们之间的联合作用采用不同的评价方法。

因此，在今后的工作中，需要不断完善和扩充相关标准，以更好地保护劳动者的健康。同时，应该加强对职业卫生标准的宣传和培训，提高相关人员的认识水平，确保标准的正确使用和有效实施。

第二节　职业卫生工程技术

职业卫生工程技术是指利用工程技术手段，预防和控制工作场所中的职业性有害因素，保护职工健康和安全的技术服务，包括工业通风、工业除尘、空气调节与净化、采光与照明、工业噪声与振动控制等。职业卫生工程技术在职业病预防中起到了至关重要的作用，能够有效识别和评价职业病危害因素，控制职业病危害因素的暴露水平，保护职工健康和安全，减少职业病的发生。

一、工业通风

（一）概述

工业通风是指在工业生产过程中，通过采用各种通风技术手段，如自然通风、机械通风等，控制和调节工作场所的空气质量和温度湿度，以满足生产和人体健康需求的一种技术服务。工业通风的目的是提供适宜的工作环境，保障工人的身体健康和安全，并提高生产效率和产品质量。在工业通风中，需要考虑的因素包括工作场所的面积、形状和高度，生产工艺和设备的要求，工人的数量和位置，以及通风技术手段的可行性和经济性等。

（二）工业通风方法的分类

1. 按通风系统的工作动力分类

（1）自然通风：依靠自然气流和气压差实现通风的方式，如通过窗户、门、天窗等进行通风。自然通风广泛应用于冶炼、轧钢、铸造、锻压、机械制造、金属热处理等工作环境中，具有较好的效果。

（2）机械通风：通过机械设备（如风机、排风机等）提供动力，通过管道或通风孔将新鲜空气引入工作场所，排出污浊空气的方式。

（3）混合通风：结合自然通风和机械通风的特点，根据需要进行调整和优化，以提供适宜的通风效果。

2. 按工作场所实施的换气原则分类

（1）全面通风：对整个工作场所进行通风处理，用新鲜空气稀释或全部替换工作场所内污浊的空气，以改善整体的空气质量和环境条件。根据动力特征，全面通风又分为全面自然通风和全面机械通风。

（2）局部通风：针对特定工作区域或作业点进行通风处理，将有害物质从源头处吸排，以控制和减少职业病危害因素的暴露。

3．按通风效果分类

（1）净化通风：通过过滤、净化设备等，去除空气中的有害物质，提供高质量的空气供应。

（2）换气通风：通过排风、补风设备等，实现空气的循环和更新，保持空气的新鲜和舒适。

二、工业除尘

（一）概述

工业除尘是指在工业生产过程中，采用各种技术手段对工作场所中的粉尘、颗粒物和悬浮物等固体污染物进行净化和去除的过程。工业除尘的主要目的是防止粉尘和其他固体污染物对工人健康和生产设备的损害，并确保生产环境的清洁和整洁。

（二）工业除尘技术的分类

1．机械除尘　使用过滤器、布袋、旋风分离器、离心分离器等机械设备，通过物理方法将粉尘和颗粒物分离并收集。

2．湿式除尘　利用水力冲击、喷淋或湿式过滤等方式，分离颗粒物，使其通过沉降、冲洗或湿法过滤的方法被去除。

3．静电除尘　利用静电场的作用，将带有电荷的粉尘颗粒通过静电吸附原理，使其在电场中沉积和收集。

4．冷凝除尘　通过调整温度、压力或添加化学药剂等方式，使粉尘颗粒在冷凝和沉积的过程中被除去。

5．吸附除尘　利用吸附材料吸附粉尘颗粒，如活性炭、吸附树脂等，将其去除。

工业除尘可以应用于各种工业领域，包括制造业、采矿业、建筑业、能源产业等。通过合理选择和应用工业除尘技术，可以有效减少粉尘和固体污染物的排放，保护工人的健康和环境的质量，从而提高生产效率和产品质量。

三、空气的调节与净化

空气调节与净化是通过人工手段控制工作场所内的温度、湿度、气流速度和洁净度，以及提供足够新鲜的空气，以建立和维护适宜的室内气候环境，满足员工在工作时的需求。

空气调节设备通常包括通风和过滤装置、通风机、管道系统、消毒设备、排风装置，以及控制空气温度和湿度的设备（如喷雾室、洗浴室等）。

（一）空气调节

空气调节系统是指通过人工手段对建筑物内部空间的空气温度、湿度、洁净度、气流速度及空气流动进行调节和控制的一系列设备、系统和方法。常见的空气调节系统包括中央空调系统、分体式空调系统、通风系统等，其中中央空调系统因其高效、节能、舒适的特点而广泛应用。空气调节系统的功能包括制冷、加热、加湿、除湿、净化、通风等，通过各种设备和技术手段，创造一个舒适健康的工作和生活环境。

（二）空气净化

空气净化是指通过技术手段去除或减少空气中的有害物质，以创造和维持清洁、健康、舒适的空气环境的措施。空气中的有害物质可能包括颗粒、细菌、病毒、异味等。空气净化的方法和技术手段多种多样，常见的包括空气过滤、静电吸附、紫外线消毒、活性炭吸附、光触媒净化。

从种类上来看，空气净化可以分为物理净化方式和化学净化方式。物理净化方式是指通过过滤、吸附、静电等方式，去除空气中的有害物质，如使用活性炭、HEPA滤网等。化学净化方式则是通过释放负离子、紫外线、光触媒等化学物质或能量，主动地分解、去除或击穿空气中的有害物质，如负离子发生器、光触媒净化器等。

四、采光与照明

在职业卫生中，采光与照明是重要的因素之一，对工作场所的环境和工人的健康都起着重要的作用。

（一）采光

采光是指通过自然光线的引入，使室内获得适宜的光照度和自然光的分布，提供良好的视觉条件和舒适的工作环境。充足的自然光可以改善工作效率、视觉舒适度和员工的心理状态。适当的采光还有助于维持人体的生物节律，并促进维生素D的合成。在设计和布局工作场所时，应充分考虑采光的要求，包括合适的窗户和窗帘布置，优化室内的自然光分布。

工业采光设计通常采用顶部采光或侧面采光形式。顶部采光通常采用矩形天窗、平天窗或锯齿形天窗，其中厂房中间部分的照度较大，随着向边缘的延伸逐渐降低。侧面采光是在厂房的一侧或两侧开窗，其照度会随着厂房的进深而快速衰减，只能保证有限的进深内的照度。然而，同时利用侧窗和天窗的采光形式，即混合采光，可以增加厂房中间部分和离侧窗较远区域的照度，使光照更为均匀。在进行采光设计时，应遵循《建筑采光设计标准》（CB 50033—2013）的标准。

总的来说，工业采光设计需要考虑厂房的结构、尺寸、使用需求以及光照条件等因素，以确保照明的均匀性和有效性。

（二）照明

照明是指为了弥补或增强自然光，采用人工光源来提供合适的照明条件。适当的人工照明可以确保工作场所的亮度、光照度和照明均匀性，提供良好的视觉条件。合适的照明设计应考虑到工作任务的要求和环境条件，避免灯光的闪烁、眩光等问题，以减轻眼疲劳和不适。在选择和安装照明设备时，应优先考虑节能、环保和合理布局，避免过度照明或不足照明的问题。

职业卫生中的采光与照明需要遵守相关的法规标准和指南，如《职业卫生标准》（GBZ/T 194—2017）以及国家和地方的建筑规范、卫生标准等。此外，定期的照明检测和维护也是必要的，以确保工作场所的照明系统的正常运行和光照质量符合要求。

1. 照明方式

（1）一般照明（general lighting）：又称为全面照明，指在整个作业场所安置若干照明器具，使各个工作面普遍达到规定的视觉条件的照明方式。适用于工作点不固定且较密集的场所，以及受作业技术条件限制不适合安装局部照明或不需要采用混合照明的情况。优点是可以较好地提供视觉条件，并且视野亮度基本一致。缺点是耗电量较大。

（2）局部照明（local lighting）：指在某个工作面安置照明器具，使其达到规定的视觉条件的照明方式。优点是耗电量较少且可以获得较高的照度。缺点是可能会造成直接眩光和使周围视野变暗，对作业者造成不利影响。在一个工作场所内不应只使用局部照明。

（3）混合照明（mixed lighting）：由一般照明和局部照明共同组成的照明方式。适用于照明要求高、有一定的投光方向以及固定工作点分布不集中的场所，且单独使用一般照明不合理的情况。混合照明集合了一般照明和局部照明的优点，成为一种经济的照明方案。一般照明和局部照明的比例一般为1∶5，对于较小的作业场所，可以适当增加一般照明的比例。

（4）特殊照明（special lighting）：特指应用于特殊用途或需要特殊效果的各种照明方式，如细微对象检查照明、不可见光照明、色彩检查照明、运动对象检查照明和透过照明等。特殊照明适用于特殊工作需求，具有特殊的光照效果和功能。

2. 照明种类　照明系统可以根据其功能和用途分为多种类型，包括正常照明、值班照明、警卫照明、障碍照明和应急照明。

（1）正常照明：是为日常工作和活动提供光照的照明系统。

（2）值班照明：是一种较低照度的照明，用于在夜间或低占用时段保持关键区域可见。

（3）警卫照明：是为特定安全需求设计的，如照亮安全入口或监控区域。

（4）障碍照明：用于照亮建筑物或结构的顶部边缘，以提醒飞行器避免碰撞。

（5）应急照明：是在正常照明系统因电源故障而无法使用时启用的照明，其目的是确保人员安全疏散、保障基本安全或能够继续进行关键工作。应急照明包括三种类型：备用照明，即在主电源失效自动切换到的备用电源提供的照明；安全照明，用于照亮疏散路径，确保人员能够安全撤离；疏散照明，用于在紧急情况下照亮疏散通道，帮助人员快速安全地离开建筑物。应急照明系统的设计和实施应符合相应的建筑和消防法规，以确保其可靠性和有效性。

第三节　个人防护用品

个人防护用品，也称为劳动防护用品或个人防护装备（personal protective equipment，PPE），是指劳动者在劳动过程中为防御物理、化学、生物等外界因素对人体的伤害而穿戴和配备的各种物品的总称。这些用品旨在保护劳动者的人身安全和健康，减少职业危害，并保障经济建设与发展。个人防护用品的种类繁多，包括安全帽、呼吸护具、眼防护具、听力护具、防护鞋。个人防护用品的种类繁多，涵盖了各种不同的防护需求。个人防护用品的设计和制作应严格遵守四项原则：①便于操作、穿戴舒适，不影响工作效率。②符合国家或地方规定的技术（产品）标准，选用优质的原材料制作，保证质量，经济耐用。③不应对佩戴者产生任何损害作用，包括远期损害效应。④在满足防护功能的前提下，尽量美观大方。

一、防护头盔、眼镜、面罩、防护服和防护鞋

（一）头部防护

主要包括安全帽、头盔、防护帽等。在生产现场，为了防止意外重物坠落或生产过程中不慎撞伤头部，作业人员应当穿戴安全防护头盔，这些头盔一般由合成树脂等材料制成。根据我国国家标准《安全帽通用技术条件》（GB 2811—2007），安全头盔的设计、颜色、抗冲击、阻燃、耐寒、绝缘和尺寸等技术性能有具体规定。

根据标准，垂直间距是指安全帽在佩戴时，头顶最高点与帽壳内表之间的轴向距离（不包括顶筋的空间），其范围应在25～50mm。水平间距则是指帽箍与帽壳之间在水平面上的径向距离，其

范围应在5～20mm。佩戴高度则是指安全帽侧面帽箍底边至头顶最高点的轴向距离，其范围应在80～90mm。

此外，标准还强调，在保证安全性能的前提下，安全帽的重量越轻越好（可以减少作业人员长时间佩戴引起的颈部疲劳）。普通安全帽的重量应不超过430g。符合标准的头盔不仅能有效保护工人免受意外伤害，而且易于佩戴和脱卸，减轻工人的负担。

根据防护头盔的用途，可以将其分为单纯式和组合式两类。单纯式的防护头盔，如一般建筑工人和煤矿工人佩戴的帽盔，主要用于防止重物坠落砸伤。而组合式的防护头盔，如电焊工安全防护帽和矿用安全防尘帽，则具有更高级别的防护功能。如电焊工安全防护帽将防护帽与电焊工用面罩连为一体，不仅可以保护头部免受重物坠落的伤害，还能有效防止电弧光和焊接烟尘对眼的伤害。矿用安全防尘帽则由滤尘帽盔、口鼻罩及其附件组成，其内部高效过滤层能够有效过滤矿井中的灰尘和颗粒物，保护工人的呼吸系统。

防尘防噪声安全帽则在安全防尘帽的基础上，增加了防噪声耳罩。这种头盔不仅能有效防止重物坠落和灰尘颗粒对工人的伤害，还能减少工人在工作中面临的噪声污染，保护工人的听力。

总的来说，防护头盔的设计和功能取决于其使用的环境和工人的具体需求，以提供最全面和最有效的保护。

（二）面部防护

主要包括护目镜、防护面罩、面部防护盾等。

1. 防护眼镜（护目镜） 职业性防护眼镜通常用于保护眼免受伤害，一般用于各种焊接、切割、炉前工、微波、激光工作人员防御有害辐射线的危害。

（1）反射性防护镜片：在玻璃镜片上涂布光亮的金属薄膜，如铬、镍、银等，在一般情况下，可反射的辐射线范围较宽（包括红外线、紫外线、微波等），反射率可达95%，适用于多种非电离辐射作业。另外还有一种涂布二氧化亚锡薄膜的防微波镜片，反射微波效果良好。

（2）吸收性防护镜片：是一种根据光线吸收原理制成的眼镜片。它们使用带有色泽的玻璃制造而成，以吸收不同波长的光线。例如，用于接触红外辐射的镜片通常为绿色，用于接触紫外辐射的镜片则为深绿色。还有一种镜片添加了氧化亚铁，可以更全面地吸收辐射线。此外，防激光镜片具有特殊性质，它们多采用高分子合成材料制造。各种波长的激光需要配备不同类型的镜片，这些镜片通常呈现不同的颜色，并标明适用的激光密度值和波长。注意镜片不能混用。使用一段时间后应及时向相关检测机构申请校验，不能长期使用。

（3）复合性防护镜片：结合了吸收性防护镜片和反射性防护镜片的特性。它们通过在基体中掺入一种或多种染料，并在其表面蒸镀多层介质反射膜层来实现防护功能。这种设计不仅利用了吸收性镜片对特定波长光线的吸收能力，还结合了反射性镜片对入射光的有效反射，从而在一定程度上提高了防护。

2. 防护面罩、面部防护盾

（1）防固体颗粒和化学溶液面罩：采用轻质透明塑料或聚碳酸酯塑料制造，面罩的两侧和下部延伸至耳朵、下颚和颈部，确保面罩能够完全覆盖面部，以提高防护效果。

（2）防热面罩：除了与铝箔热防护服搭配使用的铝箔面罩，还存在采用镀铬或镍制成的双层金属网防热面罩。这类面罩具备优良的反射热和隔热性能，并且能够对微波辐射起到防护作用。

（3）电焊工用面罩：电焊工专用的面罩采用与电焊工防护眼镜相同的深绿色玻璃，搭配由厚硬纸纤维制成的周边，以确保良好的防热效果，并具备一定的电绝缘性能。

（三）防护服

防护服指的是为作业者提供的职业安全防护用品，用于防止或减轻热辐射、微波辐射、X线以及化学物污染对人体的伤害。防护服通常由帽子、上衣、裤子、围裙、套袖、手套、套裤、鞋（或靴子）、罩等组成。常见的防护服包括防毒服、防尘服、防机械外伤服、防静电服、带电作业服、防酸碱服、阻燃耐高温服、防水服、水上救生服、潜水服、放射性防护服、防微波服、防寒服和高温工作服等。

1. 防热服 应具有隔热、阻燃、牢固的性能，但又应透气，穿着舒适，便于穿脱；可分为非调节和空气调节两种。

（1）非调节防热服：主要包括以下几类。

1）阻燃防热服：采用经过阻燃剂处理的棉布制成，既能保持天然棉布的舒适、耐用和耐洗性，又能防止静电聚集，在遇到火焰或高温物体时，能够延缓火焰蔓延，形成隔离层。这种服装不仅具有隔热作用，而且不会由于衣料燃烧或暗燃而产生继发性灾害，适用于需要在有明火、散发火花或在熔融金属附近操作，以及在易燃物质并有发火危险的场所工作的人员穿着。

2）白帆布防热服：经济耐用，但防热辐射作用相对其他两种较弱。

3）新型热防护服：由新型高技术耐热纤维如诺梅克斯（Nomex）、聚丁二烯（PB）、P84纤维、预氧化Pan纤维等制成，具有优异的隔热和防护性能。

（2）空气调节防热服：可以分为通风服和制冷服两种。

1）通风服：通过将冷却空气用空气压缩机压入防热服内，吸收热量后从排气阀排出，从而达到降温的效果。通风服需要很长的风管，只适用于固定的作业环境。另一种通风服则装有微型风扇，直接向服装夹层送风，增加其透气性而起到隔热作用。

2）制冷服：可以分为液体制冷服、干冰降温服和冷冻服等类型，其基本原理一致，但防热服内分别装有低温无毒盐溶液、干冰、冰块的袋子或容器。其中，最实用的为装有冰袋的冷冻服。在一般情况下，这种冷冻服装可连续工作3小时左右，使用后可以在制冷环境中重新结冰备用。

这类防热服的设计可以根据具体的工作环境和需求进行定制和调整，以提供更好的防护效果和舒适度。

2. 化学防护服 通常分为两类：第一类防护服采用涂有不易渗透或低渗透率的聚合物化纤和天然织物制成，并通过使用特定的助剂进行浸轧或添加防水涂层来增强其抗渗透能力。这类防护服适用于喷洒农药等场合。第二类防护服使用丙纶、涤纶或氯纶等织物制作，主要用于防酸碱。国家对这两种防护服有一定的标准要求，包括透气性、透湿性、防油拒水性、防酸碱性和防特定毒物透过性。根据防护等级的不同，分为A～D级。A级防护服提供最高级别的防护，为整体密封设计，内含呼吸装备以防止化学气体和蒸气的侵入；B级防护服与A级类似，用于防护有毒化学品的喷溅，但不是全密封设计；C级防护服提供喷溅防护，可能需要使用呼吸器；D级防护服提供的防护程度相对较低。根据不同的工作环境和风险水平，可以选择合适的化学防护服以确保工作人员的安全。

3. 防辐射防护服

（1）微波屏蔽服：主要有金属丝布微波屏蔽服和镀金属布微波屏蔽服两类。金属丝布微波屏蔽服采用直径仅为0.05mm的柞蚕丝铜丝编织而成，具有反射屏蔽作用。这种屏蔽服具有镀层不易脱落、柔软舒适、重量轻等优点，是目前效果较好的一种微波屏蔽服。镀金属布微波屏蔽服以化学镀铜（镍）导电布为屏蔽层，衣服外层为有一定介电绝缘性能的涤棉布，内层为真丝薄绸衬里。这种屏蔽服具有良好的屏蔽效果，且较为柔软舒适，重量轻。

（2）射线防护服：通常需要特殊的共聚物涂层来防止射线进入人体。例如，在核工厂、高压电线或电子设备以及X线的环境中常用的聚乙烯涂层高密度聚乙烯合成纸（Tyvek）就是一种常见的射线防护服材料。另一种常见的射线防护服材料是在涤纶材料的两面涂以CEP/EVA/PVDC/EVA共聚物。日本则采用聚乙烯涂层硼纤维来生产射线防护服，也可以在纤维中加入铅芯以提高防护水平。这些防护服可以有效地保护工作人员免受射线的伤害。

4. 防尘服 通常由较为致密的棉布、麻布或帆布制成，以确保服装具有良好的透气性和防尘效果。防尘服的款式设计有连身式和分身式两种。为了防止粉尘进入服装的袖口和裤口都需要扎紧，并且采用双层扣设计，即在外层扣上后再缝上盖布并加扣，以提供额外的防尘保护。

5. 医用防护服 主要用于防止细菌/病毒向医务人员传播。复合共聚物涂层的机织物和非织造织物防护材料可用作医务人员、急救人员和警务人员等防护服面料。还有材料可用于血液病菌的防护，也可在织物上喷涂杀菌剂，杀菌剂主要是硅酸盐，当外界潮湿时就会发挥作用。国内采用纯涤纶织物经抗菌防臭处理剂JAM-YI进行处理，棉织物采用抗菌剂XL-2000处理，具有明显的抗菌、消炎、防臭、止痒、收敛作用，经检测对金黄色葡萄球菌、铜绿假单胞菌、大肠埃希菌、白念珠菌的初始抑菌率大于95%，洗涤50次后抑菌率仍大于90%。

（四）防护鞋（靴）

防护鞋（靴）是劳动过程中防止足部和小腿受到各种因素伤害的防护用品，主要包含以下几种。

1. 防静电鞋和导电鞋 用于防止人体带静电而可能引起事故的场所。导电鞋应确保消除人体静电的效果，鞋的底部不得粘有绝缘性杂质，且不宜穿高绝缘的袜子。

2. 绝缘鞋（靴） 用于电气作业人员的保护，防止在一定电压范围内的触电事故。在保证电气线路绝缘性的前提下，绝缘鞋只能作为辅助安全防护用品。

3. 防砸鞋 主要功能是防坠落物砸伤脚部，鞋的前包头由抗冲击材料制成，常用薄钢板。

4. 防酸碱鞋（靴） 用于地面有酸碱及其他腐蚀液或有酸碱液飞溅的作业场所。防酸碱鞋（靴）的底和面料应有优良的耐酸碱性能和抗渗透性能。

5. 炼钢鞋 能抗一定静压力和耐高温，不易燃，主要功能是防烧烫、耐刺割。

6. 雷电防护鞋 由纳米特性橡胶制成的雷电防护皮鞋，能大大减少电流流入大地后形成的跨步电压的伤害。穿戴这种鞋的野外工作人员可以更好地保护自己免受雷击的风险。

这些防护鞋（靴）都是在特定作业环境中，为保护工作人员的安全而设计的。选择适当的防护鞋（靴）对于劳动过程中的安全至关重要。

二、呼吸防护器

呼吸防护用品是专门为了防止生产过程中的粉尘、毒物、有害气体和缺氧空气进入呼吸器官对人体造成伤害而设计的职业安全防护用品。主要包括防尘口罩、防毒面具和供氧装置。根据呼吸防护器的作用原理，可以将其分为过滤式（净化式）和隔离式（供气式）两大类。

（一）过滤式呼吸防护器

以佩戴者自身呼吸为动力，将空气中有害物质予以过滤净化。适用于空气中有害物质浓度不很高，且空气中含氧量不低于18%的场所，有机械过滤式和化学过滤式两种。

1. 机械过滤式 防尘口罩主要用来防御各种粉尘和烟雾等固体有害物质，其过滤净化完全依赖于多孔性滤料的机械阻挡作用。防尘口罩可以分为简式和复式两种。简式防尘口罩直接将滤料做成口鼻罩，结构简单，但效果较差，常见于一般纱布口罩。而复式防尘口罩将吸气与呼气分别控制在两个通路，由两个阀门控制。高质量的滤料能够有效过滤微小尘埃，同时具有良好的通风性能和低阻力。呼气阀门具备良好的密封性能，能够防止含尘空气逆流。随着使用时间的增长，由于尘埃堵塞了滤料的孔隙，吸入阻力会逐渐增加，此时应更换滤料或对滤料进行清洁维护，以确保其继续有效使用。在我国，自吸过滤式防尘口罩的阻尘率（过滤效率）被《呼吸防护用品自吸过滤式防颗粒物呼吸器》（GB 2626—2006）规定为：半面罩90%、95%、99.97%，全面罩95%、99.97%。

2. 化学过滤式 通常所指的防毒面具由柔软的橡胶制成的面罩、较短的皮管以及药剂罐三个主要部分组成，且面罩上直接连接一个或两个药剂盒。在某些情况下，如果有害物质不刺激皮肤或黏膜，可以选择不使用面罩，而是使用一个带有药剂储藏盒的口罩，这种口罩也被称为半面罩。无论是面罩还是口罩，吸入和呼出的通道都是分离的。面罩与面部之间的间隙不应过大，以防一氧化碳含量过高，影响呼吸成分。防毒面罩（口罩）需要满足以下卫生要求。

（1）滤毒效果佳，滤料的种类应根据毒物的特性、浓度和防护时间来选择。我国目前生产的滤毒罐，不同型号涂有不同的颜色，并标有适用范围和滤料的有效期限。务必避免使用已过期的滤料呼吸防护器。

（2）面罩和呼气阀具有良好的气密性。

（3）呼吸阻力小，确保佩戴者的舒适性。

（4）设计应不阻碍视野，且重量轻便，以便佩戴者可以自如地进行工作。

3. 复合式 现在也有将以上两种功能结合在一起设计，即能同时阻挡粉尘颗粒和有毒物质的防毒防尘口罩。这种口罩使用特殊的复合滤料，可以有效防护用户免受粉尘和有毒物质的侵害。

（二）隔离式呼吸防护器

隔离式呼吸防护器是一种供气式呼吸防护装置，它通过提供独立的气源，将新鲜的空气或氧气输送到佩戴者的呼吸器官中，完全隔离了外界环境空气。隔离式呼吸防护器通常由面具或头盔、气源系统和过滤或吸气装置组成。它广泛应用于有粉尘、毒物、有害气体或缺氧等危险环境下，以保护佩戴者的呼吸系统免受有害物质的侵害。隔离式呼吸防护器适用于高风险工作场所，如化工、医疗、危险物品处理等领域。按其供气方式可分为自带式与外界输入式两类。

1. 自供式呼吸防护器 由面罩、短导气管、供气调节阀和气源罐组成。气源罐被固定在工作人员的背部或前胸，通过供气调节阀与呼吸通道隔离。自供式呼吸防护器有两种供气形式。

（1）罐中充装压缩氧气（空气），供呼吸使用，呼出的二氧化碳通过呼吸通道中的滤料（如苏打石灰）去除，重新循环供吸入。如常用的两小时氧气呼吸器（AHG-2型）。

（2）罐中充装过氧化物（如过氧化钠、过氧化钾）及少量铜盐作为催化剂，通过呼出的水蒸气和二氧化碳发生化学反应，产生氧气供呼吸。这种防护器，在极高浓度有害物质和缺氧的封闭作业环境，如事故现场或密闭无通风的工作区，可持续使用30分钟至2小时。使用过氧化物作为气源时，应警惕防止气源罐泄漏造成事故。目前，国内生产的氧气供应呼吸防护器配备了应急补给装置。在氧气供应量不足的情况下，佩戴者可通过按下应急装置按钮，释放氧气供应，大约在3分钟内提供应急使用，以便迅速撤离现场。

2. 输入式呼吸防护器 常用的有以下两种形式。

（1）蛇管面具：由面罩和延伸至地面的长蛇管组成，蛇管固定在皮腰带上的供气调节阀上，末端连接一油水尘屑分离器，再接上压缩空气机或鼓风机。在冬季，可能需要加装空气预热器。蛇管面具的长度不宜超过50m，使用压缩空气时，蛇管可以长达100～200m。另一种方式是将蛇管末端置于空气清洁处，通过使用者的吸气将空气输入，长度不宜超过8m。

（2）送气口罩和头盔：送气口罩是一种吸入与呼出通道分开的口罩，连接一段短蛇管，管尾连接到皮带上的供气阀。送气头盔是一种能罩住头部并延伸至肩部的特殊头罩，小橡皮管的一端伸入盔内供气，另一端固定在皮腰带上的供气阀。送气口罩和头盔所需的呼吸空气可以通过墙上的空气管路，通过小橡皮管输入。

三、防噪声用具

（一）耳塞

职业性防护耳塞的作用原理是将噪声源隔离在佩戴者耳朵之外，通过减少直接传入耳朵的噪声能量来达到防护目的。根据使用场合和防护要求，可以选择不同类型的职业性防护耳塞，如橡胶耳塞、化纤毛耳塞等。

（二）耳罩

耳罩通常是以塑料制成的矩形杯碗状，其杯碗形状的内部具有泡沫或海绵垫层，用于覆盖双耳。耳罩之间通过富有弹性的头架适度紧夹在头部，可以进行调节，且无明显压迫感和不适感。其隔音性能的好坏取决于耳罩壳体的低限共振率，该值越低，防声效果越好。目前，防噪声耳罩的产品执行国家标准《安全帽通用技术条件》（GB 2811—2007）。

（三）防噪声帽盔

防噪声帽盔，能够全面覆盖头部，有效防止强烈噪声通过骨传导对内耳造成影响，分为软式和硬式两种类型。软式体积小、重量轻且导热系数低，能够衰减大约24dB的声音，缺点是通风性不佳。硬式采用塑料硬壳制造，具有更高的声音衰减能力，可达30 ～ 50dB。

在选用防噪声装备时，需要考虑工作环境中噪声的强度和特性，以及不同防噪声装备对噪声的衰减效果。各种防噪声装备都有其适用范围，因此在选择时应仔细阅读说明书，以确保达到最佳的防护效果。

四、皮肤防护用品

（一）防护手套

防护手套的种类众多，针对不同的有害物质具有不同的防护效果，选用时应根据接触的有害物质类型和作业环境进行选择。目前国内市场上一种质量较好的手套采用新型橡胶体聚氨酯甲酸酯塑料浸塑工艺制成，这种手套不仅能够防止苯类溶剂，还能耐受多种油类、漆类和有机溶剂，同时具备良好的耐热和耐寒性能。我国对防护手套产品的国家标准为CB/T 29512—2013，不同类型的作业手套各有相应的标准。以下是一些常见的防护手套类型。

1. 耐酸碱手套　这类手套应具备耐酸碱腐蚀、防酸碱渗透、耐老化特性，并具有一定的强力。它们用于保护手部免受酸碱液体的接触。常见的耐酸碱手套如下。

（1）耐酸碱橡胶手套：这种手套采用耐酸碱橡胶材料，通过模压硫化工艺制成，有透明和不透明两种款式，其生产需遵循《橡胶耐酸碱手套》（HG 4-397-66）的标准规定。

（2）耐酸碱乳胶手套：乳胶手套是通过将天然胶乳与酸稳定剂混合后，浸模固化成型得到的。

（3）耐酸碱塑料手套：这类手套由聚乙烯材料制成，经过浸模成形，分为纯塑料和针织布胎浸塑两种类型。

2. 电焊工手套　这类手套主要由猪皮或牛皮绒面革制成，并搭配防火布长袖，旨在防止电弧光和飞溅的金属融渣对焊接工人手部的伤害。

3. 防寒手套　包括棉手套、皮毛手套和电热手套等，设计有连指、分指、长筒和短筒等多种款式，以适应不同的寒冷环境和工作需求。

4. 机械危害防护手套　用于保护手部免受切割、摩擦、穿刺等机械伤害，确保使用者的安全。

（二）防护油膏

当手套的使用影响了操作的便捷性时，人们通常会采用膏膜来保护皮肤，防止污染。干酪素防护膏是一种有效的选择，它能够抵御有机溶剂、油漆和染料等物质的侵害。对于酸碱等水性溶液，可以使用由聚甲基丙烯酸丁酯制成的胶状膜液，这种膜液涂布在皮肤上后能够迅速形成防护层，但在需要清洗时，需要使用乙酸乙酯等溶剂。需要注意的是，防护膏膜不适用于那些摩擦力较强的操作场合。

五、复合防护用品

对于那些在工作中可能全身接触到有害物质，尤其是放射性物质的职业，如介入手术医生，应当采用能够全面保护身体的复合防护用品。这些用品一般由铅胶板材料制成。由于医生工作的特殊性，这些防护用品不仅要具备高效的防护功能，还要轻便、舒适且易于使用。这类防护用品包括防护帽、颈部防护套、防护眼镜以及全身或分体式的防护服。对于眼、甲状腺、女性乳腺和性腺等较为敏感的部位，铅胶板的厚度需要相应增加，以提供更加周密的防护。

以上只是常见的个人防护用品分类，具体使用哪些个人防护用品，需要根据工作环境、职业风险和相关法规的要求来确定。使用个人防护用品时，必须严格按照说明书和相关规定正确佩戴和使用，以确保其有效的防护效果。

第四节　职业卫生保健

一、职业生命质量

（一）概念

职业生命质量是指劳动者对工作的感受和职业对劳动者的身心效应，如职业满意度、身心健康和安全等。这是一个反映工作人性化的重要指标，可以作为评价个人发展及其任职机构的工具。影响职业生命质量的因素：工作环境、薪酬和补偿系统、个体权益、自主权、工作内容、工作满意度和工作保障以及内外社会关系等，特别是劳动组织的有效性能明显影响职业生命质量。提高职业生命质量对于确保劳动者在劳动过程中的健康、安全、积极参与，以及最大限度地创造财富、推动社会发展具有重要的意义。

（二）意义

（1）把工作视为人类生活整体的一部分，并关注工作生活的质量问题，能够为企业的人力资源开发和管理开启更广阔的视角，从而引入新的方法。

（2）个人发展与组织发展之间建立起了有机的联系。

（3）人们开始意识到，除了追求高收入和稳定职业外，劳动者还有许多其他更为重要的目标追求。

（4）推动民主思想和观念真正融入工作领域，并将其转化为人力资源管理的一个重要组成部分。

（三）提高职业生命质量要点

（1）为了提升劳动者的职业生命质量，首先要预防和减少职业卫生和职业安全问题对劳动者身体健康的损害。

（2）提升劳动者的职业生命质量，需要重视劳动者的精神健康和心理状况。

（3）要提高劳动者的职业生命质量，提升和增强劳动者的技术能力和素质是关键。

（4）实施工作场所的健康促进措施，是提高劳动者职业生命质量的有效手段。

在提升职业生命质量的实际应用中，需要综合考虑多个方面，包括预防职业性有害因素和安全隐患对劳动者健康的负面影响，促进劳动者的精神健康和心理卫生，改善劳动体制以保障劳动者的权益和提升劳动条件，增强职业教育以提高劳动者的技术素质，推行职业健康促进和职业卫生服务，以及改变不良的工作和生活习惯。特别是对于医务人员等特殊职业群体，改善他们的职业生命质量并提供职业卫生安全服务对于他们保持良好心态、安全地工作以及为患者提供高品质服务至关重要。

职业生命质量是一个多维度的概念，涉及劳动者的身心健康、工作环境、工作待遇等多个方面，需要社会、企业和劳动者共同努力，以实现更高的职业生命质量。

二、职业卫生服务

职业卫生服务是以职业人群和工作环境为对象，实现"人人享有卫生服务"，内容是预防性的；目的是保护和促进各种职业者的健康，要求公平性和可及性；服务内容：评估与规划、工作环境监测、健康监护、危害告知、健康教育和健康促进、实施与作业者健康有关的其他初级卫生保健服务。职业卫生服务旨在保障劳动者的健康和安全，提高工作环境的质量，降低职业病和工伤的发生率。

职业卫生服务是通过向职工提供职业卫生服务和向雇主提供咨询，旨在保护和促进职工健康，改善劳动条件和工作环境，从整体上维护职工健康的系列活动。职业卫生服务起源于20世纪初，随着工业化和现代化的发展，劳动者面临的健康风险逐渐增多，职业卫生服务逐渐成为劳动保障和公共卫生领域的重要组成部分。它具有以下特点。

1. 服务内容的基础性 职业卫生服务所提供的服务应当是基本的、必要的，包括但不限于工作环境监测、健康监护、安全健康风险评估、健康危害风险信息的传达，以及职业病和工作相关疾病的诊断和治疗等。

2. 服务范围的广泛性 职业卫生服务是"人人享有卫生服务"，是面向全体职业人群的。

3. 服务方式 通过与初级卫生保健服务相结合的方式来进行，以最大化利用现有的卫生服务网络资源，从而提升职业卫生服务的便捷性和可达性。

在我国，职业卫生服务的发展受到了国家政策的大力支持。近年来，我国政府发布了多项法律法规和政策文件，对职业卫生服务进行了规范和指导。职业卫生服务主要包括以下内容：工作环境监测，作业者健康监护，高危和易感人群的随访观察，收集、发布、上报和传播有关职业危害的判别和评价资料，工作场所急救设备的配置和应急救援组织的建立，提供安全卫生措施，健康教育和健康促进，职业卫生标准的制订和修订等。

职业卫生服务旨在保障劳动者的健康和安全，提高工作环境的质量，降低职业病和工伤的发生率，为我国经济发展和社会进步提供有力支持。

三、工作场所健康促进

工作场所健康促进是指在工作场所中采取一系列措施和策略，以保护和促进员工的身体、心理和社交健康，提高工作场所的整体健康水平和员工的福祉。以下是一些常见的工作场所健康促进措施。

1. 健康教育和宣传　开展针对员工的健康教育和宣传活动，提供关于健康饮食、锻炼、压力管理和合理工作安排等方面的信息和指导，提高员工的健康意识和生活方式。

2. 健康评估和监测　定期对员工进行健康评估和监测，包括体检、生理指标测量、心理健康评估等。通过评估结果，发现潜在的健康问题，并采取相应的干预措施。

3. 健康促进活动　组织各种健康促进活动，如健康讲座、体育锻炼、健康竞赛等，鼓励员工积极参与健康活动，提高身体活动水平和健康知识。

4. 营造健康的工作环境　改善工作环境，确保良好的空气质量、光线和噪声环境。提供舒适的工作站和设备，避免职业危害和工作相关健康问题的发生。

5. 健康饮食提供　提供健康饮食选择，如提供营养均衡的午餐、水果等，鼓励员工选择健康的饮食方式。

6. 心理健康支持　提供心理健康支持，如心理咨询服务、压力和情绪管理培训，帮助员工应对工作中的压力和挑战。

7. 疾病管理和康复支持　为患有慢性病或职业病的员工提供疾病管理服务和康复支持，帮助他们管理疾病，提高生活质量和工作能力。

8. 健康政策制定　制定并执行健康促进政策，为员工提供健康保险计划、灵活工作时间等福利措施，鼓励健康行为和生活方式。

通过工作场所健康促进措施的实施，可以提高员工的健康水平和幸福感，减少疾病的发生和工作相关健康问题的风险，提高员工的工作满意度和生产力。同时，也有助于降低企业的医疗成本和减少员工的休假次数。

职业性有害因素的预防与控制具有深远的意义。首先，它保护了劳动者的健康，降低了职业病和工伤的发生率，从而提高了劳动者的生命质量和生产效率。其次，它改善了工作环境的质量，提高了工作场所的舒适性和安全性，有利于提高员工的工作满意度和生产效率。再次，职业性有害因素的预防与控制符合法规和法律要求，是企业必须履行的法律责任。最后，它有利于维护企业稳定发展，提升企业形象。此外，职业性有害因素的预防与控制也涉及社会公共利益和可持续发展，减少对环境的污染和保护社会公众的健康。综上所述，职业性有害因素的预防与控制对于职业病的预防具有极其重要的意义。

第五节　职业健康监护

职业健康监护是指对从事特定职业或特定工作岗位的人员进行定期身体检查和健康评估的活动。它旨在及早发现和预防职业病和职业性健康损害，并采取必要的措施保护和改善劳动者的健康。

一、医学监护

（一）上岗前健康检查

上岗前健康检查，也称为就业前健康检查，是用人单位在员工开始从事某种有害作业之前进行的健康检查。其目的是了解员工的健康状况，发现与特定职业相关的禁忌证。这是一种强制性的职业健康检查，应该在开始从事有害作业之前完成。在我国，《职业健康监护技术规范》（CBZ 188—2014）中明确规定了有毒有害工种的职业禁忌证，以确保员工的健康和安全。

（二）在岗期间健康检查

在岗期间健康检查，也被称为定期健康检查，是指用人单位按照一定的时间间隔，对已经从事某种职业的人员的健康状况进行定期的检查。其目的是及时发现职业性有害因素对职业从事者早期健康的损害或可疑征兆，及时发现具有职业禁忌证的职业从事者。健康检查的内容及检查周期应根据国家颁布的《职业健康监护技术规范》（GBZ 188—2014）中的有关规定进行执行。这样的检查机制有助于及时采取相应的防护措施，保护职业从事者的健康。

（三）离岗或转岗时的健康检查

离岗或转岗健康检查是职业人员离开当前岗位或转到新岗位前进行的体检，它是健康监护的关键环节之一。该检查旨在了解职业人员在停止接触职业性有害因素后的身体健康状况，并为即将开始新工作的职业人员以及接纳新人员的雇主提供健康状况的基础资料。

（四）应急健康检查

在急性职业病危害事故发生时，对可能受影响的职业人员进行的及时健康评估被称为急性职业病危害事故健康检查。这种检查通过分析健康评估结果和现场劳动卫生学调查来确定危害因素，为紧急救治和治疗提供依据，以控制职业病危害的进一步扩散和恶化。急性职业病危害事故健康检查应立即在事故发生后进行，以确保尽快采取适当措施，保护受影响职业人员的健康和生命安全。

对于那些从事可能引发职业性传染病的职业人员，在流行病暴发期间或近期与传染源有过密切接触的人员，应立即进行应急健康检查，以便持续监控疫情的发展。

（五）职业病的健康筛查

职业病的健康筛查是指对接触职业性有害因素的人群进行的健康检查，可以进行全面普查，也可以在一定范围内进行，在预防措施中属于二级预防措施。其目的有以下几个方面。

1. 早期发现患者 通过筛检能够及早发现可能患有职业病的人员，可以为他们提供早期干预措施或治疗，尽早阻止职业病的发展和加重。

2. 评价措施效果 职业病筛检也可以用于评估职业危害控制措施和其他初级预防措施的效果，判断是否对职业从事者的健康状况产生了积极的影响。

3. 发现未知的健康危害 基于毒理学和其他研究结果，职业病筛检还能发现过去未被认知的可疑健康危害，并建议进行进一步的确诊性检查，以确保职业从事者的健康和安全。

通过职业病筛检，可以及早发现职业病的患者，采取相应干预措施，同时也能评估预防措施的效果并发现新的健康危害，从而为保护职业从事者的健康提供重要的参考和依据。

通过职业健康监护，可以实时了解员工的健康状况，尽早发现和干预可能存在的职业病和职业性健康损害状况。同时，也可以通过监测工作环境中的危害因素，评估对员工健康的影响，并采取必要的控制措施，保护和改善员工的健康。

二、职业健康监护信息管理

职业健康监护信息管理是指对从事特定职业或特定工作岗位的人员进行的健康监护相关信息的收集、储存、处理和使用的管理活动。它旨在确保职业健康监护的数据安全、隐私保护和信息利用的合理性。在职业健康监护信息管理中，常见的管理措施和原则如下。

1. 数据收集和储存　收集从事特定职业或特定工作岗位员工的基本信息、健康状况、体检结果、医疗记录等相关数据。这些数据需要按照规范的流程和标准进行储存，确保数据的完整性、可靠性和机密性。

2. 数据保护和隐私保密　对职业健康监护信息严格保密，采取必要的技术和物理措施，防止数据遭到非法获取、使用或泄露。同时，要遵守相关的隐私保护法律法规，确保员工的个人隐私权益。

3. 数据使用和共享　职业健康监护信息应仅在合法授权的范围内使用，并严格控制数据的共享。只有在确保隐私保护的前提下，才能将信息用于科学研究、健康政策制定、公共卫生监测等领域。

4. 信息技术支持　借助信息技术和电子化管理系统，提高职业健康监护信息的管理效率和准确性。包括建立电子档案、实施数据加密、建立信息安全防护系统等。

5. 质量控制和监督　建立健全的职业健康监护信息管理体系和质量控制机制，定期进行数据质量评估和审核。同时，加强监督和检查，防止信息管理中的违规行为和数据操纵。

6. 培训和宣传　加强对从事职业健康监护信息管理人员的培训，提高其对信息管理法律法规的了解和操作能力。同时，开展相关宣传活动，提高员工对职业健康监护信息管理的认知和合作度。

职业健康监护信息管理的有效实施可以提高对员工健康信息的管理和利用效率，促进职业健康监护工作的规范化和科学化，为职业健康管理和决策制定提供支持。

三、职业从事者工伤与职业病致残程度鉴定

（一）概述

职业从事者工伤与职业病致残程度鉴定是指对因工作原因导致身体损伤或职业病的劳动者进行伤残程度的鉴定，以确定其工伤待遇、伤残抚恤等权益。鉴定时需要考虑职业病和工伤的种类、程度、治疗情况、康复情况等因素，并按照国家或地方标准进行评估。

职业从事者工伤与职业病致残程度鉴定通常由劳动能力鉴定委员会或相关机构组织实施，需要提交工伤认定决定及相关病历材料，并由具有专业知识和经验的鉴定人员进行评估和鉴定。鉴定结果通常包括伤残等级、生活自理能力、工作能力等方面的评估，并根据评估结果确定相应的工伤待遇和伤残抚恤。

（二）工伤与职业病致残程度鉴定

1. 鉴定内容　在评定职业病患者的残疾等级时，必须确保与职业病的等级诊断相吻合。当职业病内科确诊患者患有国家卫生健康委员会及其他相关部门共同发布的职业病分类和目录中列举的各类职业病，并导致肺、心脏、肝、血液或肾等器官的损伤时，应在治疗结束后并完成停工留薪期后，对其

伤残等级进行评估。评估伤残等级的主要标准包括器官损伤、功能障碍以及医疗和生活护理的依赖程度。同时，还应适当考虑残疾引起的社会心理影响，并进行全面评估。

2. 鉴定步骤

（1）鉴定申请：受伤或患病职工要向劳动能力鉴定委员会提出鉴定申请，并提交工伤认定决定和相关的病历材料。

（2）审核材料：劳动能力鉴定委员会会对提交的材料进行审核，确保材料齐全且符合规范要求。

（3）安排鉴定：劳动能力鉴定委员会根据材料审核结果通知职工进行伤残程度鉴定。

（4）接受鉴定：职工需要按照通知的时间和地点携带相关证件和材料亲自接受鉴定。

（5）鉴定结果：劳动能力鉴定委员会根据鉴定结果出具职业病致残程度鉴定结论，并告知职工。

需要注意的是，职业从事者工伤与职业病致残程度鉴定是一项专业性较强的活动，需要由具有相应资格和经验的鉴定人员实施。同时，鉴定过程也需要严格按照相关法律法规和标准进行，确保鉴定结果的公正、客观和权威性。

3. 工伤与职业病的认定 国务院在2003年颁布了《工伤保险条例》，该条例在2010年进行了修订，明确规定了我国工伤事故保险责任处理的基本原则和具体方法。与此同时，劳动和社会保障部在同年也通过了《工伤认定办法》，并在2010年进行了修订，规范了工伤认定的程序和具体办法，为工伤认定提供了法律依据。这两个法规的颁布和修订，为我国处理工伤事故提供了重要的指导方针和法律依据。

根据《工伤保险条例》，工伤认定分为三种情况：工伤、视同工伤和不得认定工伤。工伤的认定应包括以下情形：在工作时间和工作场所内，因工作原因受到伤害；在工作时间前后，在工作场所内进行与工作有关的准备性或结束性工作时受伤；在履行工作职责过程中受到暴力等意外伤害；患上职业病；在工作期间因工作原因受伤或失踪；在上下班途中遭受非本人主要责任的交通事故伤害等。视同工伤的情况有：在工作时间和工作岗位上突发疾病死亡，或在48小时内经抢救无效死亡；在抢险救灾过程中受伤；原为军人，因战或因公负伤致残，在用人单位中旧伤复发。以下情况不得认定为工伤或视同工伤：故意犯罪；醉酒或吸毒；自残或自杀。

工伤的认定由统筹地区的社会保险行政部门根据用人单位提交的工伤认定材料，依法作出是否构成工伤的决定。如果用人单位未能在规定时间内提出工伤认定申请，受伤职工、其家属或工会组织可以在事故发生之日或被诊断、鉴定为职业病后的一年内，根据《工伤认定办法》的规定直接提出工伤认定申请。在此过程中，需填写"工伤认定申请表"并提交劳动或聘用合同复印件，或证明与用人单位存在劳动关系（包括实际劳动关系）或其他人事关系的材料，以及医疗机构提供的伤后诊断证明书或职业病诊断证明书（或职业病诊断鉴定书）。认定机构在接到工伤认定申请后，有权进行调查核实，用人单位、职业人员、工会组织、医疗机构及相关部门应给予协助。社会保险行政部门需按照要求，将"工伤认定决定书"或"不予认定工伤决定书"送达受伤职工（或其家属）和用人单位，并抄送给社会保险经办机构。

4. 劳动能力鉴定 劳动能力鉴定流程按以下步骤进行：用人单位、工伤职业者或其直系亲属向市级劳动能力鉴定委员会提出劳动能力鉴定申请。劳动能力鉴定委员会根据伤情严重性等标准，从医疗卫生专家库中随机挑选3名或5名与工伤职工伤情相关的专家组成鉴定组，该组将提出鉴定意见。劳动能力鉴定委员会应在收到申请后60日内出具鉴定结论，若伤情复杂，需要多个医疗卫生专业共同评估时，期限可延长30日。最终的鉴定结论将在作出鉴定后20日内送达工伤职工和其用人单位，并同时通知社会保险经办机构。

当市级劳动能力鉴定委员会的鉴定结果未能得到用人单位或个人的认可时，他们有权在收到结论之日起15日内向省级或自治区级劳动能力鉴定委员会提出再次鉴定申请。省级或自治区级鉴定委员会的结论将是最终的结果，不再接受进一步的重新鉴定请求。在鉴定结论发布后的1年内，若工伤职工、用人单位或社会保险经办机构觉得伤残状况有变化，可向市级劳动能力鉴定委员会申请劳动能力复查鉴定。鉴于工伤和职业病导致的伤残种类繁多且情况复杂，需要专科医生进行详细的医疗检查和伤残评估。对于同时存在多项伤残的情况（如骨折、烧伤或尘肺等），专科医生将进行单项伤残等级的评定，并将评定结果提交给当地劳动能力鉴定委员会进行综合评估。

5. 伤残晋级原则　当同一器官或系统出现多部位损伤，或者一个以上器官在不同部位同时遭受损害时，应分别对每个伤残程度进行评估。在评估中，若各伤残等级存在差异，应以最严重的伤残等级为准进行评级。若两项或以上的伤残等级相同，则最高评级不得超出该等级。

四、早期职业性损害的发现与干预

早期发现和干预职业性损害对于预防和治疗职业病非常重要。职业性有害因素通常通过呼吸道和/或皮肤进入人体，并在直接或代谢后引发多种反应，包括氧化应激、炎症反应和免疫响应。这些反应是机体为了防御而进行的积极和重要的反应。然而，如果有害因素的作用过于强烈，或者机体的反应过弱或过强，都可能带来不良后果，增加早期健康损害的风险。常见的健康问题包括遗传损伤程度的增加、肺功能下降、动脉粥样硬化的加剧以及心率变异性降低等，这些问题往往是多种疾病发生的早期迹象。

职业性有害因素引起的早期健康损害可能会导致两种截然不同的结果：健康或疾病。通过采取积极的和正确的职业健康监护等预防措施，许多早期的健康损害可以恢复到健康状态。反之，如果没有进行适当的干预，这些损害可能会发展为疾病。因此，定期检测由职业性有害因素引起的早期健康损害，并制定合理有效的科学干预策略，对于保护劳动者的健康、预防职业病的发生以及促进经济的快速和可持续发展具有前瞻性和战略性的重要意义。

（一）早期职业性健康损害的表现类型

1. 早期生物学效应　早期生物效应通常在机体接触到环境的有害因素后出现，它主要涉及职业性有害因素对机体内的生物大分子（如DNA、蛋白质等）的影响。这些效应是导致健康损害的早期反应。常见的早期生物效应如下。

（1）炎症反应和氧化应激水平提高：长期接触生产环境中的有害物质，如粉尘、辐射、化学物质等，会导致机体炎症反应和氧化应激水平升高，进而引发细胞因子和活性氧物质在细胞内堆积。这些物质可导致细胞膜氧化损伤，引发不同程度的炎性病理反应。生产性粉尘可诱发肺部炎症反应过程，金属如铁、铜等可产生活性氧自由基，影响生物大分子的正常结构和功能。大量的活性氧（ROS）会导致脂质过氧化程度提高，对细胞膜、脂蛋白以及其他含脂质结构产生损害，造成DNA和蛋白质的损伤，进而影响细胞正常功能。氧化性DNA损伤可导致癌症的发生。这两种损伤是多种疾病，如冠心病、肿瘤等的重要因素。因此，我们需要定期检测并制定合理有效的科学干预措施来保护劳动者的健康。

（2）早期遗传损伤水平增加：致癌物具有基因毒性和致突变性，接触这些物质后，会导致遗传物质损伤，引发基因突变、抑癌基因沉默和癌基因的激活，使正常细胞转化为肿瘤细胞。活性氧自由基等可导致大片段DNA损伤，最终导致肿瘤的发生。这些是肿瘤发生的重要早期生物学事件。目前较为成熟的基因毒性检验方法包括Ames实验和免疫荧光原位杂交实验。细胞阻滞微核试验可有效检测染色体损伤，反映机体暴露所导致的早期遗传损伤。

2. 早期形态学改变　当毒物以低剂量或早期侵入机体时，机体会进入应激状态，表现为代谢酶或解毒酶的诱导激活或合成增加。然而，如果机体的反应过弱或强，可能导致细胞代谢障碍，如蛋白质、脂肪、糖、矿物质和色素代谢障碍，从而在细胞或组织内积累过多或异常物质。中毒的靶器官可能会出现基本病变，如细胞损伤、血液循环障碍、炎症、纤维化和硬化等。例如，四氯化碳、硝基苯、DDT可能导致肝小叶中心性脂肪变性，而粉尘可能引起肺组织的弥漫性纤维化。在临床检查中，这可能表现为代谢功能紊乱，包括血压、血脂和血糖的不良变化。

3. 早期器官功能障碍

（1）神经系统：职业性毒物和不良作业环境中的金属、有机溶剂、高温高湿环境可导致神经系统损伤。早期常表现为类神经症或精神障碍，但脱离暴露后通常会逐渐恢复。对于长期接触有机溶剂的工人，早期进行神经肌肉电检查可以发现正己烷职业接触者的早期神经肌肉改变。检查血液中胆碱酯酶活性也有助于评估有机磷农药中毒的严重程度。

（2）呼吸系统：对呼吸系统的损害主要归因于气态毒物。刺激性气体如SO_2可引起上呼吸道刺激性炎症，表现为咽喉炎、气管炎、支气管炎和肺炎。粉尘在呼吸道的沉积引发炎症反应、肺沉积和纤维化，还可能导致肺通气功能改变，表现为阻塞性肺疾病和肺功能下降。定期监测肺功能指标有助于早期发现形态学上无法判断的肺部疾病。

（3）血液系统：许多毒物如苯可以损害造血系统，导致白细胞减少甚至全血细胞减少症；苯的氨基和硝基化合物可能导致高铁血红蛋白血症。电离辐射主要对骨髓等造血系统产生损害，表现为白细胞减少和感染性出血。铅接触可抑制δ-氨基-γ-酮戊酸脱水酶和血红素合成酶的活性。

（4）泌尿系统：多种溶剂或混合溶剂可导致肾小管功能不全，表现为蛋白尿、酶尿，可能与原发性肾小球肾炎有关。监测肾功能和尿常规分析可以在一定程度上反映早期肾功能损伤情况，例如，镉会导致肾小管损伤，可通过测定低分子蛋白（β-微球蛋白）进行监测。

（5）循环系统：血管内皮细胞是血液与血管壁之间的屏障，易受化学性和物理性有害因素损伤。内皮损伤可导致血管内皮功能障碍，与心脑血管疾病如高血压、动脉粥样硬化、心力衰竭、糖尿病等密切相关。内皮功能障碍也是代谢综合征的重要组成部分。血浆中的内皮素-1（ET-1）、血栓调节蛋白（TM）和血管性假性血友病因子（VWF）等循环标志物常用于反映内皮损伤。有害物质对心血管系统的损害可表现为心律的影响，如心律失常、房室传导阻滞等。正己烷可引发心律不齐和心室颤动，导致心肌细胞损伤。长期接触二硫化碳可增加冠状动脉粥样硬化、冠心病或心肌梗死的发病风险。心脏疾病发生和心律失常的早期指标之一是心率变异性的降低。

（6）其他：噪声可引起暂时性听觉阈值移位和高频听力下降。听力监测可反映早期听觉功能损伤。

（二）早期职业性健康损害的干预

以下是一些早期发现和干预职业性损害的方法和策略。

1. 工作环境监测　定期对工作场所进行环境监测，评估潜在的职业危害因素，如化学物质、粉尘、噪声等，以及其对劳动者的潜在影响。这有助于及早发现工作环境中存在的健康风险，并采取相应的控制措施。

2. 职业健康检查　对从事特定职业或受特定工作岗位影响的人员进行定期的职业健康检查，包括体格检查、生理指标检测、生物学监测等。通过检查，早期发现和诊断职业病的症状和体征，及时采取干预措施。

3. 健康教育和宣传　开展健康教育和宣传活动，向从业人员传达关于职业病的认知和防护知识。提供相关的培训和指导，教授合理的工作姿势、防护装备的使用方法等，帮助员工识别和减少工作中的潜在健康风险。

4. 健康监护和随访　为处于高风险职业的人群提供定期的健康监护和随访服务。通过监测和评估，尽早发现职业病的早期症状和体征，提供早期治疗和干预，减少疾病的进展和严重度。

5. 工作场所改进　改善工作环境和工作条件，减少或消除职业危害因素对劳动者的影响。采取工程控制、技术改进和行为管理措施，提高工作环境的安全性和健康性。

第六节 职业安全管理

一、职业安全

职业安全，也称劳动安全，是指在生产过程中，为防止中毒、车祸、触电、塌陷、爆炸、火灾、坠落、机械外伤等危及劳动者人身安全的事故发生而采取的各项措施及相应的活动，最终促进经济发展，提高职业生命质量。我国于2002年6月第九届全国人大常委会第二十八次会议通过了《中华人民共和国安全生产法》，我国安全生产管理的方针是"安全第一、预防为主、综合治理"。在这一方针指导下，各生产经营单位逐步形成了"企业负责，政府和行业监管，群众监督"的职业安全工作体制，其中，最为重要的是企业负责的机制，内容如下。

1. 行政责任 企业法人代表被视为安全生产的主要责任人，而生产管理的各级领导及其他部门则承担相应的行政职责，共同构建"安全生产，人人有责"的责任体系。

2. 技术责任 指的是在生产设施的设计、运作和投入生产过程中，安全设施应与之一同考虑、实施和监督。

3. 组织支持责任 指的是确保安全人员的配置、组织结构的设立以及经费预算的执行都得到妥善实施和监督。

职业安全管理的重要性不容忽视，它关乎企业的正常运营，也关系到每一个员工的切身利益。为了实现有效的职业安全管理，企业通常需要采取一系列措施。首先，建立各级安全岗位责任制，明确各自的职责，并定期检查执行情况。这有助于确保每个人都明确自己的职责，并在实际工作中履行这些职责。其次，制定各工种安全技术操作规程，班前进行安全交底，确保员工了解并遵循安全操作规程。最后，配备专职的安全员，对安全活动进行指导和管理，也是提升职业安全管理水平的关键环节。除了以上措施，企业还应制定安全管理目标，并逐级进行安全责任目标分解，定期进行考核。这有助于确保企业的职业安全管理目标与实际工作紧密结合，并通过定期考核来检验管理效果。同时，制定定期安全检查制度，对事故隐患进行定人、定时间、定措施的整改，以及制定安全教育制度，对新入厂工人进行三级安全教育等，这些都是提升职业安全管理水平的有效手段。

另外，企业还需要加强职业健康安全管理。这包括设置必要的职业健康安全委员会等机构，强化一体化运作，形成责任制防护网，以及建立巡检机制，在企业内部生产、办公、研发、项目等多维度建立巡检机制，确保各项安全措施得到有效执行。通过实施职业安全管理，企业不仅可以提高员工的生命安全和身体健康保障水平，还可以提高企业的经济效益和生产力水平。这是因为一个安全的工作环境可以提高员工的工作效率，减少因事故导致的损失，进而提升企业的整体竞争力。职业安全管理是一个持续不断的过程，需要企业全体员工的共同努力和参与。通过加强管理和培训，提高员工的安全意识和技能，可以有效地降低职业安全事故的风险，实现企业的可持续发展。

二、职业安全事故的三级预防策略

职业安全事故的三级预防策略是一个全面且系统的安全管理体系，旨在最大限度地减少职业安全事故的发生并降低其对员工和企业的潜在影响。以下是三级预防策略的具体内容。

（一）一级预防：根本性预防措施

一级预防也被称为病因预防，其核心是从根本上消除或控制职业性有害因素对人的作用和损害。即在工伤发生之前采取的措施，使工伤事故不发生或少发生。如《中华人民共和国安全生产法》属于一级预防。同时也包括改进生产工艺和生产设备，以减少或消除工作场所中的潜在危险源。合理利用防护设施及个人防护用品，如穿戴合适的防护服、使用安全设备等，也是降低职业伤害风险的重要手段。此外，培养员工良好的健康行为和生活方式，如保持正确的工作姿势、定期锻炼等，也有助于提高员工的身体素质和抵抗力。

（二）二级预防：早期检测和干预

目标是发生工伤事故时，尽量减少事故的发生及严重性，通过自我教育和相互教育、院前护理、院内抢救和治疗等措施，最大限度地降低工伤事故的死亡率和致残率。二级预防着重于早期发现和诊断职业性有害因素引起的健康问题，并实施早期治疗和干预，包括定期检测工作场所的职业性有害因素，评估工作环境的安全性，以及定期为接触有害因素的员工进行职业健康检查，以便早期发现潜在健康问题。对于发现的问题，需及时采取治疗措施，防止病情恶化。

（三）三级预防：康复与长期管理

指工伤事故已经发生后，控制工伤事故的结果。其主要任务是使工伤者恢复正常功能，早日康复，残障人士得到良好的医治和照顾。三级预防主要针对已经发生职业性损害的员工，提供积极治疗和康复措施。这包括调离原工作岗位，避免继续接触有害因素，以及给予合理的治疗和康复计划，帮助员工尽快恢复健康。此外，对于需要长期管理的疾病，如慢性职业病，需要制定个性化的长期管理策略，包括定期的体检、药物治疗以及生活方式的调整等，以防止疾病的复发和恶化。

三级预防策略是一个相互关联、层层递进的安全管理体系。通过实施这些策略，企业可以全面提升职业安全水平，降低职业安全事故的发生率，从而保障员工的生命安全和身体健康，同时促进企业的可持续发展。

三、职业卫生突发事件应急处理

（一）职业卫生突发事件的发生及其特征

职业卫生突发事件是指在特定条件下，因职业性有害因素在短时间内以高强度（浓度）作用于职业人群，引发群体性健康损害乃至死亡的事件。典型的突发事件涵盖了设备泄漏和爆炸导致的群体急性化学性中毒、大型生产事故、核电装置泄漏、煤矿瓦斯中毒、瓦斯爆炸、煤尘爆炸等。这类事故可能在短时间内导致大量人员的职业伤害、中毒甚至死亡。在某些情况下，这些事故还可能升级为突发性公共卫生事件，威胁到周边居民的生命和财产安全，以及环境的破坏。例如，油气田井喷、化学危险品运输泄漏等事故，可能带来极其严重的社会影响。

职业卫生突发性事件按其引起的原因和性质，可分为化学性职业卫生突发事件、物理性职业卫生突发事件、放射性职业卫生突发事件。在某些情况下，多种因素同时存在，造成大量人员伤亡时，可称之为"灾害性职业卫生突发事件"。

职业卫生突发事件具有以下特征。

（1）一般带有偶然性和突发性，甚至事先没有任何征兆，难以预测。

（2）后果严重，波及范围广，受害人员多，病情严重或死亡率高，给处理和救治带来很多困难。

（3）具有不同的时效性，包括即时性、延迟性和潜在再现性。一般化学性职业卫生突发事件发生时三种时效的危害都有，物理性职业卫生突发事件主要表现为即时性危害，但放射性职业卫生突发事件却表现为延迟性危害，灾害性职业卫生突发事件不仅三种时效的危害都有，而且更表现出危害滞后性的特点。

（4）事件的原因一般是明确的、可预防的。

（5）严重的突发事件往往影响广泛，波及大量人群，有潜力触发"公共卫生突发事件"。

除了职业卫生监督监测和卫生部门外，职业卫生突发事件的应急处理往往需要政府和社会多部门和行业的通力合作，如生产部门、交通部门、公安部门、环保部门等。

（二）职业卫生突发事件的应急处理原则与步骤

1. 职业卫生突发事件调查处理的基本原则

（1）迅速采取保护人群免受侵害的措施，抢救和治疗患者及受侵害者，包括撤离现场、封存可疑危险物品、戴防护用具，进行化学和药物性保护等。

（2）控制职业卫生突发事件进一步蔓延，阻止危害进一步延伸。根据事件性质，迅速划出不同的控制分区和隔离带，明确设立红线、黄线、绿线隔离区，即污染区、半污染区、清洁区，提出人群撤离和隔离控制标准。

（3）迅速查清职业卫生突发事件原因、动因和危害。

2. 职业卫生突发事件调查处理步骤

（1）初步调查，提出问题：快速进入现场，迅速确定突发事件的性质和类别，确定调查处理的方向。进行调查和检查，迅速获取受影响人群以及发病、受伤人数的信息。采取果断措施，确保受影响人群脱离危险区域，并设立警戒防护，控制伤害源。迅速采取针对性措施，对患者进行相应治疗和有效隔离危害源。了解卫生防病资源损失情况。

（2）调查采样，确定原因：进行现场职业卫生学调查和流行病学调查，查找事件的原因和危险因素。根据流行病学危险因素的调查线索，进行现场检测，并采集环境样品和患者生物样本。及时进行理化、生物或其他类型有害因素的实验室检验分析和鉴定。

（3）控制处理：针对职业卫生突发事件的特性，应设立具备不同功能的卫生防护区域，如保护区、隔离区、污染区、缓冲区和净化区等。针对这些不同区域，需采取相应的现场处理措施，包括清除污染源和有害垃圾，中和有毒物质，以及屏蔽物理伤害源。同时，应开展健康教育，提升个人防护意识，提高公众的自保能力。

职业卫生突发事件的应急处理需要政府、卫生部门、医疗机构、社会组织等多方合作，充分发挥各方力量，迅速、科学、有序地进行突发事件的处置和救援。应急处理工作的质量和效果直接关系到受害人员的生命安全和社会的稳定。

本章小结	教学课件

执考知识点总结

本章涉及的2019版及2024版公共卫生执业助理医师资格考试考点对比见表11-1。

表11-1　2019版及2024版公共卫生执业助理医师资格考试考点对比

单元	细目	知识点	2024版	2019版
职业性有害因素的预防与控制	职业卫生法律法规与监督管理	（1）职业病防治法	√	2019版只有细目，没有具体知识点
		（2）职业病防治法相关配套法规与规章	√	
		（3）职业卫生标准	√	
		（4）职业卫生标准的应用	√	
	职业卫生工程技术	（1）工业通风	√	
		（2）工业除尘	√	
		（3）采光与照明	√	
	个人防护用品	（1）防护头盔，眼镜，面罩，防护服和防护鞋	√	
		（2）呼吸防护器	√	
		（3）防噪声用具	√	
		（4）皮肤防护用品	√	
		（5）复合防护用品	√	
	职业卫生保健	（1）职业生命质量	√	
		（2）职业卫生服务	√	
		（3）工作场所健康促进	√	
	职业健康监护	（1）医学监护	√	
		（2）职业健康监护信息管理	√	
		（3）职业从事者工伤与职业病致残程度鉴定	√	
	职业安全管理	（1）职业安全健康管理与事故预防策略	√	
		（2）职业卫生突发事件应急处理	√	

拓展练习及参考答案

（余萱蔚　张学艳）

实训A 生产环境样品采集

一、实训目的

1. 能够正确选择合适的采样点，使用适当的方法和工具进行生产环境样品采集。
2. 具备数据处理和分析的能力，能够对鉴定结果进行统计和解读。

二、空气样品采样、测定与评价

（一）空气中有害物质的存在状态

各种毒物由于其物理和化学性质不同，以及职业活动条件的不同，在工作场所空气中的存在状态是不一样的，一类以气体或蒸气状态存在，另一类以液体或固体颗粒状态（气溶胶状态）分散于空气中。

1. 气态和蒸气态 以分子形式分散在大气中的有害物质称气态或蒸气态物质。以气态或蒸气态存在于空气中的毒物，基本上不受重力的影响。分子状态的毒物能随气流以相等速度流动，在采样时，能随空气进入收集器，不受采样流量大小的影响；在收集器内，能迅速扩散入收集剂中被采集（吸收或吸附）。

2. 气溶胶 有害物质以固体微粒或液体微粒分散于空气中的分散系称为气溶胶。气溶胶按存在形式又可分为雾、烟、尘三类。由于气溶胶颗粒有重力的影响，特别是比重大、粒径大的颗粒，在采样时，需要一定的采样流量，才能克服重力的影响，有效地采入收集器内。

（二）现场调查

现场调查的目的是正确选择采样点、采样对象、采样方法和采样时机等，调查内容主要包括：①工作过程中使用的原料、辅助材料，生产的产品、副产品和中间产物等的种类、数量、纯度、杂质及其理化性质等。②工作流程包括原料投入方式、生产工艺、加热温度和时间、生产方式和生产设备的完好程度等。③劳动者的工作状况，包括劳动者数量、在工作地点停留时间、工作方式、接触有害物质的程度、频度及持续时间等。④工作地点空气中有害物质的产生和扩散规律、存在状态、估计浓度等。⑤工作地点的卫生状况和环境条件、卫生防护设施及其使用情况、个人防护设施及使用状况等。

（三）采样方法和采样仪器

根据被测物质在空气中的存在状态、浓度和分析方法的最低检出限等多种因素选择采样方法和采样仪器。

1. 采样方法

（1）直接采样法（集气法）：有害物质浓度较高，而测定该物质所用方法的最低检出限小［采集少量空气（1L以下）已足够分析方法所需］时，可直接采取少量空气供分析用。

（2）浓集采样法（浓缩法）：当有害物质的浓度很低，用直接采样法所得的样品不易检出，采用能采取大量气体的浓集采样法。

（3）被动采集法：有扩散和渗透两种原理类型。被动采集法不需抽气泵和流量计，利用被测气体分子扩散采集到样品，被动采样器有徽章式和笔式两种。采样器体积小，重量轻，可戴于作业人员领口或胸前，适用于个体采样。被动采样器可持续工作几小时到几天，获取污染物的时间加权平均浓度，可准确反映人体的暴露水平。

（4）仪器检测法：目前使用较多检测仪器为直读式检测仪，即应用化学和物理学原理制成的各种测定仪器和检测器，可在作业场所直接显示空气中被测化学物浓度，有的直读式检测仪还可自动记录浓度变化并配备报警装置。根据测试原理可分为以下几种：①光学气体检测仪，如CO检测仪。②热化学气体检测仪，如可燃气体甲烷、乙炔、汽油等测爆仪。③电化学气体检测仪，如SO_2检测仪。④检气管和比色试纸，利用空气中被测物与某种化学试剂反应产生颜色的原理制作而成。

2. 采样仪器　空气收集器和采样器的性能和规格，需符合《环境空气采样器技术要求及检测方法》（HJ/T 375—2007）、《大气采样器检定规程》（JJG 956—2013）、《粉尘采样器检定规程》（JJG 520—2005）等检定规程的要求。浓集采样法采样仪器一般由收集器、流量计和抽气动力三部分组成。

（1）收集器：根据有害物质在空气中存在的状态，选择适当的收集器。常用的有液体吸收管、固体采样管、滤膜及采样头等。常见的收集器为大泡吸收管、多孔玻板吸收管。大泡吸收管分大小两种形式（图A-1），为获得良好的吸收效果，一般将两支吸收管串联采样；多孔玻板吸收管分为普通和大型两种（图A-2）。

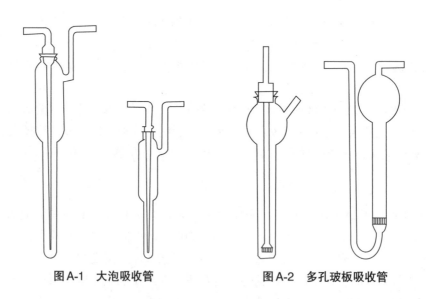

图A-1　大泡吸收管　　　　　图A-2　多孔玻板吸收管

（2）流量计：在采取大气样品时均需用流量计测定所采空气的流量。目前常用的是转子流量计。多数都安装在采样器上，携带方便，适合现场使用。转子流量计常由上粗下细的锥形玻璃管和一个转子组成。当气体由下而上流动时，转子被吹起，流量越大，转子被吹得越高。根据转子上升的位置，读出气体的流量。

（3）抽气动力：空气采样的抽气动力因采样流量大小而不同。对于小流量采样，常用微电机带动薄膜泵，如CD-1型携带式大气采样器等；对于中流量采样，常用电机带动叶片的离心抽气机；对于高容量采样，动力多用由电机带动双叶片的离心抽气机，如吸尘器、CyQ-66型高容量飘尘采样器适用于用玻纤滤膜采集大气中的飘尘（包括烟尘、金属尘和矿石尘等）。

（四）采样点的选择

1. 定点区域采样

（1）概念：是指将空气收集器放置在现场作业采样人员选定的采样点、作业人员的呼吸带水平进行采样。

（2）采样点数：采样点需具有代表性，能涵盖最高浓度点。工作场所按生产工艺流程、生产设备数、逸散物质种类、劳动者工作地点等进行选择，以满足采样点代表性为前提，确定采样点的数目。一个车间内若有1～3台同类生产设备，设1个监测点，4～10台设2个采样点，10台以上至少设3个采样点。仪表控制室和作业者休息室内一般各设1个采样点。

（3）采样时间的选择：采样必须在正常工作状态下进行，避免人为因素的影响。空气中有害物质浓度随季节发生变化的工作场所，应将空气中有害物质浓度最高的季节选择为重点采样季节。在工作周内，应将空气中有害物质浓度最高的工作日选择为重点采样日；在工作日内，应将空气中有害物质浓度最高的时段选择为重点采样时段。定点区域一次采样时间一般为15～60分钟。最短采样时间不应少于5分钟，一次采样时间不足5分钟时，可在15分钟内采样3次，每次采集所需空气样品体积的1/3。

2. 个体采样 将个体采样器置于作业者呼吸带水平，通常作业者直接佩戴采样器，其进气口尽量接近呼吸带，个体采样不适用于采集空气中浓度非常低的化学物。在评价职业场所空气环境质量时，一般可结合工时法及区域采样结果，估算作业者接触水平。

（1）采样对象：需具有代表性，要包括不同工作岗位的、接触有害物质浓度最高和接触时间最长的劳动者。

（2）采样数量：同一车间若有许多工种，则每一工种的作业者都要监测。同一工种若有许多作业者，应随机选择部分作业者作为采样对象，最好是全部作业者。

（五）采样时间和测定

采样时间要保证采集到的待测物的量能满足测定方法的需要，即样品中的待测物的量最好位于最佳测定范围内。

1. 在评价职业接触限值为最高容许浓度的有害物质的采样时，采样时间一般不超过15分钟。

空气中有害物质浓度按式A-1计算：

$$C_{MAC} = \frac{c \cdot v}{F \cdot t} \qquad\qquad \text{A-1}$$

式中，C为空气中有害物质的浓度（mg/m³）；c为测得样品溶液中有害物质的浓度（μg/ml）；v为样品溶液体积（ml）；F为采样流量（L/min）；t为采样时间（min）。

2. 在评价职业接触限值为短时间接触容许浓度的有害物质的采样时，采样时间一般为15分钟，采样时间不足15分钟时，可进行一次以上的采样。

采样时间为15分钟时，按式A-2计算：

$$STEL = \frac{c \cdot v}{15F} \qquad\qquad \text{A-2}$$

采样时间不足15分钟，进行1次以上采样时，按15分钟时间加权平均浓度计算式A-3：

$$STEL = \frac{C_1 T_1 + C_2 T_2 + \cdots + C_n T_n}{15}$$ A-3

式中，STEL 为短时间接触容许浓度（mg/m³）；C_1、C_2、C_n 为测得空气中有害物质浓度（mg/m³）；T_1、T_2、T_n 为劳动者在相应的有害物质浓度下的工作时间（min）。

劳动者接触时间不足15分钟，按15分钟时间加权平均浓度计算式A-4：

$$STEL = \frac{C \cdot T}{15F}$$ A-4

式中，STEL 为短时间接触容许浓度（mg/m³）；C 为空气中有害物质的浓度（mg/m³）；F 为采样流量（L/min）；T 为劳动者在有害物质浓度下的工作时间（min）。

3. 在评价职业接触限值为时间加权平均容许浓度的有害物质的采样时，根据工作场所空气中有害物质浓度的存在状况，或采样仪器的操作性能，选择个体采样或定点采样，长时间采样或短时间采样方法。

采样仪器能够满足全工作日连续一次性采样时，空气中有害物质8小时时间加权平均浓度按式A-5计算：

$$TWA = \frac{c \cdot v}{F \cdot 480} \times 1000$$ A-5

式中，TWA 为空气中有害物质8小时时间加权平均浓度（mg/m³）；c 为测得样品溶液中有害物质的浓度（μg/ml）；v 为样品溶液体积（ml）；F 为采样流量（L/min）；480 为时间加权平均容许浓度规定的采样时间（min）。

采样仪器不能满足全工作日连续一次性采样时，根据采样仪器的操作时间，在全工作日内进行2次或2次以上的采样。空气中有害物质8小时时间加权平均浓度按式A-6计算：

$$TWA = \frac{C_1 T_1 + C_2 T_2 + \cdots + C_n T_n}{8}$$ A-6

式中，TWA 为空气中有害物质8小时时间加权平均浓度（mg/m³）；C_1、C_2、C_n 为测得空气中有害物质浓度（mg/m³）；T_1、T_2、T_n 为劳动者在相应的有害物质浓度下的工作时间（h）。

（六）对现场空气样品测定结果进行评价

工作场所化学物质、粉尘、物理因素的测量及分析等，均应按照我国执行的相应卫生标准、方法或规范进行。参照我国国家标准中有害因素作业人员每天工作8小时、连续工作5天的接触限值TWA卫生标准，将个体采样结果与时间加权平均容许浓度限值比较，定点区域采样结果与最高容许浓度或短时间接触容许浓度比较。采用超标率和超标倍数进行评价。

三、粉尘采样、测定与评价

生产性粉尘是指能较长时间悬浮在生产环境空气中的固体微粒。工作场所空气中粉尘的检测要遵循《工作场所空气中粉尘测定》（GBZ/T 192—2007）。主要包括以下方法。

（1）总粉尘浓度的检测——滤膜称量法（GBZ/T 192.1—2007）。

（2）呼吸性粉尘浓度的检测——预分离–滤膜称量法（GBZ/T 192.2—2007）。

（3）粉尘分散度的检测（GBZ/T 192.3—2007）可采用滤膜溶解涂片法和自然沉降法。

（4）粉尘中游离二氧化硅含量的检测（GBZ/T 192.4—2007）可选择焦磷酸法、红外分光光度法或X线衍射法。

（5）石棉纤维粉尘计数浓度的检测——滤膜/相差显微镜法（GBZ/T 192.5—2007）。

（一）工作场所空气中总粉尘浓度检测

工作场所空气中总粉尘浓度检测参照《工作场所空气中粉尘测定第1部分：总粉尘浓度》（GBZ/T 192.1—2007）。

1. 原理 空气中的总粉尘用已知质量的滤膜采集，由滤膜的增量和采气量计算出空气中总粉尘的浓度。

2. 仪器

（1）滤膜：过氯乙烯滤膜或其他测尘滤膜。空气中粉尘浓度≤50mg/m³时，用直径37mm或40mm的滤膜；粉尘浓度＞50mg/m³时，用直径为75mm的滤膜。

（2）粉尘采样器：包括采样夹和采样器两部分（图A-3），性能和技术要求如下。①粉尘采样夹：可安装直径为40mm和75mm的滤膜，用于定点采样。②小型塑料采样夹：可安装直径≤37mm的滤膜，用于个体采样。③采样器：需要防爆的工作场所应使用防爆型粉尘采样器。

用于个体采样时，流量范围为1～5L/min；用于定点采样时，流量范围为5～80L/min。用于长时间采样时，连续运转时间应≥8小时。

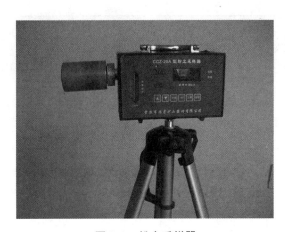

图A-3 粉尘采样器

（3）分析天平：感量为0.1mg或0.01mg。

（4）秒表或其他计时器。

（5）干燥器：内装变色硅胶。

（6）镊子。

（7）除静电器。

3. 样品的采集

（1）滤膜的准备：①干燥。称量前，将滤膜置于干燥器内2小时以上。②称量。用镊子取下滤膜的衬纸，将滤膜通过除静电器，除去滤膜的静电，在分析天平上准确称量，记录滤膜的质量 m_1。在衬纸上和记录表上记录滤膜的质量和编号。将滤膜和衬纸放入相应容器中备用，或将滤膜直接安装在采样夹上。③安装。滤膜毛面应朝进气方向，滤膜放置应平整，不能有裂隙或褶皱。用直径为75mm的滤膜时，做成漏斗状入采样夹。

（2）采样：现场采样按照《工作场所空气中有害物质监测的采样规范》（GBZ 159—2004），并参照其附录制定采样记录表，见表A-1。①定点采样：根据粉尘检测的目的和要求，可以采用短时间采样或长时间采样。短时间采样时，在采样点将装好滤膜的粉尘采样夹，在呼吸带高度以15～40L/min流量采集15分钟空气样品。长时间采样时，在采样点将装好滤膜的粉尘采样夹，在呼吸带高度以1～5L/min流量采集1～8小时空气样品（由采样现场的粉尘浓度和采样器的性能等确定）。②个体采样：将装好滤膜的小型塑料采样夹，佩戴在采样对象的前胸上部，进气口尽量接近呼吸带，以1～5L/min流量采集1～8小时空气样品（由采样现场的粉尘浓度和采样器的性能等确定）。③滤膜上总粉尘的增量（Δm）要求：无论定点采样或个体采样，要根据现场空气中粉尘的浓度、使用采样夹的大小、采样流量及采样时间，估算滤膜上总粉尘的Δm。滤膜粉尘Δm的要求与称量使用的分析天平感量和采样使用的测尘滤膜直径有关。采样时要通过调节采样流量和采样时间，控制滤膜粉尘Δm在表A-2要求的范围内，否则有可能因过载造成粉尘脱落。在采样过程中，若有过载可能，应及时更换采样夹。

表A-1　工作场所空气中有害物质采样记录表

检测地点：　　　　　　　　　　　　　　　监测类型：　　　（评价　定期　其他）

采样仪器：　　　　　　　　　　　　　　　采样方法：

检测项目：　　　　　　　　　　　　　　　检测时间：

样品编号	仪器编号	采样对象	生产情况以及个人防护措施	采样流量（L/min）		采样时间		温度气压
				采样前	采样后	开始时间	结束时间	

采样人：　　　年　　月　　日　　　　　　　　　　　　　陪同人：　　　　　　　年　　月　　日

表A-2　滤膜总粉尘的增量（Δm）要求

分析天平感量	滤膜直径/mm	Δm的要求/mg
0.1mg	≤37	$1 \leqslant \Delta m \leqslant 5$
	40	$1 \leqslant \Delta m \leqslant 10$
	75	$\Delta m \geqslant 1$，最大增量不限
0.01mg	≤37	$1 \leqslant \Delta m \leqslant 5$
	40	$1 \leqslant \Delta m \leqslant 10$
	75	$\Delta m \geqslant 0.1$，最大增量不限

4. 样品的运输和保存　采样后，取出滤膜，将滤膜的接尘面朝里对折两次，置于清洁容器内运输和保存。运输和保存过程中应防止粉尘脱落或污染。

5. 样品的称量　称量前，将采样后的滤膜置于干燥器内2小时以上，除静电后，在分析天平上准确称量，记录滤膜和粉尘的质量m_2。

6. 结果计算 空气中总粉尘的浓度按式A-7计算：

$$C = \frac{m_2 - m_1}{F \cdot t} \times 1000 \qquad\qquad A\text{-}7$$

式中，C为空气中总粉尘的浓度（mg/m^3）；m_2为采样后的滤膜质量（mg）；m_1为采样前的滤膜质量（mg）；F为采样流量（L/min）；t为采样时间（min）。

空气中总粉尘的时间加权平均浓度按《工作场所空气中有害物质监测的采样规范》（GBZ 159—2004）规定计算。

7. 说明

（1）本法的最低检出浓度为$0.2mg/m^3$（以感量0.01mg天平，采集500L空气样品计）。

（2）当过氯乙烯滤膜不适用时（如在高温情况下采样），可用超细玻璃纤维滤纸。

（3）采样前后，滤膜称量应使用同一台分析天平。

（4）测尘滤膜通常带有静电，影响称量的准确性，因此，应在每次称量前除去静电。

（二）工作场所空气中呼吸性粉尘浓度检测

工作场所空气中呼吸性粉尘浓度检测参照《工作场所空气中粉尘测定 第2部分：呼吸性粉尘浓度》（GBZ/T 192.2—2007）。

1. 原理 空气中粉尘通过采样器上的预分离器，分离出的呼吸性粉尘颗粒采集在已知质量的滤膜上，由采样后的滤膜增量和采气量，计算出空气中呼吸性粉尘的浓度。

2. 仪器

（1）滤膜：过氯乙烯滤膜或其他测尘滤膜。

（2）呼吸性粉尘采样器：主要包括预分离器和采样器。①预分离器：对粉尘粒子的分离性能应符合呼吸性粉尘采样器的要求，即采集的粉尘的空气动力学直径应在$7.07\mu m$以下，且直径为$5\mu m$的粉尘粒子的采集率不低于50%。②采样器：性能和技术指标应符合相关的规定。需要防爆的工作场所应使用防爆型采样器。

（3）分析天平：感量0.01mg。

（4）秒表或其他计时器。

（5）干燥器：内盛变色硅胶。

（6）镊子。

（7）除静电器。

3. 样品的采集

（1）滤膜的准备：①干燥。称量前，将滤膜置于干燥器内2小时以上。②称量。用镊子取下滤膜的衬纸，除去滤膜的静电；在分析天平上准确称量。在衬纸上和记录表上记录滤膜的质量m_1和编号；将滤膜和衬纸放入相应容器中备用，或将滤膜直接安装在预分离器内。③安装。安装时，滤膜毛面应朝进气方向，滤膜放置应平整，不能有裂隙或褶皱。

（2）预分离器的准备：按照所使用的预分离器的要求，做好准备和安装。

（3）采样：现场采样按照《工作场所空气中有害物质监测的采样规范》（GBZ 159—2004）。并参照GBZ/T 192.1—2007附录A执行。①定点采样：根据粉尘检测的目的和要求，可以采用短时间采样或长时间采样。短时间采样时，在采样点将装好滤膜的呼吸性粉尘采样器，在呼吸带高度以预分离器要求的流量采集15分钟空气样品。长时间采样时，在采样点将连接好的呼吸性粉尘采样器，在呼吸带高度以预分离器要求的流量采集1～8小时空气样品（由采样现场的粉尘浓度和采样器的性能等确定）。②个体采样：将连接好的呼吸性粉尘采样器，佩戴在采样对象的前胸上部，进气口尽量接近呼吸带，以预分离器要求的流量采集1～8小时空气样品（由采样现场的粉尘浓度和采样器的性能等确定）。③滤膜上总粉尘的增量（Δm）要求：无论定点采样或个体采样，要根据现场空气中粉尘的浓度、使用采样夹的大小和采样流量及采样时间，估算滤膜上Δm。采样时要通过调节采样时间，控制滤膜粉尘Δm数值在0.1～5.0mg的要求。否则，有可能因滤膜过载造成粉尘脱落。采样过程中，若有过载可能，应及时更换呼吸性粉尘采样器。

4. 样品的运输和保存 采样后，从预分离器中取出滤膜，将滤膜的接尘面朝里对折两次，置于清洁容器内运输和保存。运输和保存过程中应防止粉尘脱落或污染。

5. 样品的称量 称量前，将采样后的滤膜置于干燥器内2小时以上，除静电后，在分析天平上准确称量。记录滤膜和粉尘的质量（m）。

6. 浓度的计算 按式A-7计算空气中呼吸性粉尘的浓度。空气中呼吸性粉尘的时间加权平均浓度按GBZ 159—2004规定计算。

7. 说明

（1）本法的最低检出浓度为0.2mg/m³（以感量0.01mg天平，采集500L空气样品计）。

（2）采样前后，滤膜称量应使用同一台分析天平。

（3）测尘滤膜通常带有静电，影响称量的准确性，因此，应在每次称量前除去静电。

（4）要按照所使用的呼吸性粉尘采样器的要求，正确应用滤膜和采样流量及粉尘增量，不能任意改变采样流量。

（三）粉尘中游离二氧化硅含量检测－焦磷酸法（GBZ/T 192.4—2007工作场所空气中粉尘测定第4部分：游离二氧化硅含量）

1. 原理 粉尘中的硅酸盐及金属氧化物能溶于加热到245～250℃的焦磷酸中，游离二氧化硅几乎不溶，而实现分离。然后称量分离出的游离二氧化硅，计算其在粉尘中的百分含量。

2. 仪器

（1）采样器：粉尘采样器。

（2）恒温干燥箱。

（3）干燥器，内盛变色硅胶。

（4）分析天平，感量为0.1mg。

（5）锥形瓶（50ml）。

（6）可调电炉。

（7）高温电炉。

（8）带盖瓷坩埚或铂坩埚（25ml）。

（9）坩埚钳或铂尖坩钳。

（10）玛瑙研钵。

（11）慢速定量滤纸。

（12）玻璃漏斗及其架子。

（13）温度计：0～360℃。

3. 试剂 实验用试剂为分析纯。

（1）焦磷酸，将85%（W/W）的磷酸加热到沸腾，至250℃不冒泡为止，放冷，贮存于试剂瓶中。

（2）氢氟酸，40%。

（3）硝酸铵，结晶。

（4）盐酸溶液，0.1mol/L。

（5）硫酸溶液，9mol/L。

4. 样品的采集　现场采样按照GBZ 159—2004执行。本法需要的粉尘样品量一般应大于0.1g，可用直径为75mm滤膜大流量采集空气中的粉尘，也可在采样点采集呼吸带高度的新鲜沉降尘，并记录采样方法和样品来源。

5. 检测步骤

（1）将采集的粉尘样品放在105℃±3℃的烘箱内干燥2小时，稍冷，贮存于干燥器备用。如果粉尘粒子较大，需用玛瑙研钵研磨至手捻有滑感为止。

（2）准确称取0.1000～0.2000g（m）粉尘样品于25ml锥形瓶中，加入15ml焦磷酸搅拌，使样品全部湿润。将锥形瓶放在可调电炉上，迅速加热到245～250℃，同时用带有温度计的玻璃棒不断搅拌，保持15分钟。

（3）若粉尘样品含有煤、其他碳素及有机物，应放在瓷坩埚或铂坩埚中，在800～900℃下灰化30分钟以上，使碳及有机物完全灰化。取出冷却后，将残渣用焦磷酸洗入锥形瓶中。若含有硫化矿物（如黄铁矿、黄铜矿、辉铜矿等），应加数毫克结晶硝酸铵于锥形瓶中。再按照检测步骤（2）加焦磷酸及数毫克硝酸铵加热处理。

（4）取下锥形瓶，在室温下冷却至40～50℃，加50～80℃的蒸馏水至40～45ml，一边加蒸馏水一边搅拌均匀。将锥形瓶中内容物小心转移入烧杯，并用热蒸馏水冲洗温度计、玻璃棒和锥形瓶，洗液倒入烧杯中，加蒸馏水至150～200ml。取慢速定量滤纸折叠成漏斗状，放于漏斗口并用蒸馏水湿润。将烧杯放在电炉上煮沸内容物，稍静置，待混悬物略沉降，趁热过滤，滤液不超过滤纸的2/3处。过滤后，用0.1mol/L盐酸溶液洗涤烧杯，并移入漏斗中，将滤纸上的沉渣冲洗3～5次，再用热蒸馏水洗至无酸性反应为止（用pH试纸试验）。如用铂坩埚时，要洗至无磷酸根反应后再洗3次。上述过程应在当天完成。

（5）将有沉渣的滤纸折叠数次，放入已称至恒量（m_1）的瓷坩埚中，在电炉上干燥、炭化；炭化时要加盖并留一小缝。然后放入高温电炉内，在800～900℃灰化30分钟；取出，室温下稍冷后，放入干燥器中冷却1小时，在分析天平上称至恒量（m_2），并记录。

（6）计算：按式A-8计算粉尘中游离二氧化硅的含量

$$w = \frac{m_2 - m_1}{m} \times 100 \qquad\qquad \text{A-8}$$

式中，w为游离二氧化硅含量（％）；m_1为坩埚质量数值（g）；m_2为坩埚加游离二氧化硅质量数值（g）；m为粉尘样品质量数值（g）。

（7）焦磷酸难溶物质的处理：若粉尘中含有焦磷酸难溶的物质时，如碳化硅、绿柱石、电气石、黄玉等，需用氢氟酸在铂坩埚中处理。方法如下：将带有沉渣的滤纸放入铂坩埚内，如步骤（5）灼烧至恒量（m_2），然后加入数滴9mol/L硫酸溶液，使沉渣全部湿润。

在通风柜内加入5～10ml 40%氢氟酸，稍加热，使沉渣中游离二氧化硅溶解，继续加热至不冒白烟为止（要防止沸腾）。再于900℃下灼烧，称至恒量（m_3）。氢氟酸处理后游离二氧化硅含量按式A-9计算：

$$w = \frac{m_2 - m_3}{m} \times 100 \qquad\qquad \text{A-9}$$

式中，w为游离二氧化硅含量（%）；m_2为氢氟酸处理前坩埚加游离二氧化硅和焦磷酸难溶物质的质量数值（g）；m_3为氢氟酸处理后坩埚加焦磷酸难溶物质的质量数值（g）；m为粉尘样品质量数值（g）。

6. 注意事项

（1）焦磷酸溶解硅酸盐时温度不得超过250℃，否则容易形成胶状物。

（2）酸与水混合时应缓慢并充分搅拌，避免形成胶状物。

（3）样品中含有碳酸盐时，遇酸产生气泡，宜缓慢加热，以免样品溅失。

（4）用氢氟酸处理时，必须在通风柜内操作，注意防止污染皮肤和吸入氢氟酸蒸气。用铂坩埚处理样品时，过滤沉渣必须洗至无磷酸根反应，否则会损坏铂坩埚。

（四）分析与评价

粉尘作业工作人员接触粉尘的量除了使用直接的粉尘测定结果反应外，对粉尘作业的危害程度进行分级，也是评价粉尘作业安全程度的重要措施，方便卫生监督人员、执法人员和企业管理者评价粉尘作业的危害程度和防尘措施效果。我国《工作场所有害因素职业接触限值》（GBZ 2.1—2007）中对工作场所空气中粉尘接触限值做出了具体规定，并且在《工作场所职业病危害作业分级　第1部分：生产性粉尘》（GBZ/T 229.1—2010）中对粉尘作业的分级及其管理作出了解释。

粉尘作业的分级指数：粉尘作业的分级应该在综合评估生产性粉尘的健康危害、劳动者接触程度等方面的基础上进行。其中，劳动者的接触粉尘程度需根据劳动者工作场所中空气中粉尘浓度、劳动者接触粉尘作业的时间、劳动者的劳动强度综合判定。可以将粉尘作业按危害程度分为四级：相对无害作业（0级）、轻度危害作业（Ⅰ级）、中级危害作业（Ⅱ级）和高度危害作业（Ⅲ级）。

（堵庆苏　张学艳）

实训 B　尿中 δ-氨基-γ-酮戊酸含量的测定

一、实验目的

1. 掌握乙酸乙酯萃取对二甲氨基苯甲醛比色法测定 δ-ALA 的原理和方法。
2. 了解尿中 δ-氨基-γ-酮戊酸（δ-ALA）测定的临床意义。

二、实验原理

铅进入机体后，抑制 δ-ALA 和血红素合成酶。δ-ALA 受抑制，δ-氨基-γ-酮戊酸形成胆色素受阻，使血中 ALA 增加，由尿中排出。故测定尿中 δ-ALA 的含量有助于了解铅吸收和铅中毒的程度。尿中 δ-ALA ≥ 23.8pmol/L 或 ≥ 35mmol/24h 可诊断为轻度中毒。

尿中 δ-ALA 与乙酰乙酸乙酯缩合生成吡啶化合物，此化合物用乙酸乙酯萃取，并与显色剂（对二甲氨基苯甲醛）作用生成红色化合物，用比色法根据颜色深浅在波长 554nm 进行比色定量。

三、仪器与试剂

（一）仪器

分光光度计、水浴锅、电炉、离心机（1500 ～ 2000r/min）；具塞比色管 10ml 20 支，移液管 2ml 1 支，吸管 10ml 4 支，吸管 5ml 1 支，吸管 2ml 2 支，离心管 10ml 10 支。

（二）试剂

所有试剂除另有说明外，均为分析纯试剂。实验用水为蒸馏水或具有同等纯度的去离子水。

1. 冰乙酸 ρ_{20} ＝ 1.05g/ml。
2. 高氯酸 ρ_{20} ＝ 1.67g/ml。
3. 无水乙酸钠。
4. 对二甲氨基苯甲醛。
5. 乙酰乙酸乙酯。
6. 乙酸乙酯。
7. 乙酸盐缓冲溶液（pH ＝ 4.6）于 700ml 水中加入 57ml 冰乙酸、82g 无水乙酸钠，溶解后加水至 1000ml。
8. 显色剂于 50ml 量筒中依次加入 30ml 冰乙酸，1g 对二甲氨基苯甲醛，5ml 高氯酸和 5ml 水，溶解后用冰乙酸稀释至50ml，混匀，于冰箱中保存。

9. δ-ALA标准溶液准确称取0.01280g δ-ALA·HC1，用水溶解后，移入100ml容量瓶中，稀释至刻度，此溶液1ml＝0.10mgδ-ALA。再用水稀释成1ml＝10μgδ-ALA的标准应用液。

四、样品的采集、运输和保存

用塑料瓶收集铅作业工人尿样50ml，尽快带回实验室（夏季运输时最好冷藏），测比重后，于4℃冰箱可保存两周。

五、分析步骤

1. 标准曲线的绘制　取具塞比色管10ml 6支，管号为0-5，按表B-2配制标准系列。

表B-2　δ-ALA标准系列的配制

试剂	0	1	2	3	4	5
δ-ALA（ml）	0.0	0.1	0.3	0.5	0.7	1.0
水（ml）	2.0	1.9	1.7	1.5	1.3	1.0
尿中ALA浓度（ug）	0.0	1.0	3.0	5.0	7.0	10.0

向各管中加入2ml乙酸盐缓冲溶液、0.4ml乙酰乙酸乙酯，混匀。于沸水浴中加热12分钟，取出冷却至室温。各加入4ml乙酸乙酯，加塞振摇100次，离心5分钟，静置分层。各取2ml乙酸乙酯提取液于另6支具塞比色管中，各加入2ml显色剂，混匀，静置10分钟。在554nm处，用10mm比色杯，以"0"管为参比测定吸光度。以吸光度为纵坐标，δ-ALA的含量为横坐标，绘制标准曲线。

2. 样品测定　分别取1ml尿样于2支10ml具塞比色管中，各加1ml水和2ml乙酸盐缓冲溶液，混匀，其中一支为样品管，另一支为空白管。向样品管中加入0.4ml乙酰乙酸乙酯，向空白管中加入0.4ml乙酸盐缓冲溶液，充分混匀。以下操作条件与标准管相同。从样品管的吸光度值减去尿空白管的吸光度值，从标准曲线上查出样品管中δ-ALA的含量。在测定前后以及每测定10个样品后测定一次质控样。

3. 计算

（1）将尿样换算成标准比重（1.020）下的浓度校正系数（k）计算公式：

$$k = \frac{1.020 - 1.000}{实测比重 - 1.000} \qquad\qquad \text{B-1}$$

（2）计算尿中δ-ALA的含量：

$$X = \frac{m}{V} \times k \qquad\qquad \text{B-2}$$

式中：X代表尿中δ-ALA的浓度（mg/L）；m代表样品管中δ-ALA的含量（μg）；V代表分析时所取尿样的体积（ml）。

六、注意事项

1. 本法的检测限为0.30mg/L（取0.5ml尿样）；测定范围为0.3 ～ 10.0mg/L。精密度CV ＝ 1.2% ～ 3.6%。加标回收率为89.0% ～ 95.7%。

2. 接触者的尿样采集时间不限，采样时不存在污染问题。

3. 煮沸时间应从比色管放入水浴后，水重新沸腾开始计算时间，不得少于12分钟。

4. 当尿中δ-ALA浓度高，颜色深时可减少取样量。

5. 尿中无机盐较多，发生沉淀时，可离心取上清液测定。

6. 显色反应后，应在1小时内进行比色。

7. 乙酰乙酯如变黄，不能再使用，显色剂需新鲜配制。

（徐志勇　堵庆苏）

实训 C　尘肺 X 线胸片阅读

尘肺（pneumoconiosis）是指在生产环境中长期吸入生产性粉尘而引起的以肺组织弥漫性纤维化为主的全身性疾病。尘肺是我国最主要的职业病，不仅患病人数多，而且危害大，是严重导致劳动能力降低、致残和影响寿命的疾病，也是国家和企业赔偿的主要职业病。尘肺病的诊断应按照国家《尘肺病诊断标准》（GBZ 70—2015）进行，此诊断标准适用于我国卫生部和劳动保障部2002年颁布的《职业病目录》中所列的12种尘肺。尘肺病诊断应根据可靠的生产性粉尘接触史和生产场所职业卫生调查资料，以技术质量合格的X线后前位胸片表现为主要依据，在排除其他肺部类似疾病后，对照尘肺诊断标准片作出分期诊断。

一、实习目的

1. 掌握尘肺病诊断原则及X线胸片的诊断分期。
2. 了解尘肺诊断X线胸片的质量要求，掌握读片方法。

二、X 线诊断的应用原理

X线之所以能用于临床诊断，首先是根据X线特性：穿透性、荧光作用、摄影作用和电离生物作用，其次是人体各种器官、组织的密度和厚度的自然差别以及造影剂的应用。人体各种器官、组织的密度和厚度不同，X线穿过时被吸收的量也不一样，因此荧光屏上有明暗之分，在胶片上有黑白之别，形成对比，于是显示影像，按照密度的不同，可将人体器官、组织大致分以下四类。

1. 气体　肺及胃肠内含有气体。气体的密度很低，X线穿过时被吸收很少，所以X线绝大部分能通过而使荧光发亮，在胶片上则感光强而呈黑色。

2. 骨骼　因含有钙，故其密度高，X线穿过时被吸收很多甚至不被穿透，故荧光屏发暗，而在胶片上感光很弱或不感光而呈白色。

3. 软组织　包括皮肤、肌肉、结缔组织、内脏等。其密度介于气体与骨骼之间，属中等密度，在透视下显示灰黑的阴影，在胶片上呈灰白色。软骨及体液属软组织密度。

4. 脂肪组织　其密度较软组织稍低，但差别不大，只有在对比良好的照片/胸片上才能显示，呈灰黑色。

人体某些部位在正常和疾病的情况下具有自然对比，如胸部具有良好对比，在胸透视时，两侧肺发亮而骨骼发暗。在胸部X线片上，两肺呈暗黑色。心脏及大血管于两肺之间，属软组织，是中等密度，但由于它们要比肋骨、锁骨厚得多，吸收的X线量也比较多，故在X线片上显示为更白的影像。由于透视与摄片的黑白影像是相反的，故X线诊断时以密度高、低或密度中等来表示。胸部后前位X线胸片，X 线由患者背部穿入机体，由于各器官、组织的密度和厚度不同，X 线穿过时被吸收的量不一样，在胶片上感光不同，就形成了黑白鲜明的影像。

三、读片要求

1. 读片时一般取坐位，观片灯的位置应适当，一般置于读片者眼前 25cm（利于观察小阴影）至 50cm（利于观察全胸片）处。

2. 读片时可以按照胸片拍摄的时间先后顺序观察比较影像学的动态变化。

3. 读片时应参考标准片，一般应将需诊断的胸片放在灯箱中央，两边放置需照的标准片。

4. 观片灯至少为 3 联灯箱，最好为 5 联。观片灯最低亮度不低于 3000cd，亮度均匀度（亮度差）小于 15%。

5. 读片室内应保持安静，无直接的其他光线照射到观片灯上，读片速度根据个人习惯而定，但应在每 1.0 ～ 1.5 小时休息一次，以使读片者视力和脑力能保持良好的分辨能力。

X 线胸片是胸腔内外各种器官和组织前后重叠的复合影像，因此在观察胸片的 X 线表现时，必须依一定顺序逐项加以识别，以免造成遗漏或错误。

四、胸片质量与质量评定

《职业性尘肺病诊断》（GBZ 70—2015）规定，用于尘肺病诊断的 X 线胸片须采用高千伏摄影技术和数字化摄影技术。

（一）胸片质量

1. **基本要求**　《尘肺病诊断标准》规定，用于尘肺诊断的 X 线胸片须采用高千伏摄影技术；胸片必须包括两侧肺尖和肋膈角，胸锁关节基本对称，肩胛骨阴影不与肺野重叠。片号、日期及其他标志应分别置于两肩上方，排列整齐，清晰可见，不与肺野重叠。照片无伪影、漏光、污染、划痕、水渍及体外物影像。

2. **解剖标志显示**　两侧肺纹理清晰、边缘锐利，并延伸到肺野外带。心缘及横膈面成像锐利。两侧侧胸壁从肺尖至肋膈角显示良好。气管、隆突及两侧主支气管轮廓可见，并可显示胸椎轮廓。心后区肺纹理可以显示。右侧膈顶一般位于第 10 后肋水平。

3. **光密度**　上中肺野最高光密度应在 1.45 ～ 1.75。高千伏胸片膈下光密度小于 0.28，DR 胸片膈下光密度小于 0.30。直接曝光区光密度大于 2.50。

（二）胸片质量分级

1. **一级片（优片）**　完全符合胸片质量要求。

2. **二级片（良片）**　不完全符合胸片质量要求，但尚未降到三级片。

3. **三级片（差片）**　有下列情况之一者为三级片，不能用于尘肺病初诊。

（1）不完全符合胸片质量基本要求，影响诊断的缺陷区域面积之和在半个肺区至 1 个肺区。

（2）两侧肺纹理不够清晰锐利，或局部肺纹理模糊，影响诊断的缺陷区域面积之和在半个肺区至 1 个肺区。

（3）两侧肺尖至肋膈角的侧胸壁显示不佳，气管轮廓模糊，心后区肺纹理难以辨认。

（4）吸气不足，右侧膈顶位于第 8 后肋及以上水平。

（5）照片偏黑，上中肺区最高光密度在1.85～1.90；或照片偏白，上中肺区最高光密度在1.30～1.40；或灰雾度偏高，膈下光密度在0.40～0.50；或直接曝光区光密度在2.20～2.30。

4. 四级片（废片） 胸片质量达不到三级片者为四级片，不能用于尘肺病诊断。

五、尘肺病诊断标准说明

（一）肺区（zone of lung）

在X线胸片上，将肺尖至膈顶的垂直距离等分为三，用等分点的水平线将左右肺野各分为上、中、下3个肺区，左右共6个肺区。

（二）小阴影（small opacity）

在X线胸片上，肺野内直径或宽度不超过10mm的阴影为小阴影。

1. 形态和大小 小阴影按其形态分为圆形和不规则形两类，按其大小各分为三种；小阴影的形态及大小以标准片所示为准。

（1）圆形小阴影：以英文字母p、q、r表示。

p：直径最大不超过1.5mm。

q：直径大于1.5mm，不超过3mm。

r：直径大于3mm，不超过10mm。

（2）不规则形小阴影：以英文字母s、t、u表示。

s：宽度最大不超过1.5mm。

t：宽度大于1.5mm，不超过3mm。

u：宽度大于3mm，不超过10mm。

（3）判断及记录方法：小阴影的形态及大小的判定以相应标准片所示为准。阅读胸片时应记录小阴影的形态和大小。胸片上的小阴影几乎全部为同一形态和大小时，将其字母符号分别写在斜线的上面和下面，如p/p、s/s等；胸片上出现两种以上形态和大小的小阴影时，将主要形态和大小的小阴影字母符号写在斜线上面，次要的且有相当数量的另一种写在斜线下面，如p/q、s/p、q/t等。

2. 密集度（profusion） 是指一定范围内小阴影的数量。密集度划分为4大级，每大级再划分为3小级，即4大级12小级分类法。

（1）4大级分级：密集度可简单地划分为4级，即0、1、2、3级。

0级：无小阴影或甚少，不足1级的下限。

1级：有一定量的小阴影。

2级：有多量的小阴影。

3级：有很多量的小阴影。

（2）12小级分级：小阴影密集度是一个连续的渐变的过程，为客观地反映这种改变，在4大级的基础上再把每级划分为3小级，即0/-、0/0、0/1、1/0、1/1、1/2、2/1、2/2、2/3、3/2、3/3、3/＋。记录方法如下：将胸片与标准片比较，若其小阴影密集度与标准片相似，则记录为1/1、2/2、3/3。若其小阴影密集度较标准片所示稍多或稍少，则按实际表现记录，如2/1或2/3，前者含义是密集度属2级，但其密集度较标准片2/2所示小阴影稍少，故1级也应认真考虑；后者含义是密集度属2级，但较标准片2/2所示的小阴影稍多，因此，3级也应认真考虑。

（3）判定及记录方法

1）判定原则：小阴影密集度的判定应以相应的标准片为依据，文字部分只起说明作用。

2）肺区密集度判定：在小阴影形态判定的基础上，对照相应形态的密集度组合标准片判定各肺区小阴影密集度，以12小级分级表示。若小阴影密集度与标准片基本相同，可分别记录为1/1，2/2，3/3。若小阴影密集度和标准片比较，认为较高一级或较低一级也应认真考虑，则同时记录下来，例如2/1或2/3，前者含义是密集度属2级，但1级也要考虑；后者含义是密集度属2级，但3级也要考虑。判定肺区密集度的原则是小阴影分布范围至少占该区面积的2/3。

3）总体密集度判定；总体密集度是指全肺内密集度最高肺区的密集度，是在对小阴影密集度分肺区判定的基础上对全肺小阴影密集度的一个总体判定，以4大级分级表示。

4）分布范围判定：小阴影分布范围是指出现有密集度1级及以上小阴影的肺区数。

（三）大阴影（large opacity）

大阴影是指在X线胸片上，肺野内直径或宽度大于10mm的阴影。

（四）小阴影聚集（small opacity aggregation）

小阴影聚集是指在X线胸片上，肺野内出现局部小阴影明显增多聚集成簇的状态，但尚未形成大阴影。

（五）胸膜斑（pleural plague）

胸膜斑是指在X线胸片上，肺野内除肺尖部和肋膈角区以外出现的厚度大于5mm的局限性胸膜增厚，或局限性钙化胸膜斑块。一般由于长期接触石棉粉尘而引起。

（六）附加符号

附加符号包括：bu—肺大疱；ca—肺癌和胸膜间皮瘤；cn—小阴影钙化；cp—肺心病；cv—空洞；ef—胸腔积液；em—肺气肿；es—淋巴结蛋壳样钙化；ho—蜂窝肺；pc—胸膜钙化；pt—胸膜增厚；px—气胸；rp—类风湿性尘肺；tb—活动性肺结核。

六、尘肺病诊断结论的表述

尘肺病诊断结论的表述为"职业性＋具体尘肺病名称＋期别"，如职业性矽肺壹期，职业性煤工尘肺贰期等。未能诊断为尘肺病者，应表述为"无尘肺"。

七、诊断分期

参见第四章第二节游离二氧化硅粉尘与矽肺。

八、结果记录（表C-1）

表C-1　胸片读片记录表

单位_____　　姓名_____　　男/女

读 片 日 期					
累 计 工 龄					
摄 片 日 期					
片 号					
胸 片 质 量					
小阴影	形态大小				
	总体密集度				
	范 围				
	小阴影聚集				
大阴影	小于右上肺区				
	大于右上肺区				
胸膜病变	局部增厚				
	弥漫增厚				
	胸膜钙化				
	心缘蓬乱				
附 加 符 号					
诊 断					
读 片 人 签 字					

（张学艳　徐志勇）

实训D 物理因素及其对人体影响的检查

随着生产发展和技术进步，在工作环境中，与劳动者职业健康密切相关的物理因素包括：气象条件（气温、气湿、气流、气压等）；噪声和振动；电离辐射等。在新的科技行业和生产工艺过程中，上述这些因素的强度可有明显增加，因此可能对劳动者健康造成危害。应根据物理因素的特点，在对作业场所进行劳动卫生学调查时应对有关参数进行全面测量。同时，针对物理因素采取预防措施，将其控制在正常范围内，保持在适宜范围，切实保护劳动者健康。本次实训主要介绍气象条件、噪声的测量与评定方法。

一、气象条件测定

（一）实验目的

1. 掌握气象监测的项目及方法。
2. 熟悉气象监测仪器的使用。
3. 了解气象测定指数的计算及应用。

（二）环境及场地要求

场地代表本地区较大范围气象要素特点和天气、气候特征的地方，避免局部地形的影响。一般要求平坦空旷，四周没有高大建筑物、树林和大水池的地方，四周不应种高秆作物，以保证气流的通畅。

（三）检测项目与步骤

1. 温度观测

（1）仪器型号：干湿球温度计272-1型。

（2）步骤和方法：按规定时间首先读干球，后读湿球，记录之后再复读一次，然后读最高温度、最低温度，复读记录后，调整最高、最低温度表，放置最高温度表时，要先放球部，后放头部以免水银上滑。观测温度表须注意下列事项。

1）必须保持视线和水银柱顶端高度齐平，以避免由于视差而使读数偏高或偏低。

2）温度表是很灵敏的仪器，所以读数时应迅速，勿使头部、手和灯接近温度表的球部，不要对着温度表呼吸。

3）观测后应复读一次读数，避免发生读错。

2. 气压观测

（1）仪器型号：动槽式气压表。

（2）步骤和方法

1）首先观测附属温度表，精确到0.1℃。

2）调整水银槽内的水银面与象牙针尖恰好相接，直到象牙针尖相接完全无空隙为止。

3）调整游尺，使其底边与水银柱顶相切，调整过程中视线和游尺的底边必须始终保持在同一平面上，从上往下调，在水银柱顶与游尺边相切两旁还应露出三角形空隙时为止。

4）读数并记录。先在标尺上读整数，从游尺上读取小数。读整数时，应以稍低于游尺零线或游尺零线相齐的标尺刻度为准；读小数时，应以标尺上某一刻度线相齐的标尺刻度为准。

5）降低水银面。读数后旋底部螺旋使水银面离开象牙针尖2～3mm，目的是使象牙针尖不致被水银磨秃，使刻度零点位置升高。

3. 风速观测

（1）仪器型号：FYF-1轻便风向风速仪。

（2）步骤和方法

1）可以手持使用，也可安置在固定地点使用。仪器安在四周开阔无高大障碍物的地方。安装高度以便于观测为限，并保持仪器垂直，机壳测面向风。

2）观测时将方向下小套管拉下再右转一角度，此时方向盘就可以按地磁子午线的方向稳定下来。风向与方向盘所对的读数就是风向。如果指针摆动，可读摆动的中间值。

3）用手指压下风速按钮，风速指针就回到零位。放开风速按钮后，红色时间小指针就随风速指针开始走动，经一分钟后铜指针停止转动。接着时间指针转到最初位置也停止下来，结束了风速的测量。风速指针所示数值称为指示风速。以这个风速值从风速检定曲线图中查出实际风速值即为所测之平均风速。

4）如欲进行下一次观测时，只要再压一下风速按钮。

5）当观测完毕时，务必将小套管向左转一角度，使其恢复原来位置，这时方向盘就可以固定不动。小心地将方向仪和手柄退下，放入仪器盒内。

二、噪声强度测定

1. 仪器型号 HS6288系列噪声分析仪。

2. 步骤和方法

（1）实验前准备

1）预热：仪器每次使用前，先预热5分钟，特别是温度较高、测量低声级时最好先预热10分钟。

2）装电池：装入5节5号干电池，连续测量时间在8小时以上，建议用高能碱性电池。

3）给打印机充电：打印机电源开关至OFF，将配套的充电器插头接入到打印机侧面外接充电器插座中。充电至少4小时。如果在室内打印，接上充电器电源可直接工作。

4）打开包装盒，小心取出传声器（传声器装在透明圆柱状盒子里，标签纸上标有温湿度纸不能弄丢，传声器用完还要原封不动拧下来装回透明盒子里，顺序依次是下层海绵—传声器—上层海绵—透明盖—装回有干燥剂的透明封袋，对准前置级头子螺纹口顺时针旋紧，套上海绵球。切不可掉下、摔扔或将传声器上金属保护栅旋下。长期不用时请取下放回包装盒中，有条件可放置在干燥缸中保管。

5）通电检查：开启分析仪右侧面上电源开关，显示器应显示A声级，F快特性，显示模拟表针刻度（如果在左面出现"Batt"，表示电池不足，请及时更换电池。）此时加声压，相应数据应跟随变化，则正常。

（2）声校准：检测仪使用前需经过校正，以保证测量数据准确可靠。可以直接送计量部门进行校正，或自行使用声级校准器进行校准。

将声级校准器（94dB、1kHz）配合在传声器上，不振不晃，开启校准器电源，分析仪计权设置A或C（按面板上【计权】键），声压级读数应为93.8ddB，否则调节分析仪右侧面（18）灵敏度调节电位器，校准完成取下校准器。如果用活塞发生器（124dB、250Hz），分析仪计权必须设置在C计权，高量程，校准读数应指示在124dB。

（3）噪声测定

1）瞬时声级测量：①开启分析仪电源开关或按【复位】键，工作方式即为瞬时A声级"F"快特性，"中"量程测量，测量数据为所测A声级值，如果要测C声级，则按面板【计权】键，使液晶显示C，显示数据为C声级值。如果读数变化较大，可按面板【快慢】键"S"慢档时间计权进行测量，如果声级过高，过载指示"OVER"闪亮，则按【量程】按钮使其置"高"档量程；如果声级太低，欠量程指示"ND"出现，则按【量程】按钮使其置于"低"档量程。②按【保持】键，显示"HOLD"，分析仪处于最大值保持测量状态。这时，只有更大声级到来时，该读数才会改变（升高），否则将予以保持，再按一下该按钮"HOLD"时，分析仪又回到测量瞬时声级状态。

2）单组自动测量：Leq、LN（L5、L10、L50、L90、L95）、SD、Lmax等数据。

时钟设置：开机后分析仪在初始状态下，测量并显示瞬时声级LA，按一下【时钟】键，分析仪显示实时时钟，再按【时钟】进入设置时钟状态，左边显示1，右边显示年份，用【↑】键改变右边的年份数据，再按【时钟】键后开始设置月份（左边显示2，右边显示月份），按【↑】改变月份，以此类推设置日时分秒（左边分别对应3 4 5 6），最后按【时钟】完成设置。

年　月　日　时　分　秒

1　2　3　4　5　6

测量时间设置（若需要）：分析仪在初始状态下，测量并显示瞬时声级LA，按【定时】键选择测量时间（10s-1m-5m-10m-15m-20m-1h-8h-24h-Man-10s循环）。按【运行】液晶显示"RUN"，开始测量。再按【运行】键，显示屏显示"PAUSE"，测量暂停。再按【运行】键则继续测量。

复原功能：按一下【复位】键，回到初始状态并显示LA。此时已测量的数据保存。若同时按【复位】【运行】，并且先松开【复位】，仪器先显示9999，后显示0000，则清除储存的所有测量结果，并且回到初始状态。

（4）显示及打印功能

1）仪器初始状态下按【输出】键1次，使显示1-1，按【运行】后，再按【↑/保存】选择显示的数据，最后按【运行】键显示已测量并存储的数据。

2）连接HS4784打印机并打开电源，仪器初始状态下按【输出】键二次，使显示2-1。①按【运行】后可再按【↑/保存】选择打印的单组数据（显示S-E时可按【↑/保存】键选择要打印的数据，最大的数字是最新的数据），最后按【运行】键，打印机打印出单组数据。②仪器显示2-1时，按【↑】，显示2-2，按【运行】后打印出整时测量数据（仪器要事先采集并存储数据）。

（5）收拾仪器、撰写报告：关分析仪→关打印机→拔插头→拧下传声器装回→整理好连接线、充电线装回。

（李季婷　张玉领）

实训E 职业紧张的调查与评价

多种职业因素（如伤病、疲劳、工作压力、工作条件、社会关系、重大事件等）均可影响职业工人的心理状态，从而影响他们的行为和工作能力。职业人群的心理健康状态不仅直接影响工人的身体健康、工作状态与工作效率，还与生产安全密切相关。本次实训主要介绍职业紧张状态评估与评定的方法。

一、实验目的

掌握职业紧张调查与评价的方法。能够使用职业紧张量表对职业工人紧张状态进行评估与评定。

二、调查量表

职业紧张量表（occupational stress inventory，OSI）是由奥西普（Osipow）等建立的一种职业紧张模式，经过了7次修改。职业紧张调查表修订版（OSI-R）是一种从职业紧张、心理紧张反应和个体应变能力三个方面测定职业调节的简明工具。该量表包括3个分量表14个子项140个条目，3个分量表分别为职业任务问卷（occupational role questionnaire，ORQ）、紧张反应问卷（personal strain questionnaire，PSQ）和个体应对资源问卷（personal resource questionnaire，PRQ）。其中ORQ包括任务过重（RO）、任务不适（RI）、任务模糊（RA）、任务冲突（RB）、责任感（R）和工作环境（PE）6个子项。PSQ包括业务紧张反应（VS）、心理紧张反应（PSY）、人际关系紧张反应（IS）和躯体紧张反应（PHS）4个子项。PRQ包括娱乐休闲（RE）、自我保健（SC）、社会支持（SS）和理性处事（RC）4个子项。每个子项由10个条目组成，每个条目按5个级别评分，ORQ和PSQ两个问卷得分越高，紧张程度越高PRQ，问卷得分越高，对紧张的应变能力越强。职业紧张量表的项目说明见表E-1。

表E-1 职业紧张量表项目与子项目说明表

项目	子项目	条目数	条目号	说明
职业任务问卷（ORQ）	任务过重（RO）	10	1～10	衡量一个人工作需求所承受的超过能力的负荷和个体能完成的劳动负荷的程度
	任务不适（RI）	10	11～20	衡量一个人所受的训练、教育、技能和经验是否适合工作需求
	任务模糊（RA）	10	21～30	衡量一个人对任务重点、预期结果和评价指标的清晰程度
	任务冲突（RB）	10	31～40	衡量一个人工作中所经历的角色要求冲突时忠诚的程度
	责任感（R）	10	41～50	衡量一个人在工作中对他人的成绩和福利所承担的责任
	工作环境（PE）	10	51～60	衡量一个人接触环境高浓度毒物和/或高强度物理因素的承受程度

项目	子项目	条目数	条目号	说明
紧张反应问卷（PSQ）	业务紧张反应（VS）	10	61～70	测试个体在工作中所遇到问题时承受的程度和工作态度
	心理紧张反应（PSY）	10	71～80	测试个体所经历的心理和情感问题承受程度
	人际关系紧张反应（IS）	10	81～90	测试人际关系紧张的程度
	躯体紧张反应（PHS）	10	91～100	测试有关躯体疾患和不良保健习惯的主诉的程度
个体应对资源问卷（PRQ）	娱乐休闲（RE）	10	101～110	测试个体在有规律的娱乐活动中获得轻松愉快的程度
	自我保健（SC）	10	111～120	测试个体从事有规律的锻炼以减轻或缓解慢性紧张的程度
	社会支持（SS）	10	121～130	测试个体感知来自周围的支持和帮助的程度
	理性处事（RC）	10	131～140	测试个体在面对职业紧张时拥有并能使用理性应变能力的程度

三、调查方法

职业紧张问卷调查量表每项条目以 1～5 计分，部分题目为反向计分条目。ORQ 得分越高，说明职业紧张因素水平越高；PSQ 得分越高，说明紧张反应越严重；PRQ 得分越高，说明个人应变能力越强。

对于 ORQ 和 PSQ 问卷，得分高者说明职业紧张和心理紧张反应程度高。总得分在 70 分及其以上者表明极有可能为适应不良的紧张或耗损体力的紧张反应，或者两者兼有；总得分在 60～69 分，提示有中等程度的适应不良的紧张和紧张反应；总得分在 40～59 分，可以解释为在正常范围内；总得分低于 40 分表明相对缺乏职业紧张或心理紧张反应。

对于 PRQ 问卷来说，得分高表明具有较高的应变能力。得分低于 30 分表示明显缺乏应变能力；得分在 30～39 分，表示中等缺乏应变能力；得分在 40～59 分表示具有平均的应变能力；而得分高者（＞60 分），表明应变能力在进一步增强。

四、注意事项

应用职业紧张量表进行测试时，受试者首先应阅读 OSI-R 的使用说明，然后在相应的地方填写个人的一般情况（姓名、年龄、性别、工种和日期）。测试者应当确保受试者能理解说明，勾画出问卷中的每一项。评分卷上的测试选项通过问卷上的标识和项目编号来选定（如 ORQ、PSQ 和 PRQ）。测试者应该强调受试者必须回答所有问题，并且每一条目只能选一个答案的重要性。完成 OSI-R 大约需要 30 分钟。从问卷和评分卷的格式看，可以只选择问卷的一个或两个部分（如 ORQ 或 PSQ），但为了获取综合评价结果，建议三个部分全部使用。

职业紧张量表

（张玉领　李秀婷）

参 考 文 献

［1］贺性鹏，邓学良．乡镇企业职业卫生现状与职业健康教育对策［J］．中国卫生事业管理，2003，019（003）：
　　183-184．

［2］李智民，李涛，杨径．现代职业卫生学［M］．北京：人民卫生出版社，2018．

［3］刘文兴，步志高．中国布鲁氏菌病的防控［J］．中国科学：生命科学，2023，53（12）：1713-1721．

［4］马骏．实用职业卫生学［M］．北京：煤炭工业出版社，2017．

［5］孙贵范．职业卫生与职业医学［M］．8版．北京：人民卫生出版社，2023．

［6］邬堂春．职业卫生与职业医学［M］．8版．北京：人民卫生出版社，2017．

［7］张文昌，贾光．职业卫生与职业医学［M］．2版．北京：科学出版社，2008．

［8］赵延配，胡光．职业卫生监督实务［M］．北京：人民卫生出版社，2020．

［9］Winder C，Stacey N H．Occupational Toxicology，Second Edition［J］．Crc Press，2004．